常见化学性食物中毒实用检测技术

梁志坚　张瑞雨　李　旭　主编

U0335660

云南出版集团

YNK 云南科技出版社

·昆明·

图书在版编目（CIP）数据

常见化学性食物中毒实用检测技术 / 梁志坚, 张瑞
雨, 李旭主编 . -- 昆明 : 云南科技出版社, 2022.11
　ISBN 978-7-5587-2659-0

　Ⅰ . ①常… Ⅱ . ①梁… ②张… ③李… Ⅲ . ①化学性
食物中毒–检测 Ⅳ . ① R595.7

　中国版本图书馆 CIP 数据核字 (2019) 第 300131 号

常见化学性食物中毒实用检测技术
CHANGJIAN HUAXUEXING SHIWU ZHONGDU SHIYONG JIANCE JISHU

梁志坚　张瑞雨　李　旭　主编

出 版 人：温　翔
策　　划：李　非
责任编辑：苏丽月
责任校对：张舒园
责任印制：蒋丽芬

书　　号：ISBN 978-7-5587-2659-0
印　　制：云南鸿云包装有限公司
开　　本：889mm×1194mm　1/16
印　　张：15.5
字　　数：437 千字
版　　次：2022 年 11 月第 1 版
印　　次：2022 年 11 月第 1 次印刷
定　　价：98.00 元

出版发行：云南出版集团　云南科技出版社
地　　址：昆明市环城西路 609 号
电　　话：0871-64134521

《常见化学性食物中毒实用检测技术》
编委会

目 录

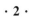

第一章　概　况

第一节　2009—2019 年昆明市食物中毒概况

一、昆明市食物中毒概况

2009—2019 年期间，昆明市 14 个县区通过突发公共卫生事件报告管理信息系统共报告食物中毒事件 65 起，中毒 1643 人，死亡 28 人，病死率为 1.70%。无重特大食物中毒事件报告。

2009—2019 年昆明市各月均有食物中毒事件报告，其中 11 和 12 月份报告的事件数最多，分别占总数的 16.92%（11/65）、13.85%（9/65）；中毒人数最多的为 1 月份，占总数的 15.28%（251/1643）；死亡人数最多的为 7 月、8 月和 12 月份，均为 5 例，占总数的 17.86%（5/28）。

2009—2019 年昆明市食物中毒事件除石林县外，其余 13 个行政区均有报告，报告事件数居前 5 位的县区依次为呈贡区 18.46%（12/65）、宜良县 15.38%（10/65）、官渡区 13.85%（9/65）、东川区 10.77%（7/65）、晋宁区 7.69%（5/65）。中毒人数最多的为呈贡区，占总人数的 25.26%（415/1643）；死亡人数最多是宜良县，占总人数的 21.43%（6/28）；病死率最高的是禄劝县，为 10.71%（3/28）。

2009—2019 年昆明市食物中毒事件发生的主要场所是集体食堂 29.23%（19/65）和家庭 26.15%（17/65），集体食堂的中毒人数最多，占总数的 28.97%（476/1643）；发生在家庭的食物中毒事件死亡人数最多，占总数的 75.00%（21/28），其病死率最高，为 29.17%（21/72）。

2009—2019 年昆明市报告的食物中毒事件中，报告的事件数、中毒人数和死亡人数最多的均为植物性食物中毒，分别占总数的 47.69%（31/65）、37.19%（611/1643）和 42.86%（12/28）。化学性食物中毒病死率最高为 6.56%（4/61）。其中不明原因食物中毒报告事件数占总数的 21.54%（14/65）。

二、食物中毒发生特点

2009—2019 年昆明市食物中毒事件的高发月份为 11—12 月，主要是植物性食物中毒，以油豆和乌头中毒多见；4—7 月份为细菌性食物中毒的高发月份；7—8 月份主要为真菌性食物中毒，以有毒野生菌中毒为主。

2009—2019 年昆明市食物中毒事件的高发地区为呈贡区和宜良县，呈贡区主要为四季豆和油豆加工不当引起的植物性食物中毒，宜良县为真菌性和植物性食物中毒，主要为误食有毒野生菌和蓖麻子所致；病死率最高的禄劝县则主要为食用野菜和加工不当的乌头所致的植物性中毒。

2009—2019年昆明市食物中毒事件的高发场所为集体食堂和家庭，死亡病例主要发生于家庭。集体食堂主要为植物性食物中毒事件，以公司、工地等食堂为主，多为四季豆和油豆加工不当所致；家庭主要为真菌性和植物性食物中毒，主要是食用有毒野生菌和加工不当的乌头所致。

2009—2019年昆明市食物中毒事件的主要致病因素为植物性食物中毒，以食用四季豆、油豆、乌头、蓖麻子中毒为主。食用自制泡酒、有毒野生菌等物质引起的化学性、真菌性食物中毒是造成人员死亡的主要原因。

三、食物中毒防控建议

（一）及时发布食物中毒预警

市场监管部门和卫生行政部门加强信息通报，在食物中毒的高发月份，提前进行预报，建立预防食物中毒的警示制度，及时发布预警和开展宣教。

（二）加强高发地区的食品卫生宣传教育

积极制定本地区常见有毒植物和有毒野生菌的图谱，通过网络、媒体、社区宣传、学校授课等多种形式对公众开展健康教育，掌握对常见有毒植物和有毒野生菌的辨别能力和自救措施。同时学校应以授课的方式积极开展食品安全宣传教育，提高青少年儿童食品安全意识，做到不采、不吃来历不明的物质。

（三）加强高发场所监督指导

市场监管部门加大对集体食堂监督检查力度，严禁其加工四季豆、油豆、野生菌、草乌、附子等容易导致食物中毒的食品。认真做好集体食堂、餐饮服务单位的从业人员食品安全的知识宣讲及有关法律法规的培训工作，提高从业人员卫生法律意识，积极改善卫生设施。重点加强对家庭的宣传教育工作，提高群众防范意识。

（四）加强有毒植物的监管

针对少数群众煮食草乌、附片等毒性药材（饮片）药膳进补的危险习俗，医疗机构要加强对毒性中药材的采购、保管、供应和调配环节的管理，市场监管部门要落实防范措施，防止草乌等毒性中药材流通到集贸市场销售以减少食物中毒发生的隐患。

（五）完善农村宴席的规范管理

完善城乡自办宴席食品卫生管理，建立统一、规范的食品卫生管理制度；加强对辖区内承办宴席的餐饮经营单位的日常监督检查，同时加强食品安全知识宣传，指导其采取正确的烹饪、加工、存储方法。

（毛志鹏）

第二节　化学性食物中毒的原因及特点

化学性食物中毒是指健康人经口摄入了正常数量、在感官无异常，但含有较大量化学性有害物的食物后，引起的身体出现急性中毒的现象。化学性有害物包括有毒金属、农药如有机磷以及一些化学物质亚硝酸盐、砷化物等。化学性食物中毒有发病快、潜伏期短、病死率高的特点。

食品被较大量的化学物质污染是引起化学性食物中毒的主要原因。可能污染食品的有害化学物

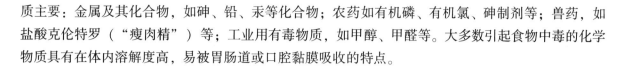

质主要：金属及其化合物，如砷、铅、汞等化合物；农药如有机磷、有机氯、砷制剂等；兽药，如盐酸克伦特罗（"瘦肉精"）等；工业用有毒物质，如甲醇、甲醛等。大多数引起食物中毒的化学物质具有在体内溶解度高，易被胃肠道或口腔黏膜吸收的特点。

一、引发急性食物中毒的原因

（1）食物在加工、贮存或运输过程中被污染。

（2）食物在贮藏过程中腐败变质、分解产生有毒物质。

（3）食物中残留有毒物质或食物本身含有有毒物质。

（4）误食、误用有毒物质。

（5）自杀或投毒等。

二、化学性急性食物中毒的主要特点

潜伏期短，突然发生。发病与进食时间、食用量有关。一般进食后不久发病，常有群体性，很多人在短时间内相继发病，而且病人都有相似的临床症状。病人在相近的时间内吃过同种食物，停食这种食物后，发病人数降低或停止。剩余食品、呕吐物、血和尿等样品中可测出有关化学毒物。临床有胃肠道症状，常伴有较明显的神经系统症状，死亡率较高，在处理化学性食物中毒时应突出一个"快"字！及时处理不仅对挽救病人生命十分重要，而且对控制事态发展也很重要，特别是群体中毒和一时尚未明确化学毒物时，注意较轻病人和未出现症状者的治疗观察防止潜在危害的发生。采取清除毒物措施，对症治疗和特效治疗。

（梁志坚）

第三节　化学性食物中毒种类、特征、临床表现

一、急性食物中毒的种类

1. 化学类

苯酚和煤酚，苯胺，硒，铊，某些农药及鼠药中毒等。

2. 植物类

扁豆（红细胞凝集素），豆浆（胰蛋白酶抑制素），苍耳（蛋白苍耳甙），曼陀罗籽（莨菪碱），毒蘑菇（毒蕈碱、毒蕈溶血素、毒肽等），发芽马铃薯——土豆（龙葵素），野芹菜（毒芹碱），鲜黄花菜——萱菜（秋水仙碱），棉籽油（棉酚），毒蜂蜜（雷公藤花素）中毒。

3. 动物类

蟾蜍，动物甲状腺，动物肾上腺，食肉性动物的肝脏，河豚，含组胺的鱼类，鱼卵，鱼胆，贝类中毒。

4. 微生物类

常由肉类、蛋类、家禽、水产类及乳类等引起的沙门氏菌中毒；

常由动物性食品、凉拌菜类引起的变型杆菌中毒；

常由带菌者污染了熟食而引起的痢疾杆菌中毒；

常由海产品、暴腌蛋品、肉类、凉拌菜等引起的副溶血性弧菌中毒；

常由剩饭、牛奶、糕点、熟肉冷荤等引起的葡萄球菌中毒；

常由剩饭、剩菜、熟肉制品、死螃蟹等引起的病源性大肠杆菌中毒；

常由肉类、鱼类及其制品引起的产气荚膜梭菌中毒；

常由奶及奶制品、肉制品、水产品、水果蔬菜等引起的李斯特氏菌中毒；

常由剩米饭、熟肉、奶制品、鱼类、肉菜汤等引起的蜡样芽孢杆菌中毒；

常由家庭自制发酵豆谷类制品、肉类和罐头等食品引起的肉毒梭菌中毒；

常由赤霉病麦等食物引起的脱氧雪腐镰刀菌烯醇中毒；

常由酵米面和霉变银耳引起的椰毒假单胞菌酵米面亚种中毒；

常由霉变甘蔗引起的 α-硝基丙酸中毒。

二、常见化学性食物中毒表现

表 1-1 常见化学性食物中毒表现一览表

致病原	潜伏期	临床特点	诊断参考	常见中毒食品
有机磷农药	0.5～5h	头晕、头痛、恶心、呕吐和腹痛等，继之出现瞳孔缩小，大量出汗、流泪，情绪激动，烦躁不安。最后患者进入昏迷状态，全身抽搐，大小便失禁，呼吸极度困难、发绀。可因呼吸中枢衰竭，呼吸肌麻痹或循环衰竭死亡	食品检出有机磷农药血胆碱酯酶活力降低	污染食品
亚硝酸盐	1～3h	口唇、指甲以及全身皮肤青紫，重者呼吸衰竭而死	食品检出亚硝酸盐大于 20mg/kg	腐烂、存放或腌制过久的蔬菜，腊肠、腊肉、火腿等
砷化物	10min 至数小时	口内金属味、烧灼感、恶心、呕吐、剧烈腹痛、顽固性腹泻、米泔样便，严重者脱水、昏迷、循环衰竭死亡	食品检出砷化物	污染食品
甲醇	8～36h	中毒早期呈酒醉状态，出现头昏、头痛、乏力、视力模糊和失眠。严重时谵妄、意识模糊、昏迷等，甚至死亡。双眼可有疼痛、复视，甚至失明。眼底检查视网膜充血、出血、视神经乳头苍白及视神经萎缩等，个别有肝肾损害	血液中甲醇、甲酸增高	假酒、自制酒
毒鼠强（又名四亚甲基二砜四胺、没鼠命、四二四、三步倒等）	数分钟至 1h	轻者仅感头晕、头痛、恶心、呕吐及肢体乏力；重者阵发性抽搐（惊厥），甚至昏迷，可因剧烈的强直性惊厥导致呼吸衰竭死亡，病死率极高	食品、呕吐物、血液或尿液等样品中检出毒鼠强	污染食品

续表1-1

致病原	潜伏期	临床特点	诊断参考	常见中毒食品
氟乙酰胺（又名敌蚜胺、氟素儿）和氟乙酸钠	0.5h 至 6h	先表现为恶心、呕吐、上腹不适、头晕、头痛、烦躁不安、神志恍惚、肌颤，重者出现全身阵发性、强直性抽搐，并可反复发作，进行性加重，终因呼吸衰竭而死亡	食品、呕吐物检出氟乙酰胺或氟乙酸钠，血氟和尿氟增高	污染食品
磷化锌	0.5h 至数小时	喉头麻木、干渴、呼吸及呕吐物有蒜臭味。1~2d 后出现血尿、蛋白尿、黄疸、肝昏迷	食品检出磷化锌	污染食品
钡盐	0.5~48h，多在 1~4h	恶心、呕吐、心悸，以进行性向心性肌肉麻痹为特点，神志清醒，低血钾，因呼吸肌麻痹死亡	食品检出钡	盐井卤水（含钡的）、其他污染食品等

　　常见的中毒物质主要有农药（有机磷和氨基甲酸酯类）、鼠药（毒鼠强、氟乙酰胺、敌鼠、安妥）、亚硝酸盐、甲醇、砷和汞、氰化物、非食用油和酸败油脂等等。现场操作时，可视不同的物质采取不同的处理方法测定一个系列的项目。这样可以免去许多样品前处理的重复操作，降低工作量，提高工作效率。步骤见表1-2。

表 1-2　常见的中毒物质处理步骤

样品	无色液体	有色或混浊液体		固体或半固体		油样	酒	各类
处理方法	酒和含有机溶剂的液体除外，直接进行以下检测	有色液体用活性炭或聚酰胺粉或硅藻土脱色，取无色液体测定	混浊液体用滤纸过滤或离心后，取无色液体测定	取两支 10mL 比色管分别放入 2~5g 样品		植物油、矿物油鉴别实验。如果是植物油做以下检测	速测仪直接检测	取5g 或 10mL 样品放入三角烧瓶中测定
				1管加入2倍量水，振摇后过滤，取滤液测定	1管加入2倍量乙酸乙酯，振摇后过滤，取滤液测定			
检测项目	农药、亚硝酸盐、氟乙酰胺、毒鼠强、敌鼠、安妥、瘦肉精	农药（有机磷和氨基甲酸酯类）、亚硝酸盐、氟乙酰胺、毒鼠强、敌鼠、安妥瘦肉精		农药、亚硝酸盐、氟乙酰胺、敌鼠、安妥。动物内脏渗出液检测瘦肉精		酸价、过氧化值、桐油、大麻油、巴豆油、有条件时作蓖麻油和青油鉴别	甲醇	氰化物、砷和汞

三、注意事项

　　（1）不论是在日常预防性检测还是中毒现场检测发现阳性样品时，都要重复进行检测，并将样品送实验室进一步检测。

　　（2）在中毒现场检测样品为阴性时，应扩大样品检测范围，还要考虑到其他毒物的存在，采好样品后到实验室进一步检测。

（梁志坚）

第四节 化学性食物中毒流行病学特点、流行病学调查、样品采集及实验室检测、资料分析及结论

一、流行病学特点

化学性食物中毒具有以下流行病学特点：发病无传染性；植物性食品中的果蔬类食品在化学性食物中毒中多见，其次是动物性食品；一般在进食后不久即发病，摄入量多的发病时间短、病情重；发病一般无明显的季节性，一年四季均有发生，在云南省第三、第四季度发病率相对较高，主要是以毒蘑菇、乌头碱中毒居多；发病无地域性，但农村的发病率与死亡率高于城镇，且多发生在家庭。

二、现场流行病学调查

现场流行病学调查步骤一般包括核实诊断、制定病例定义、病例搜索、个案调查、描述性流行病学分析、分析性流行病学研究等内容。具体调查步骤和顺序由调查组结合实际情况确定。

（一）核实诊断

调查组到达现场应核实发病情况、访谈患者、采集患者标本和食物样品等。

1. 核实发病情况

通过接诊医生了解患者主要临床特征和诊治情况，查阅患者在接诊医疗机构的病历记录和临床实验室检验报告，摘录和复制相关资料。

2. 开展病例访谈

根据事故情况制定访谈提纲、确定访谈人数并进行病例访谈。访谈对象首选首例、末例等特殊病例；访谈内容主要包括人口统计学信息、发病和就诊情况以及发病前的饮食史等。

3. 采集样本

调查员到达现场后应立即采集病例生物标本、食品和加工场所环境样品以及食品从业人员的生物标本。

（二）制定病例定义

病例定义应当简洁，具有可操作性，可随调查进展进行调整。病例定义可包括以下内容：

1. 时间

限定事故时间范围。

2. 地区

限定事故地区范围。

3. 人群

限定事故人群范围。

4. 症状和体征

通常采用多数病例具有的或事故相关病例特有的症状和体征。症状如头晕、头痛、恶心、呕吐、腹痛、腹泻、里急后重、抽搐等；体征如发热、紫绀、瞳孔缩小、病理反射等。

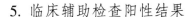

5. 临床辅助检查阳性结果

包括临床实验室检验、影像学检查、功能学检查等，如嗜酸性粒细胞增多、高铁血红蛋白增高等。

6. 特异性药物治疗有效

该药物仅对特定的致病因子效果明显。如用亚甲蓝治疗有效提示亚硝酸盐中毒，抗肉毒毒素治疗有效提示肉毒毒素中毒等。

7. 致病因子检验阳性结果

病例的生物标本或病例食用过的剩余食物样品检验致病因子有阳性结果。

8. 病例定义分类

病例定义可分为疑似病例、可能病例和确诊病例。疑似病例定义通常指有多数病例具有的非特异性症状和体征。可能病例定义通常指有特异性的症状和体征，或疑似病例的临床辅助检查结果阳性，或疑似病例采用特异性药物治疗有效。确诊病例定义通常指符合疑似病例或可能病例定义，且具有致病因子检验阳性结果。

在调查初期，可采用灵敏度高的疑似病例定义开展病例搜索，并将搜索到的所有病例（包括疑似、可能、确诊病例）进行描述性流行病学分析。在进行分析性流行病学研究时，应采用特异性较高的可能病例和确诊病例定义，以分析发病与可疑暴露因素的关联性。

（三）开展病例搜索

调查组应根据具体情况选用适宜的方法开展病例搜索，可参考以下方法搜索病例：

（1）对可疑餐次明确的事故，如因聚餐引起的食物中毒，可通过收集参加聚餐人员的名单来搜索全部病例。

（2）对发生在工厂、学校、托幼机构或其他集体单位的事故，可要求集体单位负责人或校医（厂医）等通过收集缺勤记录、晨检和校医（厂医）记录，收集可能发病的人员。

（3）事故涉及范围较小或病例居住地相对集中，或有死亡或重症病例发生时，可采用入户搜索的方式。

（4）事故涉及范围较大，或病例人数较多，应建议卫生行政部门组织医疗机构查阅门诊就诊日志、出入院登记、检验报告登记等，搜索并报告符合病例定义者。

（5）事故涉及市场流通食品，且食品销售范围较广或流向不确定，或事故影响较大等，应通过疾病监测报告系统收集分析相关病例报告，或建议卫生行政部门向公众发布预警信息，设立咨询热线，通过督促类似患者就诊来搜索病例。

病例搜索时可采用一览表记录病例发病时间、临床表现等信息。一览表可参考《食品安全事故调查病例临床信息一览表》制定。

（四）进行个案调查

1. 调查方法

根据病例的文化水平及配合程度，并结合病例搜索的方法要求，可选择面访调查、电话调查或自填式问卷调查。个案调查可与病例搜索相结合，同时开展。个案调查应使用一览表或个案调查表，采用相同的调查方法进行。个案调查范围应结合事故调查需要和可利用调查资源等确定，避免因完成所有个案调查而延误后续调查的开展。

2. 调查内容

个案调查应收集的信息主要包括：

（1）人口统计学信息：姓名、性别、年龄、民族、职业、住址、联系方式等。

（2）发病和诊疗情况：开始发病的症状和体征及发生和持续时间，随后的症状和体征及持续时间，诊疗情况及疾病预后，已进行的实验室检验项目及结果等。

（3）饮食史：进食餐次、各餐次进食食品的品种及进食量、进食时间、进食地点，进食正常餐次之外的所有其他食品，如零食、饮料、水果、饮水等，特殊食品处理和烹调方式等。

（4）其他个人高危因素信息：其他个人高危因素信息，如外出史、与类似病例的接触史、动物接触史、基础疾病史及过敏史等。

（五）描述性流行病学分析

个案调查结束后，应根据一览表或个案调查表建立数据库，及时录入收集的信息资料，对录入的数据核对后，按照以下内容进行描述性流行病学分析。

1. 临床特征

临床特征分析应统计病例中出现各种症状、体征等的人数和比例，并按比例的高低进行排序，举例见表 1。根据临床分布特征，可参考附录 5 初步分析致病因子的可能范围。

表 1-3 某起食品安全事故的临床特征分析

症状/体征	人数（$n=125$）	比例/%
腹泻	103	82
腹痛	65	52
发热	51	41
头痛	48	38
头昏	29	23
呕吐	25	20
恶心	21	17
抽搐	4	3.2

2. 时间分布

时间分布可采用流行曲线等描述，流行曲线可直观地显示事故发展所处的阶段，并描述疾病的传播方式，推断可能的暴露时间，反映控制措施的效果。流行曲线的应用可参考《描述性流行病学分析中流行曲线的应用》。直方图是流行曲线常用形式，绘制直方图的方法如下：

（1）以发病时间作为横轴（X 轴）、发病人数作为纵轴（Y 轴），采用直方图绘制；

（2）横轴的时间可选择天、小时或分钟，间隔要等距，一般选择小于 1/4 疾病平均潜伏期；如潜伏期未知，可试用多种时间间隔绘制，选择其中最适当的流行曲线；

（3）首例前、末例后需保留 1~2 个疾病的平均潜伏期。如调查时发病尚未停止，末例后不保

留时间空白;

（4）在流行曲线上标注某些特殊事件或环境因素，如启动调查、采取控制措施等。举例见图1-1。

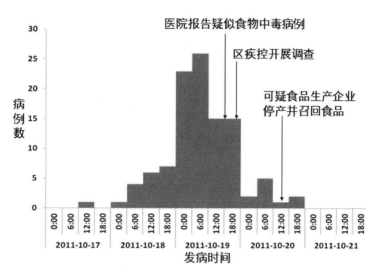

图1-1 某起食品安全事故的流行曲线

3. 地区分布

通过绘制标点地图或面积地图描述事故发病的地区分布。

（1）标点地图可清晰显示病例的聚集性以及相关因素对疾病分布的影响，适用于病例数较少的事故。将病例（或病例所在家庭、班级、学校）的位置，用点或序号等符号标注在手绘草图、平面地图或电子地图上，并分析病例分布的聚集性与环境因素的关系。如图1-2所示的鼠药中毒病例家庭主要聚集在A小卖部周围，提示该事件可能与A小卖部销售的食品有关。

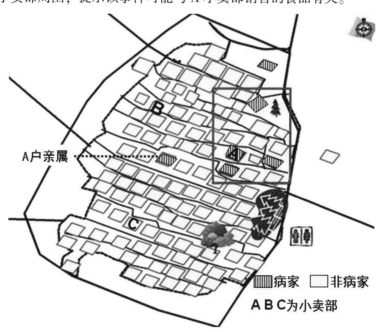

图1-2 某村抗凝血类杀鼠剂中毒的6户家庭分布图

（2）面积地图适用于规模较大、跨区域发生的事故。利用不同区域（省、市、县/区、街道/乡

镇、居委会/村）的罹患率，采用 EpiInfo 或 MapInfo 等地图软件进行绘制，并分析罹患率较高地区
与较低地区或无病例地区饮食、饮水等因素的差异，举例见图 1-3。

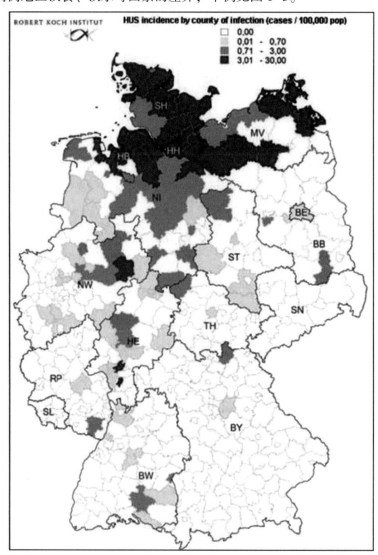

图 1-3 2011 年德国肠出血性大肠杆菌 O104：H4 暴发中

溶血性尿毒综合征（HUS）病例的地区分布图见图 1-3。

（六）人群分布

按病例的性别、年龄（学校或托幼机构常用年级代替年龄）、职业等人群特征进行分组，分析
各组人群的罹患率是否存在统计学差异，以推断高危人群，并比较有统计学差异的各组人群在饮食
暴露方面的异同，以寻找病因线索。举例见表 1-4。

表 1-4　某起食品安全事故病例的年龄分布

年龄组/岁	病例数	总人数	罹患率/%
0~	33	74	45
5~	15	36	42
10~	10	31	32
20~	18	91	20
30~	6	33	18
40~	13	76	17
50~	14	101	14
60~75	9	108	8.3
合计	118	550	21

注：$x^2 = 50$，$p < 0.005$。

（七）描述性流行病学结果分析

根据访谈病例、临床特征和流行病学分布，应当提出描述性流行病学的结果分析，并由此对引起事故的致病因子范围、可疑餐次和可疑食品做出初步判断，用于指导临床救治、食品卫生学调查和实验室检验，提出预防控制措施建议。

1. 分析性流行病学研究

分析性流行病学研究用于分析可疑食品或餐次与发病的关联性，常采用病例对照研究和队列研究。

在完成描述性流行病学分析后，存在以下情况的，应当继续进行分析性流行病学研究。

（1）描述性流行病学分析未得到食品卫生学调查和实验室检验结果支持的；

（2）描述性流行病学分析无法判断可疑餐次和可疑食品的；

（3）事故尚未得到有效控制或可能有再次发生风险的；

（4）调查组认为有继续调查必要的。

2. 病例对照研究

在难以调查事故全部病例或事故暴露人群不确定时，适合开展病例对照研究。

（1）调查对象

选取病例组和对照组作为研究对象。病例组应尽可能选择确诊病例或可能病例。病例人数较少（<50 例）时可选择全部病例；人数较多时，可随机抽取 50~100 例。对照组应来自病例所在人群，通常选择同餐者、同班级、同家庭等未发病的健康人群作对照，人数应不少于病例组人数。病例组和对照组的人数比例最多不超过 1∶4。

（2）调查方法

根据初步判断的结果，设计可疑餐次或可疑食品的调查问卷，采用一致的调查方式对病例组和对照组进行个案调查，收集进食可疑食品或可疑餐次中所有食品的信息以及各种食品的进食量。

（3）计算 OR 值

计算 OR 值，按餐次或食品品种，计算病例组进食和未进食之比与对照组进食和未进食之比的比值（OR）及 95% 可信区间（CI）。如 OR>1 且 95%CI 不包含 1 时，可认为该餐次或食品与发病的关联性具有统计学意义；如出现 2 个及以上可疑餐次或食品，可采用分层分析和多因素分析方法控制混杂因素的影响。

3. 队列研究

在事故暴露人群已经确定且人群数量较少时，适合开展队列研究。

（1）调查对象

以所有暴露人群作为研究对象，如参加聚餐的所有人员、到某一餐馆用餐的所有顾客、某学校的在校学生、某工厂的工人等。

（2）调查方法

根据初步判断的结果，设计可疑餐次或可疑食品的调查问卷，采用一致的调查方式对所有研究对象进行个案调查，收集发病情况、进食可疑食品或可疑餐次中所有食品的信息以及各种食品的进食量。

（3）计算 RR 值

按餐次或食品进食情况分为暴露组和未暴露组，计算每个餐次或食品暴露组的罹患率和未暴露组的罹患率之比（RR）及 95%CI。如 RR>1 且 95%CI 不包含 1 时，可认为该餐次或食品与发病的关联性具有统计学意义。如出现 2 个及以上可疑餐次或食品，可采用分层分析和多因素分析方法控制混杂因素的影响。

三、采样和实验室检验

采样和实验室检验是食物中毒的重要工作内容。实验室检验结果有助于确认致病因子、查找污染来源和途径、及时救治病人。

（一）采样原则

采样应本着及时性、针对性、适量性和不污染的原则进行，以尽可能采集到含有致病因子或其特异性检验指标的样本。

1. 及时性原则

考虑到事故发生后现场有意义的样本有可能不被保留或被人为处理，应尽早采样，提高实验室检出致病因子的机会。

2. 针对性原则

根据病人的临床表现和现场流行病学初步调查结果，采集最可能检出致病因子的样本。

3. 适量性原则

样本采集的份数应尽可能满足事故调查的需要；采样量应尽可能满足实验室检验和留样需求。当可疑食品及致病因子范围无法判断时，应尽可能多地采集样本。

4. 不污染原则

样本的采集和保存过程应避免微生物、化学毒物或其他干扰检验物质的污染，防止样本之间的交叉污染。同时也要防止样本污染环境。

（二）样本的采集、保存和运送

样本的采集、登记和管理应符合有关采样程序的规定，采样时应填写采样记录，记录采样时

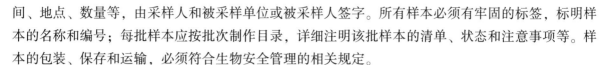

间、地点、数量等，由采样人和被采样单位或被采样人签字。所有样本必须有牢固的标签，标明样本的名称和编号；每批样本应按批次制作目录，详细注明该批样本的清单、状态和注意事项等。样本的包装、保存和运输，必须符合生物安全管理的相关规定。

（三）确定检验项目和送检

为提高实验室检验效率，调查组在对已有调查信息认真研究分析基础上，根据流行病学初步判断提出检验项目。在缺乏相关信息支持、难以确定检验项目时，应妥善保存样本，待相关调查提供初步判断信息后再确定检验项目和送检。调查机构应组织有能力的实验室开展检验工作，如有困难，应及时联系其他实验室或报请同级卫生行政部门协调解决。

（四）实验室检验

（1）实验室应依照相关检验工作规范的规定，及时完成检验任务，出具检验报告，对检验结果负责。

（2）当样本量有限的情况下，要优先考虑对最有可能导致疾病发生的致病因子进行检验。

（3）开始检验前可使用快速检验方法筛选致病因子。

（4）对致病因子的确认和报告应优先选用国家标准方法，在没有国家标准方法时，可参考行业标准方法和国际通用方法。如需采用非标准检测方法，应严格按照实验室质量控制管理要求实施检验。

（5）承担检验任务的实验室应当妥善保存样本，并按相关规定期限留存样本和分离到的毒菌株。

（五）致病因子检验结果的解释

致病因子检验结果不仅与实验室的条件和技术能力有关，还可能受到样本的采集、保存、送样条件等因素的影响，对致病因子的判断应结合致病因子检验结果与事故病因的关系进行综合分析。

（1）检出致病因子阳性或者多个致病因子阳性时，需判断检出的致病因子与本次事故的关系。事故病因的致病因子应与大多数病人的临床特征和潜伏期相符，调查组应注意排查剔除偶合病例、混杂因素以及与大多数病人的临床特征和潜伏期不符的阳性致病因子。

（2）可疑食品和环境样品与病人生物标本中检验到相同的致病因子，是确认事故食品或污染原因较为可靠的实验室证据。

（3）未检出致病因子阳性结果，亦可能为假阴性，需排除以下原因：

①没能采集到含有致病因子的样本或采集到的样本量不足，无法完成有关检验；

②采样时病人已用药治疗，原有环境已被处理；

③因样本包装和保存条件不当导致致病微生物失活、化学毒物分解等；

④实验室检验过程存在干扰因素；

⑤现有的技术、设备和方法不能检出；

⑥存在尚未被认知的新致病因子等。

（4）不同样本或多个实验室检验结果不完全一致时，应分析样本种类、来源、采样条件、样本保存条件、不同实验室采用检验方法、试剂等的差异。

四、资料分析和调查结论

调查结论包括是否定性为食品安全事故，以及事故范围、发病人数、致病因子、污染食品及污染原因。不能做出调查结论的事项应当说明原因。

（一）做出调查结论的依据

调查组应当在综合分析现场流行病学调查、食品卫生学调查和实验室检验三方面结果基础上做出调查结论。卫生行政部门认为需要开展补充调查时，调查机构应当根据卫生行政部门通知开展补充调查，结合补充调查结果，再做出调查结论。

（二）参照原则

在确定致病因子、致病食品或污染原因等时，应当参照相关诊断标准或规范，并参考以下推论原则。

（1）现场流行病学调查结果、食品卫生学调查结果和实验室检验结果相互支持的，调查组可以做出调查结论。

（2）现场流行病学调查结果得到食品卫生学调查或实验室检验结果之一支持的，如结果具有合理性且能够解释大部分病例的，调查组可以做出调查结论。

（3）现场流行病学调查结果未得到食品卫生学调查和实验室检验结果支持，但现场流行病学调查结果可以判定致病因子范围、致病餐次或致病食品，经调查机构专家组 3 名以上具有高级职称的专家审定，可以做出调查结论。

（4）现场流行病学调查、食品卫生学调查和实验室检验结果不能支持事故定性的，应当做出相应调查结论并说明原因。

五、调查结论中因果推论应当考虑的因素

1. 关联的时间顺序

可疑食品进食在前，发病在后。

2. 关联的特异性

病例均进食过可疑食品，未进食者均未发病。

3. 关联的强度

OR 值或 RR 值越大，可疑食品与事故的因果关联性越大。

4. 剂量反应关系

进食可疑食品的数量越多，发病的危险性越高。

5. 关联的一致性

病例临床表现与检出的致病因子所致疾病的临床表现一致，或病例生物标本与可疑食品或相关的环境样品中检出的致病因子相同。

6. 终止效应

停止食用可疑食品或采取针对性的控制措施后，经过疾病的一个最长潜伏期后没有新发病例。

六、撰写调查报告

调查机构可参考《食品安全事故流行病学调查信息整理表》的格式和内容整理资料，按《食品安全事故流行病学调查报告提纲》的框架和内容撰写调查报告，向同级卫生行政部门提交对本次事故的流行病学调查报告。撰写调查报告应注意以下事项：

（1）按照先后次序介绍事故调查内容、结果汇总和分析等调查情况，并根据调查情况提出调查

结论和建议，事故调查范围之外的事项一般不纳入报告内容。

（2）调查报告的内容必须客观、准确、科学，报告中有关事实的认定和证据要符合有关法律、标准和规范的要求，防止主观臆断。

（3）调查报告要客观反映调查过程中遇到的问题和困难，以及相关部门的支持配合情况和相关改进建议等。

（4）复制用于支持调查结论的分析汇总表格、病例名单、实验室检验报告等作为调查报告的附件。

（5）调查报告内容与初次报告、进程报告不一致的，应当在调查报告中予以说明。对于符合突发公共卫生事件报告要求的事故，应按相关规定进行网络直报。

七、工作总结和评估

事故调查结束后，调查机构应对调查情况进行工作总结和自我评估，总结经验，分析不足，以更好地应对类似事故的调查。总结评估的重点内容包括：

1. 调查实施情况

日常准备是否充分，调查是否及时、全面地开展，调查方法有哪些需要改进，调查资料是否完整，事故结论是否科学、合理。

2. 协调配合情况

调查是否得到有关部门的支持和配合，调查人员之间的沟通是否畅通，信息报告是否及时、准确。

3. 其他

调查中的经验和不足，需要向有关部门反映的问题和意见等。

八、案卷归档

调查机构应当将相关的文书、资料和表格原件整理、存档。

（梁志坚）

第二章 农 药

第一节 有机磷农药中毒的判断和检测

一、有机磷农药概述

有机磷农药，是指含磷元素的有机化合物农药。主要用于防治植物病、虫、草害。多为油状液体，有大蒜味，挥发性强，微溶于水，遇碱破坏。实际应用中应选择高效低毒及低残留品种，如乐果、敌百虫等。其在农业生产中的广泛使用，导致在农作物中发生不同程度的残留。

二、有机磷的理化性质

我国生产的有机磷农药绝大多数为杀虫剂，如常用的敌敌畏、乐果、对硫磷、内吸磷、马拉硫磷、甲基对硫磷、敌百虫及甲胺磷等。有机磷农药多为磷酸酯类或硫代磷酸酯类，其结构式中 R_1、R_2 多为甲氧基（CH_3O-）或乙氧基（C_2H_5O-）；Z 为氧（O）或硫（S）原子；X 为烷氧基、芳氧基或其他取代基团。可以合成多种有机磷化合物。

有机磷通用结构式：$R_1R_2P=ZX$。

三、有机磷中毒的原理及症状表现

有机磷类农药对人的危害作用从剧毒到低毒不等。能抑制乙酰胆碱酯酶，使乙酰胆碱积聚，引起毒蕈碱样症状、烟碱样症状以及中枢神经系统症状，严重时可因肺水肿、脑水肿、呼吸麻痹而死亡。重度急性中毒者还会发生迟发性猝死。某些种类的有机磷中毒可在中毒后 8~14d 发生迟发性神经病，有机磷中毒者血胆碱酯酶活性降低。[1]

有机磷农药中毒症状出现的时间和严重程度与进入途径、农药性质、进入量和吸收量以及人体的健康情况等均有密切关系。一般急性中毒多在 12h 内发病。若是吸入或口服高浓度或剧毒的有机磷农药，可在几分钟到十几分钟内出现症状以至死亡。皮肤接触中毒发病时间较为缓慢，但可表现吸收后的严重症状。本类农药中毒早期或轻症可出现头晕、头痛、恶心、呕吐、流涎、多汗、视物模糊、乏力等，病情较重者除上述症状外，并有瞳孔缩小、肌肉震颤、流泪、支气管分泌物增多、肺部有干湿啰音和哮鸣音、腹痛、腹泻、意识恍惚、行路蹒跚、心动过缓、发热、寒战等。重症病例常有心动过速、房室传导阻滞、心房颤动等心律异常、血压升高或下降、发绀、呼吸困难、口鼻冒沫、甚至带有血液（肺水肿）、惊厥、昏迷、大小便失禁或尿潴留、四肢瘫痪、反射消失等，可因呼吸麻痹或伴循环衰竭而死亡。吸入中毒患者呼吸道及眼部症状出现较早，口服中毒常先发生胃肠道症状，皮肤接触中毒则以局部出汗和邻近肌纤维收缩为最初表现。敌敌畏与皮肤接触处多出现红斑样改变，渐成水泡。患儿有瘙痒、烧灼感。

小儿有机磷中毒的临床表现有时很不典型：某些患儿主要表现为头痛、呕吐、幻视、抽搐、昏迷等神经系统征象；有些则主要表现为呕吐、腹痛、脱水等消化系统征象；另有一些中毒病儿以循环系统征象为主，如心率减慢或增快、血压下降、出现休克现象；也有些主要表现呼吸系统征象，如发热、气喘、多痰以及肺部有干湿啰音、哮鸣音等；偶有中毒病儿仅以单项症状或体征为主要表现，如高热、腹痛、惊厥、肢体软瘫、行路不稳以致倾跌、全身浮肿伴尿常规改变等，因此临床有时误诊为脑炎、脑膜炎、急性胃肠炎、肠蛔虫病中毒型痢疾、小儿或新生儿肺炎、肾炎、癫痫、急性感染性多发性神经根炎药物（如巴比妥类阿片类氯丙嗪类水合氯醛）中毒等。

四、有机磷中毒的治疗措施

1．清除毒物

使病人脱离中毒现场，尽快除去被毒物污染的衣被、鞋袜，用肥皂水、碱水或 2% ~ 5% 碳酸氢钠溶液彻底清洗皮肤（敌百虫中毒时用清水或 1% 食盐水清洗）。特别要注意头发、指甲等处附藏的毒物。眼睛如受污染用 1% 碳酸氢钠溶液或生理盐水冲洗以后滴入 1% 阿托品溶液 1 滴。对口服中毒者若神志尚清立即引吐，酌情选用 1% 碳酸氢钠溶液或 1 : 5000 高锰酸钾溶液洗胃，在抢救现场中如无以上液体亦可暂以淡食盐水（约 0.85%）或清水洗胃。敌百虫中毒时忌用碳酸氢钠等碱性溶液洗胃。因可使之变成比它毒性大 10 倍的敌敌畏。对硫磷、内吸磷、甲拌磷、马拉硫磷、乐果、杀螟松、亚胺硫磷、倍硫磷、稻瘟净等硫代磷酸酯类忌用高锰酸钾溶液等氧化剂洗胃，因硫代磷酸酯被氧化后可增加毒性。洗胃后用硫酸钠导泻，禁用油脂性泻剂。食入时间较久者，可作高位洗肠。应用活性炭血液灌流（HPA）可以清除血中有机磷毒物，对抢救重度有机磷中毒有良好效果。

2．对症治疗

保持病人呼吸道通畅，消除口腔分泌物，必要时给氧发生痉挛时立即以针灸治疗或用短效的镇静剂。忌用吗啡和其他呼吸抑制剂以及茶碱、氨茶碱、琥珀酰胆碱、利血平、新斯的明、毒扁豆碱和吩噻嗪类安定剂等。呼吸衰竭者除注射呼吸剂和人工呼吸外，必要时作气管插管正压给氧，及时处理脑水肿和肺水肿，注意保护肝肾功能，心脏骤停时速作体外心脏按压并用 1 : 10000 肾上腺素 0.1mL/kg 静脉注射，必要时可在心腔内注射阿托品。在静滴解毒剂同时适量输液以补充水分和电解质，但须注意输液的量、速度和成分。在有肺水肿和脑水肿的征兆时输液更应谨慎，严重病例禁用肾上腺皮质激素。在抢救过程中还须注意营养、保暖、排尿、预防感染等问题，必要时适量输入新鲜血液或用换血疗法。

3．解毒药物

在清除毒物及对症治疗同时必须应用解毒药物。常用特效解毒药物有两类：神经抑制剂和复能剂。

阿托品及山莨菪碱等能拮抗乙酰胆碱的毒蕈碱样作用，提高机体对乙酰胆碱的耐受性，故可解除平滑肌痉挛、减少腺体分泌促使瞳孔散大、制止血压升高和心律失常，对中枢神经系统症状也有显著疗效，且为呼吸中枢抑制的有力对抗剂；但对烟碱样作用无效，也无复活胆碱酯酶的作用，故不能制止肌肉震颤痉挛和解除麻痹等。应用阿托品抢救有机磷中毒必须强调早期足量反复给药，中重度中毒患者均须静脉给予。在用阿托品过程中注意达到"化量"指标，即当病人瞳孔散大不再缩小、面色转红、皮肤干燥、心率增快、肺水肿好转、意识开始恢复时始可逐渐减少阿托品用量并延长注射间隔时间，待主要症状消失病情基本恢复时停药，停药后仍需继续观察，如有复发征象立即恢复用药。654-2 的药理作用与阿托品基本相同，毒性较小，治疗量和中毒量之间距离较大，其"化量"指标亦和阿托品相同。轻度有机磷中毒单用阿托品或 654-2 即可治愈，中度和重度中毒必须配合氯磷定或解磷定治疗。

解磷定（PAM）、氯磷定（PAM-Cl）、双复磷（PMO4）等能夺取已与胆碱酯酶结合的有机磷的磷酰基，恢复胆碱酯酶分解乙酰胆碱的能力，又可与进入体内的有机磷直接结合，故对解除烟碱样作用和促使病人苏醒有明显效果，但对毒蕈碱样症状疗效较差。虽然它们也有一定程度的阿托品作用，但对于控制某些危重症状如中枢呼吸抑制肺水肿、心率减慢等不如阿托品的作用，快速解磷定和氯磷定毒性较小可任选一种，二者均不可与碱性药物混合使用，其对内吸磷、对硫磷、甲拌磷、乙硫磷、苏化 203 等急性中毒疗效显著，对敌敌畏、敌百虫等疗效较差，重症中毒时应与阿托品同用；对马拉硫磷、乐果疗效可疑，对谷硫磷及二嗪农无效，故对后几种有机磷农药中毒的治疗应以阿托品为主，亦可应用双复磷，双复磷有复活胆碱酯酶的作用，较易透过血脑屏障，并有阿托品样作用，故对有机磷农药中毒所引起的烟碱样、毒蕈碱样及中枢神经系统症状均有效果，对敌敌畏及敌百虫中毒效果较解磷定好。本品可作皮下肌内或静脉注射，但其副作用较多，如剂量过大尚可引起室性早搏、传导阻滞、室颤等，偶有中毒性肝炎及癫症发作。

五、有机磷的检测方法

根据检测原理的不同，有机磷的检测方法可大致分为两类：一是仪器检测，即色谱法：气相色谱（GC）、高效液相色谱（HPLC）和气质联用法（GC-MS）等；二是基于生物检测技术原理的方法：生物传感器、酶抑制检测法、免疫分析法等。其中毒事件快速检测中最常用的是速测卡法和气质联用法。

（一）速测卡法（GB/T 5009.199—2003 蔬菜中有机磷和氨基甲酸酯类农药残留量的快速检测）

本标准规定了由酶抑制法测定蔬菜中有机磷和氨基甲酸酯类农药残留量的快速检验方法。本标准适用于蔬菜中有机磷和氨基甲酸酯类农药残留量的快速筛选测定。

1. 原理

胆碱酯酶可催化靛酚乙酸酯（红色）水解为乙酸与靛酚（蓝色），有机磷或氨基甲酸酯类农药对胆碱酯酶有抑制作用，使催化、水解、变色的过程发生改变，由此可判断出样品中是否有高剂量有机磷或氨基甲酸酯类农药的存在。

2. 试剂

（1）固化有胆碱酯酶和靛酚乙酸酯试剂的纸片（速测卡）。

（2）pH 7.5 缓冲溶液。分别取 0.5g 磷酸氢二钠（$Na_2HPO_4 \cdot 12H_2O$）与 1.59g 无水磷酸二氢钾（KH_2PO_4），用 500mL 蒸馏水溶解。

3. 仪器

（1）常量天平。

（2）有条件时配备 37℃±2℃ 恒温装置。

4. 分析步骤

（1）整体测定法

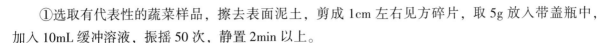

①选取有代表性的蔬菜样品，擦去表面泥土，剪成 1cm 左右见方碎片，取 5g 放入带盖瓶中，加入 10mL 缓冲溶液，振摇 50 次，静置 2min 以上。

②取一片速测卡，用白色药片沾取提取液，放置 10min 以上进行预反应，有条件时在 37℃ 恒温装置中放置 10min，预反应后的药片表面必须保持湿润。

③将速测卡对折，用手捏 3min 或用恒温装置恒温 3min，使红色药片与白色药片叠合发生反应。

④每批测定应设一个缓冲液的空白对照卡。

（2）表面测定法（粗筛法）

①擦去蔬菜表面泥土，滴 2~3 滴缓冲溶液在蔬菜表面，用另一片蔬菜在滴液处轻轻摩擦。

②取一片速测卡，将蔬菜上的液滴滴在白色药片上。

③放置 10min 以上进行预反应，有条件时在 37℃ 恒温装置中放置 10min。预反应后的药片表面必须保持湿润。

④将速测卡对折，用手捏 3min 或用恒温装置恒温 3min，使红色药片与白色药片叠合发生反应。

⑤每批测定应设一个缓冲液的空白对照卡。

5. 结果判定

结果以酶被有机磷或氨基甲酸酯类农药抑制（为阳性）、未抑制（为阴性）表示。与空白对照卡比较，白色药片不变色或略有浅蓝色均为阳性结果。白色药片变为天蓝色或与空白对照卡相同，为阴性结果。对阳性结果的样品，可用其他分析方法进一步确定具体农药品种和含量。

6. 附则

（1）速测卡技术指标。

（2）灵敏度指标：速测卡对部分农药的检出限见表 2-1。

表 2-1　部分农药的检出限

农药名称	检出限（mg/kg）	农药名称	检出限（mg/kg）	农药名称	检出限（mg/kg）
甲胺磷	1.7	乙酰甲胺磷	3.5	久效磷	2.5
对硫磷	1.7	敌敌畏	0.3	甲萘威	2.5
水胺硫磷	3.1	敌百虫	0.3	好年冬	1.0
马拉硫磷	2.0	乐果	1.3	呋喃丹	0.5
氧化乐果	2.3				

（3）符合率：在检出的 30 份以上阳性样品中，经气相色谱法验证，阳性结果的符合率应在 80% 以上。

7. 说明

（1）葱、蒜、萝卜、韭菜、芹菜、香菜、茭白、菇及番茄汁液中，含有对酶有影响的植物次生物质，容易产生假阳性。处理这类样品时，可采取整株（体）蔬菜浸提或采用表面测定法。对一些含叶绿素较高的蔬菜，也可采取整株（体）蔬菜浸提的方法，减少色素的干扰。

（2）当温度条件低于 37℃，酶反应的速度随之放慢，药片加液后放置反应的时间应相对延长，延长时间的确定，应以空白对照卡用手指（体温）捏 3min 时可以变蓝，即可往下操作。注意样品放置的时间应与空白对照卡放置的时间一致才有可比性。空白对照卡不变色的原因：一是药片表面缓冲溶液加的少，预反应后的药片表面不够湿润；二是温度太低。

（3）红色药片与白色药片叠合反应的时间以 3min 为准，3min 后的蓝色会逐渐加深，24h 后颜色会逐渐退去。

（二）气质联用法（SN/T 0148—2011 进出口水果蔬菜中有机磷农药残留量检测方法气相色谱和气相色谱-质谱法）

1. 范围

本标准规定了水果蔬菜中敌敌畏、乙酰甲胺磷、硫线磷、百治磷、乙拌磷、乐果、甲基对硫磷、毒死蜱、咯啶磷、倍硫磷、丙虫硫磷、辛硫磷、灭菌磷、三硫磷、三唑磷、哒嗪硫磷、亚胺硫磷、敌百虫、灭线磷、甲拌磷、氧化乐果、内吸磷、二嗪磷、地虫硫磷、异稻瘟净、氯唑磷、甲基毒死蜱、对氧磷、杀螟硫磷、溴硫磷、乙基溴硫磷、噻唑磷、丙溴磷、乙硫磷、敌瘟磷、吡唑硫磷、蝇毒磷、甲胺磷、治螟磷、特丁硫磷、久效磷、除线、皮蝇磷、甲基嘧啶磷、对硫磷、甲基毒虫畏、异柳磷、稻丰散、杀扑磷、甲基硫环磷、伐杀磷、伏杀硫磷甲基谷硫磷、二溴磷、速灭磷、甲基乙拌磷、巴胺磷、乙嘧硫磷、磷胺、地毒磷、马拉硫磷、甲基异柳磷、水胺硫磷、喹硫磷、杀虫畏、碘硫磷、硫环磷、威菌磷、苯硫磷、乙基谷硫磷 70 种有机磷类农药残留量的气相色谱及气相色谱-质谱检测方法。

本标准适用于菠萝、苹果、荔枝、胡萝卜、马铃薯、茄子、菠菜、荷兰豆、鲜木耳、鲜蘑菇、鲜牛蒡、鲜香菇、大葱中上述 70 种有机磷类农药残留量的检测。

2. 方法提要

样品中有机磷农药残留经乙腈提取，过 Envi-carb/PSA 小柱净化，浓缩、定容后，用气相色谱法（GC-FPD）和气相色谱-质谱法（GC-MS）测定，外标法定量。

3. 试剂材料

除另有说明外，所用试剂均为分析纯，水为去离子水。

（1）乙腈：液相色谱纯。

（2）丙酮：液相色谱纯。

（3）甲苯：液相色谱纯

（4）乙酸乙酯：液相色谱纯。

（5）丙酮-甲苯（65∶35）：量取 65mL 丙酮和 35mL 甲苯，混匀。

（6）无水硫酸镁：550℃灼烧 4h，在干燥器内冷却至室温，贮于密封瓶中备用。

（7）氯化钠：140℃烘烤 4h，在干燥器内冷却至室温，贮于密封瓶中备用。

（8）Envi-Carb/PSA 复合小柱：500mg/500mg/6mL（本标准中是使用 Sigma-Aldrich/Supelco 公司产品完成的），或相当者。

（9）70 种有机磷类农药标准物质：纯度均≥95%。

（10）标准溶液

①标准储备溶液：分别准确称取 10.0mg（按其纯度折算为100%）的农药各标准物质于小烧杯中，用少量丙酮溶解，转移至 100mL 容量瓶中，再用少量乙酸乙酯洗涤小烧杯数次，洗涤液倒入容量瓶中并用乙酸乙酯定容至刻度，混匀，配成标准储备溶液浓度为 100mg/mL，0～4℃冷藏保存，备用。

②混合标准储备液：将 70 种有机磷农药分为 4 组，按照组别分类表，根据各农药在仪器上的

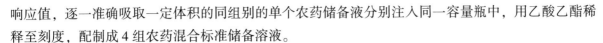

响应值，逐一准确吸取一定体积的同组别的单个农药储备液分别注入同一容量瓶中，用乙酸乙酯稀释至刻度，配制成4组农药混合标准储备溶液。

③混合标准工作溶液：使用前用乙酸乙酯将混合标准储备液稀释成所需浓度的标准工作液。

4. 仪器和设备

（1）气相色谱仪：配火焰光度检测器FPD磷滤光片。

（2）气相色谱质谱仪：配有电子轰击电离源（EID）。

（3）分析天平：感量0.1mg和0.01g。

（4）容量瓶：100mL，10mL。

（5）移液器：20~200μL和100~1000μL。

（6）玻璃离心管：50mL和15mL，具塞。

（7）10mL玻璃刻度试管。

（8）旋涡混合器。

（9）离心机（4000r/min）。

（10）氮吹浓缩仪。

（11）均质器。

（12）捣碎机。

5. 样品制备与保存

从所取全部样品中取出有代表性样品可食部分约500g，用捣碎机全部磨碎混合均匀，均分成2份，分别装入洁净容器中，密封，并标明标记，于18℃以下冷巨藏存放。在样品制备操作过程中，应防止样品受到污染或发生残留物含量的变化。

6. 提取及净化

（1）提取

称取均质试样10g（精确到0.01g），置于50mL玻璃离心管中，加入10mL乙腈溶液，高速均质2min，再加入约4g无水硫酸镁和1g氯化钠，盖上塞子剧烈振荡2min后，以4000r/min的转速离心4min，取出乙腈层装入另一50mL离心管，用10mL乙腈重复提取1次，合并提取液，并加入1g无水硫酸镁，剧烈振荡后，以4000r/min的转速离心1min，移出上清液并浓缩至约1mL（45℃静置），待净化。

（2）净化

将ENVI-Carb/PS.A小柱装在固相萃取装置上，先用5mL丙酮甲苯混合溶剂洗小柱，保持流速约为1mL/min。将提取液通过小柱，再用10mL丙酮-甲苯混合溶剂洗，收集全部洗脱液于10mL玻璃刻度试管，置于40℃下氮吹至近0.5mL，用乙酸乙酯定容至1.0mL，GC-FPD或GC-MS分析。

7. 测定

（1）仪器条件

①气相色谱仪器条件（GC-FPD）

▲色谐柱：DB-17（30m×0.53mm×0.25m）石英毛细管柱或相当者；

▲柱箱升温程序：100℃保持0.5min，然后以15℃/min升温至250℃，保持20min；

▲载气：氯气，纯度≥99.999%，恒流模式，流量为10mL/min；

▲进样口温度：200℃；

▲进样量：2μL；

▲进样方式：不分流进样；

▲检测器温度：250℃。

②气相色谱-质谱仪器条件（GC-MS）

▲色谱柱：DB-5MS（30m×0.25mm×9.25m）石英毛细管柱或相当者；

▲柱箱升温程序：60℃保持6min，然后以10℃/min升温至250℃，再以15℃/min升温至280℃，保持6min；

▲载气：氮气，纯度≥99%，恒压模式压力为120kPa；

▲进样口温度：220℃；

▲进样量：1μL；

▲进样方式：不分流进样，1.0min后打开分流阀和隔垫吹扫阀；

▲电子轰击电离源（E1）：70eV；

▲离子源温度：200℃；

▲GC-MS接口温度250℃；

▲选择离子监测：每个目标化合物选掉1个定量离子和2个3个定性离子，详参见表2-3、表2-4。每组所有需要检测离子按照出峰顺序，分时段分别检测，每组检测离子的开始时间和驻留时间参见表2-3。气相色谱质谱选择离子色谱图参见图2-11。

（2）气相色谱法测定

在仪器最佳工作条件下，气相色谱采用外标法定量，根据样液中被测物残留的含量情况，选定峰面积相近的标准工作溶液。标准工作溶液和样液中被测物的响应值应在仪器的线性范围内，如果含量超过标准曲线范围，应稀释到合适浓度后分析。对标准工作液和样液等体积参差进样测定。

色谱条件下，70种有机磷农药在气相色谱仪上的保留时间、方法的检出限参见表2-3，气相色谱图参见图2-11。如检测结果出现阳性，建议使用其他准确定量方法进行测定。

（3）气相色谱-质谱法测定

按色谱-质谱条件下进行样品测定，如果样液保留时间与标准溶液相一致（±0.5%），并且在扣除背景后的样品质谱图中，所选择的离子均出现，而且所选择的离子峰度比与标准样品的离子相一致，则可判断样品中存在这种被测物。使用气相色谱-质谱定性分析时相对离子丰度最大允许误差见表2-2。

表2-2　使用气相色谱质谱定性确证时相对离子丰度最大允许误差

相对离子丰度/%	大于50	20~50	10~20	小于等于10
相对离子丰度/%	大于50	20~50	10~20	小于等于10
允许的相对偏差/%	正负10	正负15	正负20	正负50

（4）空白试验

除不加试样外，按上述测定步骤进行。

8. 结果计算与表述

试样中每种有机磷农药残留量按下式计算。

$$X = \frac{A_i \times c \times V}{A_0 \times m}$$

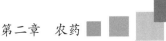

式中：

X——试样中每种有机磷农药残留量，单位为毫克每千克（mg/kg）；

A_i——样液中每种有机磷农药的峰面积（或峰高）；

A_0——标准工作液中每种有机磷农药的峰面积（或峰高）；

标准工作液中每种有机磷农药的浓度，单位为微克每毫升（μg/mL），样液最终定容体积，单位为毫升（mL）；最终样液代表的试样质量，单位为克（g）。

9．测定低限与回收率

（1）测定低限

本方法中气相色谱法对菠萝、苹果、荔枝、胡萝卜、马铃薯、茄子、菠菜、荷兰豆、鲜木耳、鲜蘑菇、鲜牛蒡、鲜香菇、大葱中70种农药的测定低限参见相应的气相色谱表，气相色谱质谱法的测定低限参见其对应的表。

（2）回收率

菠萝、苹果、荔枝、胡萝卜、马铃薯、茄子、菠菜、荷兰豆、鲜木耳、鲜蘑菇、鲜牛蒡、鲜香菇、大葱中70种农药不同添加水平的平均回收率数据参见标准中所对应的表。

六、参考文献

［1］有机磷农药中毒：organophosphorus pesticides poisoning.

［2］GB/T 5009.199—2003

［3］SN/T 0148—2011

（师 真）

第二节 有机氯农药中毒的判断和检测

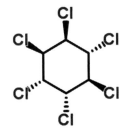

图2-1 α-六六六结构式

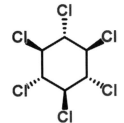

图2-2 β-六六六结构式

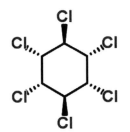

图2-3 γ-六六六结构式

图2-4 δ-六六六结构式

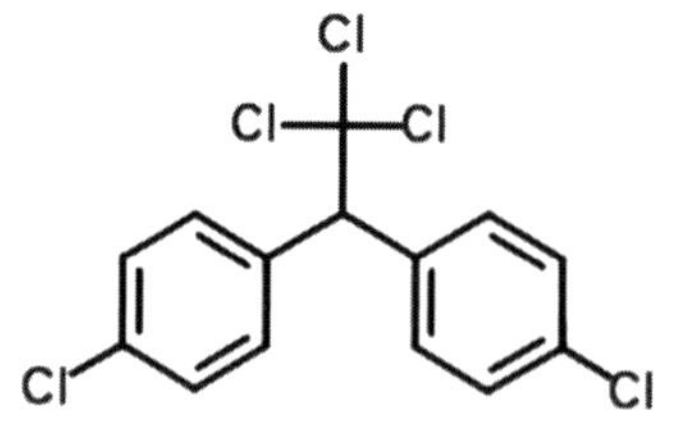

图 2-5　p，p′-DDT 结构式 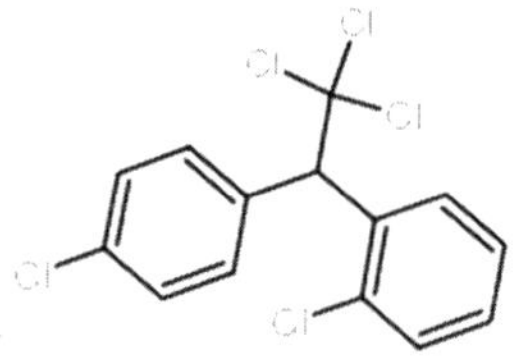　　图 2-6　o，p′-DDT 结构式

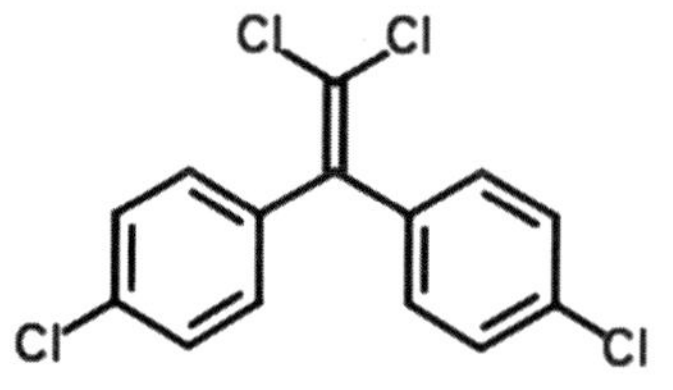

图 2-7　p，p′-DDE 结构式 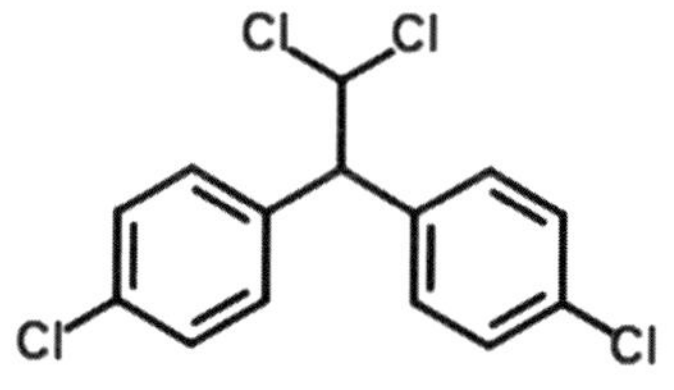　　图 2-8　p，p′-DDD 结构式

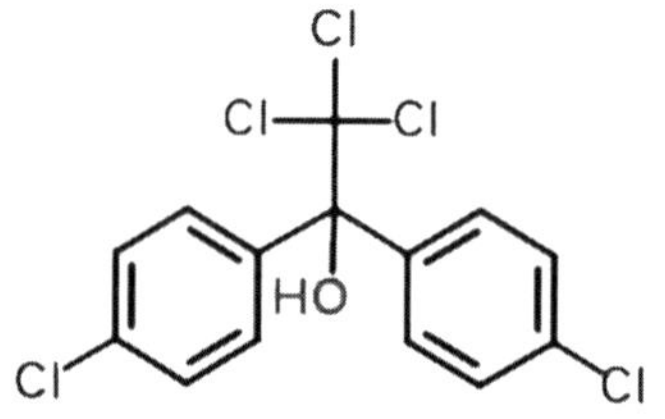

图 2-9　三氯杀螨醇结构式

一、有机氯农药概述

有机氯农药是一种高效广谱的杀虫剂，曾是各国杀虫剂中使用最广泛的一大类。主要分为以苯为原料和以环戊二烯为原料的两大类。前者如使用最早、应用最广的杀虫剂 DDT 和六六六，以及杀螨剂三氯杀螨砜、三氯杀螨醇等，杀菌剂五氯硝基苯、百菌清、道丰宁等；后者如作为杀虫剂的氯丹、七氯、艾氏剂等。此外以松节油为原料的莰烯类杀虫剂、毒杀芬和以萜烯为原料的冰片基氯也属于有机氯农药。这类农药化学性质稳定、脂溶性高，难以被生物降解，可通过食物、水、大气和土壤等环境介质与环境生物体接触，对生态环境和人类健康带来潜在的危害，是国际环境科学领域十分关注的持久性有机污染物。虽然中国政府已于 1983 年禁止了有机氯农药的使用，但由于该化合物具有较强的环境持留性和可长距离迁移性，使其在很长一段时间内仍持续存在。

二、有机氯农药的理化性质

六六六，成分是六氯环己烷，是环己烷每个碳原子上的一个氢原子被氯原子取代形成的饱和化合物。六六六有 8 种同分异构体，常见的有 α-、β-、γ-、δ-四种异构体，结构式见图 2-1 至图 2-4。其中 γ 异构体杀虫效力最高，α 异构体次之，δ 异构体又次之，β 异构体效率极低。六六六急性毒性较小，各异构体毒性比较，以 γ-六六六最大。六六六进入机体后主要蓄积于中枢神经和脂肪组织中，刺激大脑运动及小脑，还能通过皮层影响植物神经系统及周围神经，在脏器中影响细胞氧化磷酸化作用，使脏器营养失调，发生变性坏死。能诱导肝细胞微粒体氧化酶，影响内分泌活动，抑制 ATP 酶。

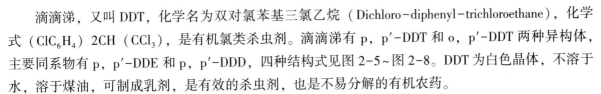

滴滴涕，又叫 DDT，化学名为双对氯苯基三氯乙烷（Dichloro-diphenyl-trichloroethane），化学式（ClC₆H₄）2CH（CCl₃），是有机氯类杀虫剂。滴滴涕有 p，p′-DDT 和 o，p′-DDT 两种异构体，主要同系物有 p，p′-DDE 和 p，p′-DDD，四种结构式见图 2-5~图 2-8。DDT 为白色晶体，不溶于水，溶于煤油，可制成乳剂，是有效的杀虫剂，也是不易分解的有机农药。

三氯杀螨醇，也称开乐散，化学名 1，1-二（对氯苯基）-2，2，2-三氯乙醇，分子式为 C₁₄H₁₂Cl₂O，结构式见图 2-9。纯品为白色固体，工业品为褐色黏稠状液体。不溶于水，能溶于多种有机溶剂；在酸性液中稳定，在碱性介质中易分解失效。该药对人、畜毒性低，对螨类天敌和作物均较安全，是一种广谱性杀螨剂，以触杀作用为主，无内吸性，残效期长。属有机氯杀螨剂，杀螨谱广，活性高，对作物安全。该药属神经毒剂，对害螨有较强的触杀作用，无内吸性，对成、若螨和卵均有很强的毒杀作用，残效期近 20 天。

三、有机氯中毒的原理及症状表现

有机氯中毒者有强烈的刺激症状，主要表现为头痛、头晕、眼红充血、流泪怕光、咳嗽、咽痛、乏力、出汗、流涎、恶心、食欲不振、失眠以及头面部感觉异常等，中度中毒者除有以上症状外，还有呕吐、腹痛、四肢酸痛、抽搐、紫绀、呼吸困难、心动过速等；重度中毒者除上述症状明显加重外，尚有高热、多汗、肌肉收缩、癫痫样发作、昏迷，甚至死亡。

四、有机氯中毒治疗措施

有机氯类农药中毒无特效解毒药，对于误食六六六、滴滴涕时，要立即进行催吐、洗胃，给中毒者喝下大量清水或小苏打等碱性溶液，然后用手指或筷子刺激咽喉壁，诱导催吐，将胃内有毒物质吐出，这样可以加速体内的毒物排出，减少人体对毒素的吸收，减轻症状，控制病情。因衣服和皮肤污染而中毒，应立即将所污染的衣服脱掉，先用清水冲洗；再用小苏打或碱性肥皂水冲洗，以阻断毒源。为了尽快排出体内毒物，还应采取导泻的办法，服用泻药，但切记不能用油类泻药，因为油剂能促使身体对有机氯的吸收，加重中毒。

五、有机氯常用检测方法

有机氯农药检测方法主要有气相色谱法、气相色谱-质谱联用法。GB/T 5009.19—2008 食品中有机氯农药多组分残留量的测定（第一法 毛细管气相色谱-电子捕获检测器法 GC-ECD）、GB/T 5009.146—2008 植物性食品中有机氯和拟除虫菊酯类农药多种残留量的测定（第一法 毛细管气相色谱法 GC-ECD，第二法 气相色谱质谱联用法 GC-MS）。

（一）第一法　毛细管气相色谱-电子捕获检测器法（GC-ECD）

1. 适用范围

本标准第一法适用于肉类、蛋类、乳类动物性食品和植物（含油脂）中 α-六六六、六氯苯、β-六六六、γ-六六六五氯硝基苯、δ-六六六、五氯苯胺、七氯、五氯苯基硫醚、艾氏剂、氧氯丹、环氧七氯、反式氯丹、α-硫丹、顺式氯丹、o，p′-DDT、p，p′-DDE、p，p′-DDD、p，p′-DDT、狄氏剂、异狄氏剂、β-硫丹、异狄氏剂醛、硫丹硫酸盐、异狄氏剂酮、灭蚁灵的分析。

2. 试剂

（1）丙酮：分析纯，重蒸。

（2）石油醚：沸程 30~60℃，分析纯，重蒸。

（3）乙酸乙酯：分析纯，重蒸。

（4）环己烷：分析纯，重蒸。

（5）正己烷：分析纯，重蒸。

（6）氯化钠：分析纯。

（7）无水硫酸钠：分析纯，将无水硫酸钠置于干燥箱中，于120℃干燥 4h，冷却后，密封保存。

（8）α-六六六、六氯苯、β-六六六、γ-六六六、五氯硝基苯、δ-六六六、五氯苯胺、七氯、五氯苯基硫醚、艾氏剂、氧氯丹、环氧七氯、反式氯丹、α-硫丹、顺式氯丹、o，p′-DDT、p，p′-DDE、p，p′-DDD、p，p′-DDT、狄氏剂、异狄氏剂、β-硫丹、异狄氏剂醛、硫丹硫酸盐、异狄氏剂酮、灭蚁灵农药标准品。

（9）标准溶液的配制：分别准确称取或量取上述农药标准品适量，用少量苯溶解，再用正己烷稀释成一定浓度标准储备溶液。量取适量标准储备溶液，用正己烷稀释为系列混合标准溶液。

3. 仪器及参考条件

（1）气相色谱仪（GC）：配 ECD 检测器。

①色谱柱：DB-1701 或 DB-5 石英弹性毛细管柱，长 30m，内径 0.32mm，膜厚 0.25μm。

②柱温：程序升温。45℃（1min）→15℃/min（6min）→135℃（2min）→12℃/min（5min）→195℃（2min）→10℃/min（5min）→245℃（5min）→10℃/min（8min）→280℃（20min）。进样口温度：280℃，不分流进样，进样量 1μL。

③检测器温度：电子捕获检测器（ECD）；温度 280℃。

④载气：氮气，流速 1.0mL/min；尾吹气，20.0 mL/min。

（2）凝胶净化柱：长 30cm，内径 2.3~2.5cm 具塞玻璃层析柱，柱底垫少许玻璃棉。用洗脱剂乙酸乙酯-环己烷（1+1）浸泡的凝胶，以湿法装入柱中，柱床高约 26cm，凝胶始终保持在洗脱剂中。

（3）全自动凝胶色谱系统：带有固定波长（254nm）紫外检测器，供选择使用。

（4）旋转蒸发仪。

（5）组织匀浆机。

（6）振荡器。

（7）氮气浓缩器。

4. 分析步骤

（1）试样提取：蛋品去壳，制成匀浆；肉品去筋后，切成小块，制成肉糜；乳品混匀待用。

①蛋类：称取试样 20g（精确到 0.01g）于 200mL 具塞三角瓶中，加水 5mL，再加入 40mL 丙酮，振摇 30min 后，加入氯化钠 5g，充分摇匀，再加入 30mL 石油醚，振摇 30min。静置分层，将有机相全部转移至 100mL 具塞三角瓶中经无水硫酸钠干燥，并量取 35mL 于旋转蒸发瓶中，浓缩至 1mL，供凝胶色谱层析净化使用，或将浓缩液转移至全自动凝胶渗透色谱系统配套的进样试管中，用乙酸乙酯-环己烷（1+1）溶液洗涤旋转蒸发瓶数次，将洗涤液合并至试管中，定容至 10mL。

②肉类：称取试样 20g（精确到 0.01g），加水 15mL（视试样水分含量加水，使总水量约 20g）。加 40mL 丙酮，振摇 30min，以下按鸡蛋试样的提取、分配步骤处理。

③乳类：称取试样 20g（精确到 0.01g），鲜乳不需加水，直接加丙酮提取。以下按照蛋类试样的提取、分配步骤处理。

④大豆油：称取试样 1g（精确到 0.01g），直接加入 30mL 石油醚，振摇 30min 后，将有机相全部转移至旋转蒸发瓶中，浓缩至 1mL，加 2mL 乙酸乙酯-环己烷（1+1）溶液再浓缩，如此重复 3 次，浓缩至约 1mL，供凝胶色谱层析净化使用，或将浓缩液转移至全自动凝胶渗透色谱系统配套的进样试管中，用乙酸乙酯-环己烷（1+1）溶液洗涤旋转蒸发瓶数次，将洗涤液合并至试管中，定容至 10mL。

⑤植物类：称取试样匀浆 20g，加水 5mL（视其水分发亮加水，使总数量约 20mL），加丙酮 40mL，振摇 30min，加氯化钠 6g，摇匀。加石油醚 30mL，再振荡 30min，以下按照蛋类试样的提取、分配步骤处理。

（2）净化：选择手动或全自动净化方法的任何一种进行。

①手动凝胶色谱柱净化：将试样浓缩液经凝胶柱以乙酸乙酯-环己烷（1+1）溶液洗脱，弃去 0~35mL 流分，收集 35~70mL 流分。将其旋转蒸发浓缩至约 1mL，再经凝胶柱净化收集 35~70mL 流分，蒸发浓缩，，用氮气吹除溶剂，用正己烷定容至 1mL，留待 GC 分析。

②全自动凝胶渗透色谱系统净化：试样由 5mL 试样环注入凝胶渗透色谱（GPC）柱，泵流速 5.0mL/min，以乙酸乙酯-环己烷（1+1）溶液洗脱，弃去 0~7.5min 流分，收集 7.5~15min 流分，15~20min 冲洗 GPC 柱。将收集的流分旋转蒸发浓缩至约 1mL，用氮气吹至近干，用正己烷定容至 1mL。

（3）测定：分别吸取 1μL 混合标准液及试样净化液注入气相色谱仪中，记录色谱图，以保留时间定性，以试样和标准的峰高或峰面积比较定量。

5. 结果补充计算

6. 精密度

在重复性条件下获得的两次独立测定结果的绝对差值不超过算术平均值的 20%。

7. 色谱图（图 2-10）

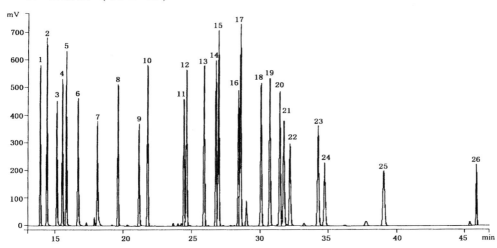

出峰顺序：1. α-六六六；2. 六氯苯；3. β-六六六；4. γ-六六六；5. 五氯硝基苯；6. δ-六六六；7. 五氯苯胺；8. 七氯；9. 五氯苯基硫醚；10. 艾氏剂；11. 氧氯丹；12. 环氧七氯；13. 反氯丹；14. α-硫丹；15. 顺氯丹；16. p, p′滴滴伊；17. 狄氏剂；18. 异狄氏剂；19. β-硫丹；20. p, p′-滴滴滴；21. o, p′-滴滴涕；22. 异狄氏剂醛；23. 硫丹硫酸盐；24. p, p′-滴滴涕；25. 异狄氏剂酮；26. 灭蚁灵。

图 2-10　第一法　毛细管气相色谱图

（二）第二法气相色谱-质谱法（GC-MS）

1. 适用范围

本标准第二法适用于果蔬中 40 种有机氯和拟除虫菊酯农药残留量的测定，本方法各种农药检出限见附表。

2. 试剂和材料

（1）丙酮：色谱纯。

（2）二氯甲烷：色谱纯。

（3）乙酸乙酯：色谱纯。

（4）环己烷：色谱纯。

（5）正己烷：色谱纯。

（6）甲醇：色谱纯。

（7）苯：色谱纯。

（8）氯化钠：优级纯。

（9）无水硫酸钠：650℃灼烧 4h，贮于密封容器中备用。

（10）氯化钠水溶液：20g/L。

（11）40 种农药标准。

（12）标准溶液

①标准储备液：分别准确称取适量的每种农药标准品，用丙酮或相应溶剂配制成浓度为 500～1000μg/mL 的标准储备液。该溶液可在 0~4℃的冰箱中保存 3 个月。

②准中间工作液：分别准确移取一定体积的各农药标准储备液，可根据需要用丙酮稀释成适用浓度的混合标准中间工作液。该溶液可在 0~4℃的冰箱中保存 6 个月。

③混合标准工作液：准确移取一定体积的混合标准中间工作液，可根据需要用正己烷稀释成适用浓度的混合标准工作液。该溶液可在 0~4℃的冰箱中保存 1 个月。

3. 仪器和设备

（1）气相色谱-质谱仪，配有电子轰击源（EI）。

（2）均质机。

（3）旋转蒸发仪。

（4）氮吹仪。

（5）涡旋混合器。

（6）具塞锥形瓶。

（7）分液漏斗。

（8）浓缩瓶。

4. 样品的制备和保存

（1）试样的制备：抽取水果或蔬菜样品 500g，或去壳、去籽、去皮、去茎、去根、去冠（不可用水洗涤），将其可食用部分切碎后，依次用食品捣碎机将样品加工成浆状。混匀，均分成两份作为试样，分装入洁净的盛样袋内，密闭，标明标记。

（2）试样的保存：将试样于 0~4℃保存。

（3）测定步骤

①提取：称取约 25g（精确至 0.1g）试样于 250mL 具塞锥形瓶中，加入 20mL 水，混摇后放置 1h。然后加入 100mL 丙酮，高速均质提取 3min。将提取液抽滤于 250mL 浓缩瓶中。残渣用 50mL 丙酮重复提取 1 次，合并滤液，于 40℃水浴中旋转浓缩至约 20mL。将浓缩提取液转移至 250mL 分液漏斗中。

在上述分液漏斗中，加入 100mL 氯化钠水溶液和 100mL 二氯甲烷，振摇 3min，静置分层，收集二氯甲烷相。水相再用 2×50mL 二氯甲烷重复提取 2 次，合并二氯甲烷相。经无水硫酸钠柱脱水，收集于 250mL 浓缩瓶中，于 40℃水浴中旋转浓缩至近干，加入 5mL 乙酸乙酯-环己烷（1+1）以溶解残渣，并用 0.45μm 滤膜过滤，待净化。

②净化

a. 凝胶色谱净化（GPC）及条件：

▲净化柱：700mm×25mm，Bio Beads S-X3，或相当者；

▲流动相：乙酸乙酯-环己烷（1+1）；

▲流速：0.5mL/min；

▲样品定量环：5.0mL；

▲预淋洗体积：50mL；

▲洗脱体积：210mL；

▲收集体积：105～185mL。

b. 凝胶色谱净化步骤：将 5mL 待净化液按规定的条件进行净化，合并馏分收集器中的收集液于 250mL 浓缩瓶中，于 40℃水浴中旋转浓缩至近干，加入 2mL 正己烷以溶解残渣，待净化。

c. 固相萃取净化（SPE）：收集 2.0mL 溶解液倾入已经预淋洗后的活性炭固相萃取柱中，用 30mL 正己烷-乙酸乙酯（3+2）进行洗脱。收集全部洗脱液于 50mL 浓缩瓶中，于 40℃水浴中旋转浓缩至干。用乙酸乙酯溶解并定容至 2.0mL，供气相色谱-质谱测定。

③气相色谱-质谱测定

a. 气相色谱-质谱条件：

▲色谱柱：30mm×0.25mm，膜厚 0.25μm，DB-5MS 石英毛细管柱，或者相当；

▲色谱温度：50℃（2min），以 10℃/min 升至 180℃（1min），以 3℃/min 升至 270℃（14min）；

▲进样口温度：280℃；

▲色谱-质谱接口温度：280℃；

▲载气：氦气，纯度≥99.999%，1.2mL/min；

▲进样量：1μL；

▲进样方式：不分流进样，1.5min 后开阀；

▲电离方式：Ei；

▲电离能量：70ev；

▲测定方式：选择离子监测方式；

▲溶剂延迟：5min；

▲选择监测离子（m/z）：每种农药分别选择 1 个定量离子，3 个定性离子。

b. 定量测定：根据样液中被测农药含量，选定浓度相近的标准工作溶液。标准工作溶液和待测样液中农药的响应值均应在仪器检测的线性范围内。对混合标准溶液和样液等体积分组分时段穿插进样测定。外标法定量。在上述气相色谱-质谱条件下，各标准物质保留时间。

c. 定性测定：对混合标准溶液及样液按上述规定的条件进行测定，如果样液与混合标准溶液的选择离子图中，在相同保留时间有峰出现，则根据定性选择离子的种类及其丰度比对其进行阳性确认。

（4）结果计算

按下式计算试样中每种农药残留含量：

$$X_i = （A_i×C_i×V）／（A_m×m）$$

X_i——试样中农药 i 残留量，单位为微克每克（µg/g）；

A_i——试样中农药 i 的峰面积（或峰高）；

C_i——标准工作液中农药 i 的浓度，单位为微克每毫升（µg/mL）；

V——试样最终定容体积，单位为毫升（mL）；

A_m——标准工作液中农药 i 的峰面积（或峰高）；

m——最终样液的试样质量，单位为克（g）。

（5）精密度

本方法对 40 种有机氯和拟除虫菊酯农药在 0.1～5.0mg/kg 浓度水平，添加回收率和精密度见表 2-3、图 2-11。

（赵 丽）

表2-3 果蔬中40种农药的保留时间、定量和定性选择离子、线性范围、回收率范围、精密度范围及定量限（LOQ）

序号	农药名称	出峰顺序	保留时间/min	特征碎片离子			线性范围/(μg/mL)	线性相关系数	回收率范围/%	精密度范围/%	定量限/(μg/g)
				定量	定性	丰度比					
1	四氯硝基苯	1	15.24	261	203,215,231	78:100:84:21	0.125~6.25	0.9966	70.0~111.0	5.10~19.08	0.01
2	氟乐灵	2	16.15	306	264,335	100:74:9	0.125~6.25	0.9995	72.3~109.1	4.55~18.85	0.05
3	α-六六六	3	16.54	219	183,221,254	100:99:48:5	0.125~6.25	0.9987	73.1~115.5	7.52~19.78	0.01
4	六氯苯	4	16.76	284	286,282,249	100:78:53:27	0.125~6.25	0.9969	71.4~109.2	5.36~19.34	0.01
5	β-六六六	5	17.34	219	181,183,217	75:99:100:55	0.125~6.25	0.9990	70.7~110.4	7.46~18.82	0.01
6	林丹	6	17.52	183	219,254,221	100:48:15:48	0.125~6.25	0.9991	70.5~113.5	6.29~20.65	0.05
7	五氯硝基苯	7	17.69	295	237,249,265	90:100:88:39	0.125~6.25	0.9987	71.4~112.8	7.09~19.08	0.02
8	δ-六六六	8	18.31	219	217,181,254	98:78:100:10	0.125~6.25	0.9979	70.6~108.7	6.37~17.50	0.01
9	七氟菊酯	9	18.57	177	197,161,199	100:27:4:9	0.125~6.25	0.9959	70.0~110.4	6.41~17.30	0.05
10	七氯	10	19.98	272	237,337,372	100:39:29:12	0.125~6.25	0.9985	74.6~112.4	5.86~18.87	0.01
11	艾氏剂	11	21.30	263	265,293,329	100:67:39:9	0.125~6.25	0.9983	70.5~111.7	6.73~19.84	0.02
12	异艾氏剂	12	23.25	329	255,220	89:89:100	0.125~6.25	0.9990	73.1~108.9	7.32~18.68	0.02
13	环氧七氯	13	23.95	353	317,388,263	100:8:9:15	0.125~6.25	0.9991	71.6~114.9	6.16~18.93	0.02
14	反丙烯除虫菊酯	14	24.29	123	136,107,124	100:24:23:11	0.125~6.25	0.9972	70.5~110.1	5.39~16.85	0.02
15	o,p'-滴滴伊	15	24.42	246	318,176,248	100:38:23:66	0.125~6.25	0.9975	72.3~112.2	5.30~19.43	0.02
16	α-硫丹	16	24.60	241	265,339,323	100:69:50:41	0.125~6.25	0.9970	75.0~114.7	6.71~20.05	0.05
17	狄氏剂	17	25.82	263	277,380,345	100:79:38:37	0.125~6.25	0.9993	70.9~109.9	7.93~19.07	0.02

续表2-3

序号	农药名称	出峰顺序	保留时间/min	特征碎片离子		丰度比	线性范围/(μg/mL)	线性相关系数	回收率范围/%	精密度范围/%	定量限/(μg/g)
				定量	定性						
18	p,p'-滴滴伊	18	25.94	318	316,246,248	86:67:100:66	0.125~6.25	0.998 9	71.5~113.3	5.51~18.97	0.02
19	o,p'-滴滴滴	19	26.32	235	237,199,165	100:65:12:38	0.125~6.25	0.998 9	70.1~117.8	5.86~19.70	0.02
20	苯氧菊酯	20	26.90	116	206,131	100:70:56	0.125~6.25	0.997 1	73.6~111.7	4.48~17.09	0.05
21	β-硫丹	21	27.31	241	265,339,323	100:6:55:16	0.125~6.25	0.998 5	68.3~109.2	4.36~18.94	0.05
22	p,p'-滴滴滴	22	27.99	235	237,199,165	100:65:12:38	0.125~6.25	0.996 7	78.1~119.6	7.48~19.53	0.02
23	顺式-灭虫菊酯	23	31.30	171	143,338	100:65:10	0.125~6.25	0.994 4	70.1~116.5	7.54~17.14	0.05
24	反式-灭虫菊酯	24	31.60	171	143,338	100:65:10	0.125~6.25	0.997 8	73.6~111.4	5.65~17.76	0.05
25	异狄氏剂(酮)	25	32.25	317	345,281,309	100:24:34:9	0.125~6.25	0.998 7	70.4~106.7	6.07~18.61	0.02
26	胺菊酯 I	26	32.65	164	135,165	100:5:100	0.125~6.25	0.995 5	78.5~122.4	7.11~17.44	0.05
	胺菊酯 II	27	33.09	164	135,165	100:4:11					
27	联苯菊酯	28	33.17	181	165,166,182	100:26:27:16	0.365~18.75	0.997 6	71.5~109.8	5.23~22.78	0.05
28	甲氰菊酯	29	33.42	265	181,349,334	41:100:11:4	0.125~6.25	0.999 1	73.5~113.9	7.52~17.52	0.05
29	苯醚菊酯 I	30	34.21	123	183,350,168	100:83:7:9	0.125~6.25	0.998 3	78.4~124.0	4.90~16.82	0.05
	苯醚菊酯 II	31	34.55	123	183,350,168	100:69:6:7					
30	灭蚊灵	32	35.02	272	237,274	100:50:80	0.125~6.25	0.999 2	71.7~108.9	6.35~17.96	0.05
31	氯氟氰菊酯	33	36.29	181	197,141	100:80:22	0.125~6.25	0.998 1	80.1~116.6	5.58~21.54	0.02
32	氟丙菊酯	34	37.10	181	289,247,208	100:39:14:63	0.125~6.25	0.997 6	71.1~111.1	5.33~11.74	0.05
33	氯菊酯 I	35	38.20	183	184,255,165	100:15:2:20	0.125~6.25	0.997 7	75.3~119.4	6.06~17.07	0.02
	氯菊酯 II	36	38.62	183	184,255,165	100:15:2:17					
34	氟氯氰菊酯 I	37	40.16	199	225,181,157	100:6:4:4	0.125~6.25	0.996 0	77.7~119.4	7.49~21.22	0.10
	氟氯氰菊酯 II	38	40.48	199	225,181,157	100:6:3:4					
	氟氯氰菊酯 III	39	40.69	199	225,181,157	100:5:3:4					
	氟氯氰菊酯 IV	40	40.84	199	225,181,157	100:6:4:5					

续表2-3

序号	农药名称	出峰顺序	保留时间/min	定量	定性	丰度比	线性范围/(μg/mL)	线性相关系数	回收率范围/%	精密度范围/%	定量限/(μg/g)
35	氯氰菊酯Ⅰ	41	41.05	181	152,180	100:16:19	0.125~6.25	0.998 0	73.1~115.5	7.63~20.43	0.10
	氯氰菊酯Ⅱ	42	41.39	181	152,180	100:16:19					
	氯氰菊酯Ⅲ	43	41.60	181	152,180	100:17:20					
	氯氰菊酯Ⅳ	44	41.80	181	152,180	100:17:19					
36	氟氯戊菊酯Ⅰ	45	41.83	199	157,225	100:62:19	0.125~6.25	0.996 6	68.0~115.2	6.11~16.46	0.05
	氟氯戊菊酯Ⅱ	46	42.44	199	157,225	100:65:20					
37	氰戊菊酯Ⅰ	47	43.77	167	225,152,209	100:49:54:18	0.125~6.25	0.995 9	72.4~117.4	7.76~17.81	0.02
	氰戊菊酯Ⅱ	48	44.43	167	225,152,209	100:51:48:28					
38	氟胺氰菊酯Ⅰ	49	44.59	250	252,181,502	100:34:20:10	0.125~6.25	0.997 7	71.2~115.2	6.61~20.46	0.05
	氟胺氰菊酯Ⅱ	50	44.83	250	252,181,502	100:33:20:10					
39	四溴菊酯	51	46.08	181	172,174,152	100:28:26:15	0.125~6.25	0.998 2	73.5~109.2	5.30~20.01	0.05
40	溴氰菊酯	52	46.1	181	172,174,209	100:33:32:86	0.125~6.25	0.999 1	69.8~106.5	4.04~15.56	0.05

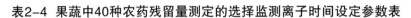

表2-4 果蔬中40种农药残留量测定的选择监测离子时间设定参数表

序号	时间/min	选 择 离 子	驻留时间/ms
1	10.00	261、306、219、284、295、177	100
2	19.00	272、263、353、373、123、246、241	40
3	25.20	263、318、235、116、241、235	100
4	29.00	171、317、164、181、349、123、281	80
5	35.00	181、183	300
6	39.00	199、181	300
7	43.00	167、250、181、209	150

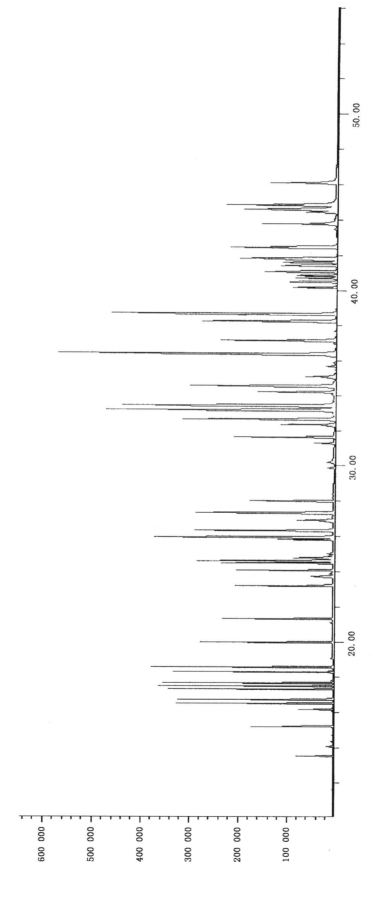

图2-11　果蔬中40种农药标准物气相色谱-质谱选择离子色谱图

（赵　丽）

第三节　菊酯及拟除虫菊酯类农药中毒的判断和检测

拟除虫菊酯（synthetic pyrethroids），是一类能防治多种害虫的广谱杀虫剂，其杀虫毒力比老一代杀虫剂如有机氯、有机磷、氨基甲酸酯类高 10~100 倍。对昆虫具有强烈的触杀作用，有些品种兼具胃毒或熏蒸作用，但都没有内吸作用。其作用机理是扰乱昆虫神经的正常生理，使之由兴奋、痉挛到麻痹而死亡。拟除虫菊酯因用量小、使用浓度低，对人畜较安全，对环境的污染小等特点，被广泛应用于农业和家庭除虫。菊酯类杀虫剂已开发 80 多个品种，表 2-4 中列有目前市场上主要销售品种，菊酯类杀虫剂已成为第二大杀虫剂类农药。其缺点是对某些益虫也有伤害，长期重复使用也会导致害虫产生抗药性。

一、拟除虫菊酯的理化性质

拟除虫菊酯主要包括溴氰菊酯、氰戊菊酯、氯氰菊酯、胺菊酯、氯氟氰菊酯、苯醚菊酯、联苯菊酯、苄氯菊酯、氯菊酯、甲醚菊酯和甲氰菊酯等。一般为黄色黏稠油状液体，有清香气味。不溶于水，可溶于多种有机溶剂。不稳定，遇碱分解失效，在强光或高温下也分解失效。主要剂型有粉剂、乳油、气雾剂、油剂、蚊香等。

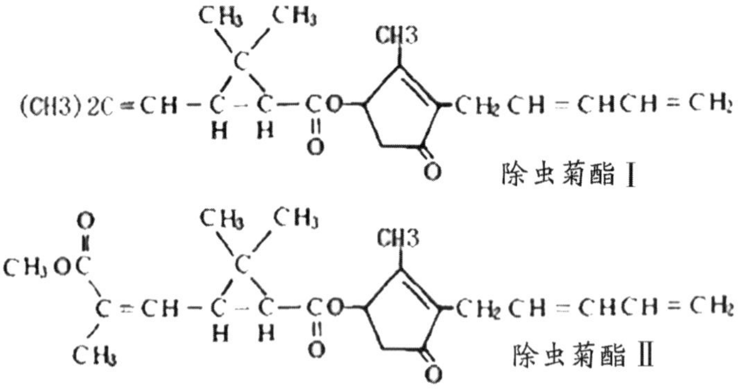

图 2-12　拟除虫菊酯化学结构式

二、拟除虫菊酯中毒的原理及症状表现

拟除虫菊酯类农药属于内分泌干扰物，具有生殖毒性、神经毒性、免疫系统毒性，甚至导致肿瘤发生。

拟除虫菊酯类农药可经消化道、呼吸道和皮肤黏膜进入人体。因其脂溶性小，故不易经皮肤吸收，在胃肠道中吸收也不完全。经口吸收后进入血液，随即分布于全身，特别是神经系统、肝、肾等脏器，但浓度的高低与中毒表现不一定平行。在哺乳动物的血液及肝微粒体多功能氧化酶的作用下，进行氧化和水解等反应而生成酸（如游离酸、葡萄糖醛酸或甘氨酸结合形式）、醇（对甲基羟化物）的水溶性代谢产物及结合物，并排出体外。主要经肾排出，少数随大便排出。尿中排出物为酯类、酚类代谢物及其原形。据测定，1d 内排除 50 % 以上，8 天 内几乎全部排出，仅有微量残存于脂肪及肝脏中。

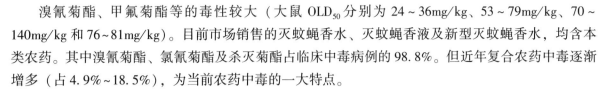

溴氰菊酯、甲氟菊酯等的毒性较大（大鼠 OLD_{50} 分别为 24~36mg/kg、53~79mg/kg、70~140mg/kg 和 76~81mg/kg）。目前市场销售的灭蚊蝇香水、灭蚊蝇香液及新型灭蚊蝇香水，均含本类农药。其中溴氰菊酯、氯氰菊酯及杀灭菊酯占临床中毒病例的 98.8%。但近年复合农药中毒逐渐增多（占 4.9%~18.5%），为当前农药中毒的一大特点。

（一）中毒机理

溴氰菊酯等（CN^-）能影响细胞色素 C 和电子传递系统，选择性地使神经细胞膜上 Na^+ 的 "M" 通道关闭延迟。Na^+ 通道保持开放，去极化期延长，周围神经出现重复的动作电位，使感觉神经不断传入向心性冲动，导致肌肉持续性收缩。抑制中枢神经细胞膜的 γ-氨基丁酸受体，使 γ-氨基丁酸失去对脑的抑制功能，从而使脑的兴奋性相对增高；并兴奋脊髓中间神经元，干扰神经细胞的钙稳态。由于细胞膜的通透性被扰乱，神经传导受到进一步抑制者可因麻痹而死亡。

（二）症状表现

一般而言，Ⅰ型拟除虫菊酯类的神经中毒表现主要为兴奋不安，无肌肉阵挛和抽搐；Ⅱ型则大量流涎、舞蹈样扭动、肌肉阵挛和阵发强直性抽搐，类似癫痫大发作。急性中毒的潜伏期为 2~24h，多数为 6~8h，也有报道即刻发病者，以神经系统和消化系统表现为主。氯氰菊酯中毒可致迟发性周围神经病，溴氰菊酯和杀灭菊酯等中毒常死于呼吸衰竭，而苄氯菊酯及戊酸醚酯等中毒多死于全身衰竭。

1. 轻度中毒

有头晕、头痛、恶心、呕吐、食欲不振、乏力、心慌、视物模糊伴面部胀麻或蚁行感等表现。

2. 中度中毒

轻度中毒表现加重，精神萎靡、嗜睡或烦躁不安、多涎、恶心、食欲不振，且常感胸部或肢体肌肉颤动。体检可见意识朦胧、低热、出汗、心律失常、肺内干鸣或肌束震颤。

3. 重度中毒

除上述表现外，出现：①四肢抽搐、角弓反张伴意识丧失，每次发作持续 0.5~2min，发作频繁者可达 30~40 次/日，或伴二便失禁。抽搐终止后意识恢复，但对发作情况不能记忆。②肺水肿。③深度昏迷、二便失禁、休克或呼吸衰竭。④皮肤散在紫癜。

表 2-5　市场销售主要拟除虫菊酯类复合农药

制剂名称（异名）	组成成分
丰收菊酯（氰久，保丰磷）	杀灭菊酯、久效磷
增效菊马（灭杀毙，菊马乳油，桃小岭）	杀灭菊酯、4049、增效磷
增效喹氰	溴氰菊酯、喹硫磷、增效剂
敌牙螨（增效机油乳剂）	溴氰菊酯、机油
杀虫灵 1 号（8817，氯胺复配剂）	氯氰菊酯、水胺硫磷
黑旋风	除虫菊素、酯类
特乐得（Tet ralat e）	胺菊酯、苄呋菊酯、煤油
甲胺菊酯	溴氰菊酯、甲胺磷
甲乐氰酯	溴氰菊酯、甲胺磷、乐果

续表2-5

制剂名称（异名）	组成成分
敌氧菊酯溴	氰菊酯、氧乐果、敌敌畏
棉虫净	氯氰菊酯、辛硫磷、对硫磷
速灭	胺菊酯、辛硫磷、八氯二丙醚
复方增效胺菊酯4049	胺菊酯、4049、煤油、八氯二丙醚
灭害灵	杀灭菊酯、三氯杀虫酯
氧乐氰菊（速效菊酯，氧乐氰，菊氧乳油）	杀灭菊酯、氧乐果、增效剂
双效菊酯（大灭）	杀灭菊酯、磷胺
多杀菊酯（速灭灵）	杀灭菊酯、乐果
虫螨菊酯	杀灭菊酯、杀虫脒
乙磷菊酯Ⅰ	杀灭菊酯、乙酰甲胺磷
乙磷菊酯Ⅱ	溴氰菊酯、乙酰甲胺磷
速杀菊酯	杀灭菊酯、氧乐果
速灭灵Ⅱ	杀灭菊酯、甲基1605
菊乐合酯（乐氰）	溴氰菊酯、乐果
氰西	杀灭菊酯、西维因
诺毕速灭松（Sumithion NP）	胺菊酯、杀螟松

三、拟除虫菊酯中毒的治疗措施

1. 皮肤污染时

皮肤污染不宜先用水冲洗，可用高岭土或滑石粉吸附残留药液后，再用肥皂水或2%～4%碳酸氢钠液（不宜用3%～5%硫代硫酸钠液）洗涤。皮肤发炎者应避免强光照射，内服抗过敏药物，局部应用Nivea类软膏、局麻软膏或二甲异喹处理。皮肤严重损害者，应用维生素E油剂1mg涂于4cm²面积上，治疗指数可达98%～100%。毒物进入眼内，可用等渗盐水或2%碳酸氢钠液冲洗，四环素可的松眼液滴眼。

2. 吸入性中毒时

吸入性中毒时，可用甲基胱氨酸雾化吸入15～30min。

3. 经口中毒时

经口中毒者，除溴氰菊酯、杀灭菊酯外，一般不宜催吐。可用2%～4%碳酸氢钠液洗胃，然后以药用炭或镁山软木吸附胃中残留药液。过去曾有应用0.005%高锰酸钾液洗胃者，这是不妥的。因为高锰酸钾可增加拟除虫菊酯类农药的毒性，故禁用。不需导泻，特别是禁用油类泻剂。

4. 对症治疗

①补液、利尿，给予大剂量维生素C及B族维生素，适当补碱，保护重要脏器功能。多不需采用血液净化疗法；②重症伴肺水肿或严重心肌损害及有全身变态反应者，可加用肾上腺糖皮质

激素。

四、拟除虫菊酯的检测方法

检测拟除虫菊酯的方法有气相色谱法、气相色谱-质谱法、液相色谱法、液相色谱-串联质谱法、光谱分析法、免疫分析法和电化学传感器法。常用法为气相色谱法、气相色谱-质谱法。

（一）气相色谱法

1. 仪器与试剂

气相色谱仪带 ECD 检测器、水浴氮吹仪、超声波清洗器、漩涡振荡器；乙腈（色谱纯）、丙酮（色谱纯）、氯化钠（分析纯）；拟除虫菊酯标品 100（µg/mL）。

2. 提取

将待测物质用粉碎机粉碎，称取 5.0g 左右试样放入 100mL 比色管，放入乙腈至 50mL 的刻度线，摇匀 1min，放置 0.5h 后，超声 30min。滤纸过滤至 5g 氯化钠的比色管中，振摇 1min，静置分层。取上层澄清液 10mL 氮吹至近干，用丙酮定容至 1mL，摇匀，如果溶液澄清，可直接进样，如溶液较为浑浊，过 0.22µm 的有机滤膜。同时做空白试验。

3. 仪器设备条件

（1）色谱柱的选择：HP-5 石英毛细管柱（30m×0.25mm，0.25µm）或等效柱。

（2）程序升温程序：150℃（2min）以 6℃/min→270℃（18min），共 40min。

（3）其他色谱条件

气化室温度：220.0℃；载气：氮气（纯度≥99.999%）；色谱柱流量：1.0mL/min；尾吹气流量：30.0mL/min；进样量：1µL；分流比为：10∶1。

4. 定性定量

保留时间定性，峰面积定量。

（二）气相色谱-质谱法

1. 材料与试剂

正己烷、丙酮、乙腈均为农残级；分散固相萃取填料（MgSO₄、PSA、GCB、NaCl）；农药标准品用乙腈配制成 1mg/mL 的标准储备液。

2. 仪器与设备

气相色谱-质谱仪；台式离心机；超声波清洗器；旋涡振荡器。

3. 方法

（1）样品预处理：准确称取 2g 样于 10mL 涂有聚四氟乙烯内层的具塞离心管中，加入 2.0mL 乙腈后再加入 40mg NaCl，旋涡振荡 2min，离心 5min（5000r/min）；取 1.0mL 上清液（相当于 1g 样），移入 2mL 涂有聚四氟乙烯内层的具塞离心管（内装 25mg PSA、7.5mg GCB、150mg MgSO₄、40mg NaCl）中，旋涡振荡 2min，离心 5min（5000r/min）；净化后的上清液供气相色谱-质谱联用仪检测。

（2）色谱条件

①色谱柱：DB-5 石英毛细管柱（30m×0.25mm，0.25µm）或等效柱；升温程序：50℃ 保持 1min，以 25℃/min 升至 125℃，再以 10℃/min 升温至 300℃ 保持 10min；载气（He）恒压 57kPa；进样量 2µL；不分流进样。

②质谱条件：电子电离源（electron ionization，EI）；电子能量70eV；离子源温度150℃；传输线温度280℃；每种农药分别选择1个定量离子，3个定性离子，按照出峰顺序，分时段分别检测。常见的9种菊酯类杀虫剂的检测数值见表2-6。

表2-6　农药名称、保留时间、定量、定性离子

序号	农药名称	保留时间/min	定量离子（m/z）	定性离子（m/z）q1、q2、q3
1	联苯菊酯	18.708	181	165、166、182
2	甲氰菊酯	18.898	97	181、125、265
3	氯氟氰菊酯Ⅰ	19.503	181	197、208、209
4	氯菊酯Ⅰ	20.504	183	163、165、184
5	氯菊酯Ⅱ	20.630	183	163、165、184
6	氯氰菊酯Ⅰ	21.359	181	163、165、77
7	氯氰菊酯Ⅱ	21.461	181	163、165、209
8	氟氰戊菊酯Ⅰ	21.523	199	157、184、181
9	氯氰菊酯Ⅲ	21.516	163	181、165、209

（张瑞雨）

第四节　百草枯中毒的判断和检测

一、百草枯概述

百草枯分子式为$C_{12}H_{14}Cl_2N_2$，分子量为257.2（2Cl），化学名称是1，1'-二甲基-4，4'-联吡啶，又称克无踪、对草快、敌草快，是目前使用最广泛的除草剂之一，是一种快速灭生性除草剂，具有触杀作用和一定内吸作用。能迅速被植物绿色组织吸收，使其枯死。对非绿色组织没有作用。为速效触杀型灭生性联吡啶类除草剂。有效成分对叶绿体层膜破坏力极强，使光合作用和叶绿素合成很快中止，叶片着药后2~3h即开始受害变色，百草枯对单子叶和双子叶植物绿色组织均有很强的破坏作用，有一定的传导作用破坏绿色植物组织，但不能穿透栓质化的树皮，接触土壤后很容易被钝化。不能破坏植株的根部、土壤内潜藏的种子及多年生地下茎及宿根，因而施药后杂草有再生现象。人们往常将其应用于农业活动中，因其具有迅速被植物绿色组织吸收并使植物枯死的特点，得名"百草枯"。

百草枯顾名思义虽然是一种除草剂，对绿色植物有着显著的杀伤力，其对于人体也有很严重的危害。百草枯对人毒性极大，且无特效解毒药，一旦口服剂量达到致死量，基本上是必死无疑。由于其危险性较大，近些年来，对于百草枯的工业生产、国内流通、市场销售和贮存使用都渐渐式微，或许在不远之后的将来，百草枯会被全面禁止。

百草枯中毒是一多层次、多机制的作用，可引起人体多器官损害。超大剂量的百草枯中毒患者多在短期内死于多器官功能衰竭，中、重度中毒如能度过急性期，部分患者因出现难逆转的肺纤维化而死于肺功能衰竭，部分存活者可不遗留任何后遗症。其中毒机制未完全阐明，普遍认为主要与活性氧过度脂质过氧化反应所产生的脂质过氧化氢物以及谷胱甘肽含量减少有关。

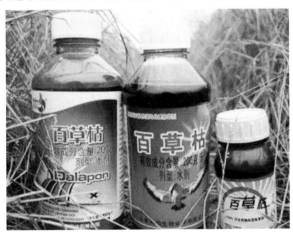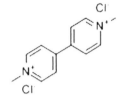

图 2-13　百草枯及化学结构式

二、百草枯中毒的诊断

（一）毒物接触史

仔细询问有无口服百草枯史或进食染毒食物史，或职业接触史，或根据患者本人及知情者描述，或找到服用百草枯的证据（遗书、百草枯包装、残留毒物等）。

（二）百草枯中毒症状

1. 吸入中毒

各种途经吸收引起的中毒，全身中毒表现均相似，但田间喷药中毒症状相对较轻，肺损害发生的概率也相对较低。

2. 局部刺激症状

（1）皮肤污染可致接触性皮炎，甚至发生灼伤性损害，表现为红斑、水疱、溃疡和坏死等。中毒者的指甲亦可被严重破坏或脱落。如若因口服而中毒者，有时亦出现红斑。

（2）眼部污染出现羞晖、流泪、眼痛、结膜充血和角膜灼伤等病损。

（3）呼吸道吸入出现鼻血和鼻咽刺激症状（喷嚏、咽痛、充血等）及刺激性咳嗽。

（4）经口误服口腔、咽喉、食管黏膜、消化道等亦会有腐蚀和溃烂。

3. 全身中毒

全身中毒征象波及多器官系统，除大量经口误服较快出现肺水肿和出血外，病情危象大多呈渐进式发展，约 1~3d 体内会发生肺、肾、肝、心脏及肾上腺等重要器官的坏死和衰竭，病程中可伴发热。

（1）消化系统：早期出现恶心、呕吐、腹痛、腹泻及血便，数天（约 3~7d）后出现黄疸、肝功能异常等肝损害表现，甚至出现肝坏死，国内大连曾报道 1 例经口中毒者死于急性肝坏死。

（2）泌尿系统：可见尿频、尿急、尿痛等膀胱刺激症状，尿检异常和尿量改变，甚至发生急性肾功能衰竭，多发生于中毒后的 2~3d。

（3）肺损害：较为突出，病理组织学改变与氧中毒类似，临床所见大体有以下三类征象，但也有个别病例未出现肺损害而被治愈。

①如果患者是大量经口误服可于 24h 内迅速出现肺水肿和肺出血，严重者可由此致死。1~2d 内未致死者其后可出现急性呼吸窘迫综合征（ARDS），再往后则出现迟发性肺纤维化，此二者均呈进行性呼吸困难，且大多由呼吸衰竭而致死。

②非大量吸收者通常于 1~2 周内出现肺部症状，肺损害可招致肺不张、肺浸润、胸膜渗出和肺功能明显受损，此后亦发生肺纤维化。

③如果达到致死剂量，无明显肺浸润、肺不张和胸膜渗出等改变，为缓慢发展的肺间质浸润或肺纤维化，肺功能损害随病变的进展而加重，肺部大部分均已发生纤维化，最终也可发展为呼吸衰竭而死亡。临床曾有服食百草枯患者因肺部未发生纤维化而"抢回一条命"的案例，但是这种病例属于小概率事件，且即使如此，患者的生命健康也是受到很大的摧残。

（4）循环系统：重症可有中毒性心肌损害、血压下降、心电图 S-T 段和 T 波改变，或伴有心律失常，甚至心包出血等。

（5）神经系统：包括精神异常、嗜睡、手震颤、面瘫、脑积水和出血等，可见于严重中毒者。

（6）血液系统：有发生贫血和血小板减少的报道，个别病例尚有高铁血红蛋白血症，甚至有发生急性血管内溶血者。

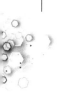

因此，"人一旦喝了百草枯，基本上必死无疑"这句话并不是危言耸听，即使是无意吸入极少量的百草枯，也有对人体产生较大伤害的可能。而且其致死剂量非常小，所以较容易服食到致死剂量。因此，出于对生命安全的考量，我们要尽量远离百草枯。

三、百草枯中毒的检测方法

1. 提取方法

①液-液萃取法；②固相萃取法；③其他方法。

2. 分析方法

（1）薄层层析法：层析法是分析检测百草枯中毒的最简单、快速的方法。以上方法要求设备简便，对样品净化要求较低，易在基层推广应用，但灵敏度较低且只能作半定量分析。

（2）气相色谱法：百草枯属离子型化合物，极性较强，通常情况下较难气化裂解，所以国内外报道采用气相色谱法分析检测百草枯中毒的方法比较少。气相色谱法测定百草枯也需要衍生化，应用较少。上述方法均需要对样品进行特殊的衍生或裂解处理后才能进行检测，操作比较复杂。

（3）液相色谱法：液相色谱是分析检测百草枯中毒的一种最重要、最常用的方法。液相色谱适用于检测极性强、分子量大、不易挥发性的化合物及离子型化合物。百草枯是一种极性很强的离子型化合物，比较适合用高效液相色谱进行分析。检测时，流动相需要选择合适的离子对试剂与 pH，兼顾峰形和色谱柱寿命，分析时间较长。通常依据所选用的色谱柱、流动相试剂不同，液相色谱分析检测百草枯的方法及其效果也各不相同。在通常情况下，选用含离子对试剂的流动相、富集特性强的色谱柱的百草枯液相色谱方法更能获得显著的分析检测结果，最低检测限为 1ng/mL。另外，在线样品预处理柱切换高效液相色谱方法具有同时对百草枯进行提取、净化、分析、检测的多重功能，从而提高了分析检测效率，单个样品的分析时间仅为 20min，但其仪器设备较昂贵，较难推广应用。目前测定百草枯的主流方法是液相色谱法。百草枯为碱性的强极性有机化合物，在水中完全溶解并电离为阳离子，反相液相色谱法分析百草枯存在以下三方面的问题：一是百草枯提取困难。二是色谱条件特殊。百草枯几乎不能被憎水性的反相色谱柱保留，以反相高效液相色谱法分析，均需在流动相中添加离子对试剂来解决柱保留问题。三是检测背景干扰严重。目前百草枯的高效液相色谱分析方法采用紫外检测器检测，测定波长为257nm。植物源性食品中有很多种物质在该波段有较强的紫外吸收，对百草枯的测定产生干扰。

（4）质谱联用法：质谱联用是近几年发展起来的一类新型分离、检测技术。目前，国内外报道应用于百草枯中毒分析检验的质谱联用技术主要有气-质联用和液-质联用两种方式。上述这些方法检测结果准确可靠、重复性好，但仪器设备较昂贵，技术含量较高，较难推广应用。

（5）毛细管电泳法：当前，毛细管电泳技术应用于百草枯中毒的检验方面还比较少。

（6）其他方法：百草枯的分析检测方法还有免疫法、核磁共振法及分光光度法。

以上方法操作简便、快速，但要求检材量大，纯度高，浪费较严重。共振瑞利散射法、离子对固相萃取法、离子对高效液相色谱法、质谱联用法、酶联免疫吸附测定法等方法将在今后广泛应用于百草枯中毒的检测。现行检验检疫行业标准采用紫外分 class＝"site_ blue"光光度法测定百草枯，该方法首先对百草枯阳离子进行还原反应，操作费时、繁琐，回收率和灵敏度低。近年来，液相色谱-质谱联用法（LC-MS）在百草枯残留分析中已有少量应用。

四、百草枯中毒的治疗

百草枯中毒无特效救治方法，6h内合理处理可降低死亡率，并非百草枯中毒必死。

（一）治疗原则

尽早彻底清除毒物，减少百草枯吸收、加速排泄、消除化学性炎性损害及对症治疗。

（二）一般处理

1. 现场洗消

应在第一时间内进行以下处理：①接触性染毒者：皮表染毒者应脱除污染衣物，用肥皂水彻底清洗后再用清水洗净；眼部污染用2%~4%碳酸氢钠溶液冲洗15min后再用生理盐水洗净。②经口服者，应立即服用肥皂水，也可用30%白陶土（又称漂白土）或皂土，若无白陶土或皂土，亦可用纱布过滤普通黏土，服用泥浆水，并反复催吐。

2. 彻底洗胃

洗胃液选用2%~5%碳酸氢钠液加适量肥皂液，以促进毒物失活，每次交换液量200~300mL，洗胃以洗出液中不再有浅绿色为准。

3. 导泻

中毒6h内洗胃液中应加入吸附剂及泻剂。方法：20%漂白土悬浮液300mL和活性炭60g，同时以硫酸镁15g，或者20%甘露醇200mL，通过鼻饲管注入导泻。

（三）血液净化治疗

1976年有人首先报道了应用血液透析（HD）和血液灌流（HP）治疗百草枯中毒的体外试验，HD及HP总的来说对清除百草枯是有效的，且HP效果优于HD，HP的清除率是HD的5~10倍。HP应尽早进行，连续HP治疗3~5d。对于重度中毒患者，采用HP联合HD效果更好。

（四）药物治疗

1. 糖皮质激素与免疫抑制剂

糖皮质激素可有效地维护细胞膜的稳定性，产生强大的抗炎、对抗脂质过氧化作用，阻止后期肺纤维化。应早期给予大剂量激素，甲泼尼龙 500~1000mg/d，持续使用 2~3d，减量并停用。环磷酰胺、环孢菌素等免疫抑制剂有广泛免疫调节作用，可以影响细胞内所有成分及自身免疫，减轻炎症反应，用于百草枯中毒患者时，要早期使用。环磷酰胺 200~400mg/d，加入 5% 葡萄糖液 500mL 中，静脉滴注，1 周后停药。应该注意的是，在大剂量应用糖皮质激素的同时，应注意预防其不良反应，需要联用保护胃黏膜药物、钙剂等配套治疗。

2. 抗氧化及抗自由基治疗

百草枯的毒性作用是通过氧化应激，并产生大量的自由基对组织细胞进行损伤，及早、大量应用自由基清除剂是必要的。在抗自由基药物中，维生素 C、维生素 E、还原性谷胱甘肽的抗氧化作用已基本得到公认。N-乙酰半胱氨酸是谷胱甘肽的前体，也广泛应用于临床救治百草枯中毒患者。目前的动物实验及临床研究表明：血必净注射液对清除百草枯中毒后的活性氧自由基，减轻其介导的脂质过氧化有一定的效果，血必净在临床救治百草枯中毒中得到了广泛应用。

3. 百草枯抗体应用

有学者尝试通过动物模型应用抗百草枯抗体治疗百草枯中毒，结果显示，可预防百草枯毒性，表明百草枯抗体治疗百草枯中毒有望应用于临床，也为中毒患者的成功抢救增加了一线希望。但同时研究发现，应用百草枯特异性抗体虽然可以使百草枯与血浆分离，但不能阻止百草枯在组织聚集，体内、体外实验均提示在肺内百草枯浓度无变化。所以，要用于临床治疗，需要行进一步的临床试验及观察，获取更为有力的循证医学证据。

4. 竞争剂

普萘洛尔（心得安）可与结合于肺组织的毒物竞争，使其释放出来，可以联合血液净化时，加强毒物的清除。有报道，维生素 B_1 与百草枯的化学结构式同为季胺类型，推测有拮抗作用，早期有采用大剂量维生素 B_1 成功救治百草枯中毒病例的报道。

5. 肺移植与干细胞治疗

国外报道，曾在 1997 年为 1 例 17 岁患者在百草枯中毒后第 44d 进行了肺移植并获得成功，也为中毒晚期的肺纤维化患者提供了一个可行的治疗方案。也有报道，在患者进行肺移植后，再发纤维化，数天后死亡，可能与移植的时机选择有关。因为短时间内百草枯蓄积在体内其他组织会再次释放，是否会再次损害移植肺，发生纤维化，是否有满意的长期预后效果，尚需更多的临床依据来证实。另外，目前正在进行干细胞动物实验[11]及临床病例观察，其疗效有待进一步验证。

6. 对症处理

（1）谨慎氧疗，给氧有增加自由基形成的作用，原则上禁用氧疗，在明显缺氧时可低浓度、低流量给氧。仅在 $PaO_2 < 40mmHg$，或出现急性呼吸窘迫综合征时才用 >21% 氧气吸入，或用呼气末正压呼吸机给予通气。从目前临床来看，经呼吸机救治的百草枯患者几乎无存活。

（2）加强营养支持治疗，消化道腐蚀性损伤严重、胃肠道功能衰竭时应禁食，可给予深静脉高营养，并注意维持水电解质酸碱平衡，特别是保护心、肝、肾功能。

（3）针对脏器损伤给予相应的保护剂，并维持其生理功能。

（4）注意观察患者出血倾向，严防弥散性血管内凝血的发生。

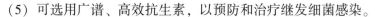

（5）可选用广谱、高效抗生素，以预防和治疗继发细菌感染。

7. 氧疗

由于进行性肺纤维化是百草枯中毒的特征病变，除早期还未出现明显症状的患者外，气促、缺氧是百草枯中毒患者的首要症状。如前面所述，百草枯中毒时产生的大量氧自由基和一系列氧化应激反应是主要的损伤机制，而肺部本身氧含量比其他组织器官更丰富的特点使其氧化应激反应较其他部位更严重，频繁吸氧只会加速病程进展，故临床上对于轻、中度百草枯中毒患者不建议进行吸氧治疗，必要时应严格控制氧流量，而当重度百草枯中毒导致肺泡腔严重塌陷时可行低流量氧疗以支持肺泡换气功能。

8. 血液灌流

当百草枯吸收入血后再清除是相当困难的，肾脏排泄虽然早期有效但常导致后续的急性肾损伤，只有通过不断的血液净化才可以安全降低血内百草枯浓度。常用的血液净化技术包括透析、置换和灌流，其中血液灌流被认为是比较有效的消除血液内毒物的方法。免疫抑制剂，虽然上述新型治疗方法在动物实验中已取得一定成功，但由于数据较少，其临床应用的有效性与安全性还需进一步评估。

9. 其他治疗

在由病毒、细菌和包括百草枯中毒在内的有毒物质引起的全身炎症反应综合征中，补体激活产物 C5a 具有重要作用，而同样拥有较强抗炎能力的血必净静脉注射液作为一种中药合成制剂，具有保护微循环系统和血管内皮细胞的作用，研究表明血必净可以预防包括全身炎症反应综合征和脓毒血症内的严重炎症反应性疾病。虽然上述新型治疗方法在动物实验中已取得一定成功，但由于数据较少，其临床应用的有效性与安全性还需进一步评估。

五、结语

急性百草枯中毒病程进展迅速、治疗效果差、病死率极高，是目前全世界口服毒物病死率占比最高的疾病之一，尽管大多数发达国家对百草枯中毒进行了大量研究，但在该研究领域仍存在一些研究空白[18]。严控百草枯生产量、禁止百草枯销售使用是降低百草枯中毒患者病死率的关键，而早期综合治疗、减少毒物吸收是提高救治成功率的关键。虽然百草枯中毒病死率高，但不是百分百致死，加深对百草枯中毒机制的研究、研发更有效的治疗药物、用毒性更低的新型除草剂代替百草枯才能从本质上解决问题。综上所述，有关百草枯中毒的确切机制仍未完全阐明，可能与自由基氧化损伤、炎症反应、免疫激活、细胞凋亡、离子通道紊乱等多因素有关，临床救治中尚缺乏特异性治疗药物，各种内外科治疗措施均不能令人满意，因此病死率较高、救治成功率相对较低。在关于百草枯中毒的救治措施中，首先要求是通过催吐、洗胃和导泻促进毒物排出、减少吸收入血，在毒物吸收入血后只有血液净化处理才能获得一定效果，同时使用药物来减少百草枯对机体器官组织的损害程度，目前临床上仍需要依靠综合治疗来尽可能提高患者生存率。因此加大科研投入、进一步阐明百草枯中毒机制、探寻特异性或有效的治疗方法，是未来的研究方向。

参考文献

[1] 夏敏. 百草枯的过去、现在和未来. 2018 全国中毒救治首都论坛-暨第十届全国中毒及危重症救治学术研讨会论文集［A］. 中国会议，2018：111-118.

［2］黄昌保．百草枯中毒的综合治疗方案研究［D］．中国人民解放军军事医学科学院，2013：1523．

［3］邱泽武．百草枯中毒的诊断与治疗［J］．中国临床医生，2012（20）：177．

［4］黄可赞．百草枯中毒机制及治疗进展［J］．世界最新医学信息文摘，2016（9）：34－35，38．

［5］陈希妍，胡莹莹，石金河．泥浆水、白陶土救治急性百草枯中毒疗效观察［J］．山东医药，2010，50（11）：102-103．

［6］Hampson EC, Pond SM. Failure of haemopefusion and haemodi－alysis to prevent death in paraquat poisoning. Aretrospective re－view of 42 patients［J］. Med Toxicol Adverse Drug Exp，1988，3（1）：64 －71．

［7］Dinis － Oliveira RJ, Duarte JR, Remiao F, et al. Single highdose dexamethasone treatment decreases the pathologica1score and in－creases the survival rate of paraquat in toxicated rats［J］. Toxicology，2006，227（1）：73 －85．

［8］王英，邱泽武，彭瑞云，等．血必净注射液联合地塞米松防治大鼠百草枯中毒慢性肺损伤的作用研究［J］．中华急诊医学杂志，2008，15（5）：282-284．

［9］秦克秀．血必净注射液对急性百草枯中毒的疗效观察［J］．安徽医科大学学报，2011，46（4）：376-378．

［10］Walder B, Brundler Ma, Spiliopoulos A, et al. Successful Single －lung transplantation after paraquat intoxication［J］. Transplanta－tion，1997，64（5）：789．

［11］张雁敏，邱泽武，刘广贤．间充质干细胞对百草枯中毒肺损伤的保护机制研究［J］．中华急诊医学杂志，2011，50（1）：102-103．

［12］刘军，于忠山，王朝红，等．百草枯中毒分析检测方法的研究进展［J］．刑事技术，2007（3）：372．

［13］成子佳，常云峰．百草枯中毒的机制及诊疗进展［J］．医学综述，2018，1：498．

［14］Pavan M. Acute kidney injury following paraquat poisoning in India［J］. Iran J Kidney Dis，2013，7（1）：64-66．

［15］Dinis-Oliveira RJ, Duarte JA, Sánchez-Navarro A, et al. Paraquat poisonings：Mechanisms of lung toxicity, clinical features, and treatment［J］. Crit Rev Toxicol，2007，38（1）：13-71．

［16］Chen S, Dai G, Hu J, et al. Discovery of Xuebijing injection exhibiting protective efficacy on sepsis by inhibiting the expres－sion of hmgb1 in septic rat model designed by cecal ligation and puncture［J］. Am J Ther，2016，23（6）：1819-1825．

［17］Liu MW, Su MX, Zhang W, et al. Protective effect of Xuebijing injection on paraquat－induced pulmonary injury via down－regulating the expression of p38 MAPK in rats［J］. BMC Complement Altern Med，2014，14（1）：498．

［18］Zyoud SH. Investigating global trends in paraquat intoxication research from 1962 to 2015 using bibliometric analy－sis［J］. Am JInd Med，2018，61（6）：462-470．

（李俊莉）

第三章　鼠　药

第一节　毒鼠强中毒的判断和检测

一、毒鼠强概述

毒鼠强，即四次甲基二砜四胺，是一种速效剧毒且无色、无味的灭鼠药。虽这种药物早已被禁止生产、使用，但由于管理漏洞和人为投毒，其为剧毒物品对各类动物、包括人类毒性都极高，经常被人作毒药害人，近年来的临床中毒急救检测中时有疑似毒鼠强中毒的病例。

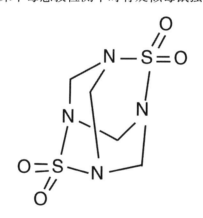

图 3-1　毒鼠强结构式

二、毒鼠强的理化性质

四亚甲基二砜四胺，俗名毒鼠强，分子式：$C_4H_8N_4O_4S_2$，结构式见图3-1，分子量240.27，是20世纪中期研发的急性杀鼠药。毒鼠强为无味、无臭、有剧毒的白色粉状物。微溶于水，在水中溶解度约0.25mg/mL；微溶于丙酮；不溶于甲醇和乙醇。易溶于苯、乙酸乙酯等有机溶剂。毒鼠强化学性质稳定，不易分解，容易造成积累，有二次中毒的可能，中国明令禁止生产、使用。

三、毒鼠强中毒的原理和症状表现

毒鼠强可经消化道及呼吸道吸收，不易经完整的皮肤吸收，多数中毒案例为口服中毒。动物中毒后兴奋跳动、惊叫、痉挛，四肢僵直。轻度中毒表现头痛、头晕、乏力、恶心、呕吐、口唇麻木、酒醉感。重度中毒表现突然晕倒，癫痫样大发作，发作时全身抽搐、口吐白沫、小便失禁、意识丧失。脑电图显示不同程度异常，病情好转后可恢复正常。

四、毒鼠强中毒的治疗措施

毒鼠强中毒的主要症状如抽搐、惊厥与氟乙酰胺中毒相似，但治疗不尽相同。因此，对"灭鼠药"中毒出现抽搐惊厥者，要作鉴别诊断。可采中毒者的血、尿标本进行毒物检测。但毒物分析需要一定的时间，且一般医院不易做到，故对分辨不清者，可先给予解氟灵（乙酰胺）治疗，以免错过氟乙酰胺中毒的治疗机会。

治疗方案

（1）毒鼠强中毒的治疗无特效药，对口服中毒患者应立即催吐、洗胃，辅以药用性活性炭吸附胃黏膜上的毒鼠强，并使用硫酸镁或甘露醇导泻，使用呋塞米利尿，进一步降低毒鼠强的吸收。

（2）对于患者反复强直抽搐、昏迷、心率加快、呼吸急促，给予24h多层监护。严格观察生命体征，遵医嘱肌肉注射安定10mg，苯巴比妥钠0.1g，静脉滴注0.9%生理盐水500mL，30滴/min，经上述措施。患者于入院后1h后抽搐可被控制。

（3）患者呼吸急促，面色青紫，口唇及指端重度发绀，且一直强直抽搐，为预防脑水肿和减轻脑部缺氧状态，遵嘱给予吸氧（4L/min），同时静脉快速滴注20%甘露醇250mL，在30min内滴完。在输氧过程中，注意观察患者面色、口唇、指端的颜色。

（4）对于生产性中毒应立即脱离现场。

五、毒鼠强的常用检测方法

目前毒鼠强的实验检测方法主要有薄层色谱法、化学显色法、分光光度法、气相色谱法、气相色谱-质谱联用法（gas chromatography-mass spectrometry，GC-MS）等。

（一）气相色谱-质谱法

1. 仪器及材料

（1）7890B-7000C 气相色谱-串联质谱（美国安捷伦公司）；

（2）DB-5MS 弹性石英毛细管柱（30m×0.25mm，0.25μm）；

（3）Reeko Auto EVA-30 氮吹浓缩仪（中国睿科仪器有限公司）。

2. 方法

（1）毒鼠强标准系列溶液

取毒鼠强标准溶液用乙酸乙酯溶液进行逐级稀释，配置浓度为 0.01μg/mL、0.02μg/mL、0.05μg/mL、0.1μg/mL、0.2μg/mL 的标准系列浓度。

（2）样品处理

①人体血液样品的处理：取人体血液样品 2.0mL，加入乙酸乙酯 5.0mL，涡旋震荡 2min，以 4000r/min 离心 10min，加入约 1.0g 无水硫酸钠，取出上层乙酸乙酯提取液于 5.0mL 玻璃管中，于 40℃水浴温度下，氮气吹至近干，用乙酸乙酯定容至 1.0mL，待测。

②食物样品的处理：取食物样品（固体、半固体样品匀浆处理、液体样品直接取样）2.0~5.0g，加入乙酸乙酯 5.0mL，涡旋震荡 2min，以 4000r/min 离心 10min，加入约 1.0g 无水硫酸钠，取出上层乙酸乙酯提取液于 5.0mL 玻璃管中，于 40℃水浴温度下，氮气吹至近干，用乙酸乙酯定容至 1.0mL，待测。

（3）产物离子选择和条件优化结果

将 0.2μg/mL 的标准溶液，先以全扫描模式（SCAN）确定毒鼠强的保留时间为 13.73min，并确定其特征离子为 119、212、240 进行定性实验，以这 3 个特征离子进行单离子检测扫描模式（single ion monitoring，SIM），再次进行定性。再以 10 个不同碰撞电压分别对 3 个母离子 119、240、212 进行撞击，得到不同的子离子及其各离子响应最高的碰撞电压，并选择相应最高的离子对和相应碰撞能作为定性和定量离子对进行 MRM 测定，即离子对 212→211。

（二）毒鼠强中毒的化学检测方法

1. 原理

样品中毒鼠强经有机溶剂提取，纯化后，用分解剂分解后其中的一个分解产物在一定的条件下与显色剂作用，通过颜色反应来定性。

2. 试剂

（1）乙酸乙酯；

（2）浓硫酸；

（3）3+7 硫酸水溶液：3 份硫酸缓缓加入 7 份水中；

（4）2%变色酸溶液：称取 2g 变色酸溶于 100mL 水中；

（5）2%盐酸苯肼溶液：称取 2g 盐酸苯肼溶于约 80mL 水中，加 5mL 盐酸后稀释至 100mL；

（6）10%铁氰化钾溶液：称取 1g 铁氰化钾溶液 10mL 水中。

3. 样品前处理

（1）固体样品：取 0.5~2g 固体样品，甲酸乙酯 10~20mL 浸泡 5min，振摇 10min 提取，过滤后滤液分为两份，分别置于两个 10mL 具塞比色管中，于 90℃ 水浴浓缩挥干，待检。

（2）半固体品（胃内容物、呕吐物、剩余饭菜等）：取样品 20~30g 置于 100mL 三角瓶中，用一定量（能浸过样品）乙酸乙酯，振摇 10min，过滤，必要时样品再用乙酸乙酯提取一次，滤液分成两份，于 90℃ 水浴浓缩挥干，待检。

（3）液体样品（饮料、饮水、酱油等）：取样品适量用乙酸乙酯于分液漏斗中提取，用无水硫酸钠过滤，滤液分成两份，于 90℃ 水浴浓缩挥干，待检。

样品的纯化：样品经上述方法处理后，杂质少颜色浅即可直接进行分析，若颜色深的提取液需要加入 0.2g 活性炭振摇 15min 后过滤，滤液分成两份，于 90℃ 水浴浓缩挥干，待检。

4. 定性检测试验

（1）定性反应一：于 10mL 比色管中，加 3+7 的硫酸 0.5mL，尽量湿润残渣，盖塞，置于 80℃ 水浴 10min，冷却后沿管壁缓缓加水至 1.0mL，再加入 2% 的变色酸溶液 0.1mL 摇匀，缓缓加入浓硫酸 1.0mL，盖塞摇匀，置于沸水浴中 15min，阴性为淡黄色。5.0μg 毒鼠强即可得到明显的阳性反应，阳性为紫红色。

（2）定性反应二：于 10mL 比色管中，加 3+7 的硫酸 0.5mL，尽量湿润残渣，盖塞，置于 80℃ 水浴 10min，冷却后沿管壁缓缓加水至 1.0mL，再加入 2% 盐酸苯肼溶液 5.0mL，缓缓滴入 10% 铁氰化钾溶液 5 滴，盖塞摇匀。阴性为淡黄色，阳性为红色。

5. 注意事项

（1）提取净化，若样品提取液颜色较浅可不经净化直接测定，因净化操作会使毒鼠强损失，影响检测的灵敏度。

（2）由于本方法是用化学法来检测的，故干扰较多，因此要做空白（最好用与检测样品相同的物质同时做样品空白），有条件是做阳性对照。

（3）酚、甲醛对本方法有干扰，可将样品提取残渣置于120℃干燥箱内30min可驱除，对检测无明显影响。

参考文献

[1] 张继红，徐文泱，廖燕芝，等．毒狗肉及大米中毒鼠强残留的气相色谱-质谱法测定 [J]．食品与发酵科技，2016，52（6）：99 –102．

[2] 黄会秋，黄逊，余惊笋．气相色谱-质谱法同时快速测定血清中5种剧毒灭鼠剂 [J]．色谱，2015，33（3）：323 –328．

[3] 李雪蕾．GC/MS SIM 结合 SCAN 提取离子检验血中毒鼠强 [J]．医学检验，2017，17（10）：158 –159．

[4] 陈京闽，王生英，秦迎旭．QuEChERS/快速溶剂萃取-气相色谱法测定尿中痕量毒鼠强 [J]．中国卫生检验，2014，24（18）：2627 –2629．

[5] 吴俊，欧阳晓洁，方建强，等．薄层条带净化技术在气相色谱-质谱联用仪检测毒鼠强方面的应用研究 [J]．中国卫生检验，2016，26（7）：932 –934．

[6] 张继红，徐文泱，周兴旺，等．鼠药残留分析方法研究进展 [J]．分析试验室，2017，36（9）：1111 –1116．

[7] 戴小将，文世才．气相色谱法测定人体尿液中毒鼠强的研究 [J]．化学设计通讯，2016，4（24）：138 –138．

[8] 荣维广，刘华良，陈蓓，等．气相色谱-串联质谱法测定饮用水、酱油和食醋中四种杀鼠剂 [J]．分析试验室，2013，31（1）：73 –77．

[9] 张学，朱建民，朱福源，等．固相萃取-气相色谱-质谱法同时测定复杂基质中的氟乙酰胺和毒鼠强 [J]．中国卫生检验，2015，25（11）：1743 –1745．

[10] 袁蕊，邹艳杰．气相色谱质谱（GC-MS）法测定面粉中毒鼠强、氟乙酰胺的含量 [J]．首都公共卫生，2014，8（5）：224 –227．

[11] 梁晓聪，王玮，郭蓉，等．气相色谱-质谱法同时测定食物中毒样品中氟乙酰胺与毒鼠强 [J]．中国卫生检验，2015，25（20）：3457 –3462．

[12] 劳哲，江恩源．试论联用在线凝胶渗透色谱-气相色谱-三重四极杆质谱测定毒鼠强的效果 [J]．当代医药论丛，2017，15（7）：20 –21．

[13] 杜利敏，袁野，陈宁宁，等．GC-MS/MS 测定毒鼠强中毒方法研究 [J]．中国卫生检验杂志，2015，25（5）：629 –632．

[14] 何燕刚，徐宏伟，姚晓芳，等．有机磷农药和鼠药食物中毒的快速检测方法 [J]．浙江预防医学，2015，27（2）：208 –210．

[15] 赵丽，段毅宏，师真，李彦生，刘建辉．气相色谱-质谱法测定人体血液中的毒鼠强 [J]．食品安全质量检测学报，2018，9（15）．

（赵　丽）

第二节 溴敌隆中毒的判断和检测

一、溴敌隆概述

溴敌隆（bromadiolone），又名溴敌鼠、灭鼠酮、乐万通，白色或黄色粉末。化学名3-［3，4'-溴（1，1'-联苯）-4-基］-3-羟基-1-苯丙基-4-羟基-2H-苯并吡喃-2-酮，分子式 $C_{30}H_{23}BrO_4$，结构式见图3-2，分子量527.41g/mol，熔点200~210℃，蒸气压（20℃）：0.002mPa，溶解度：水19mg/L；二甲基甲酰胺739g/L；乙醇8.2g/L；乙酸乙酯25g/L。稳定性：在<200℃稳定。生物活性：杀鼠。

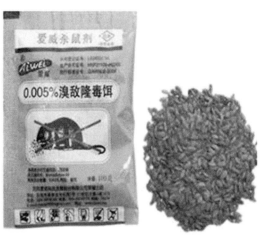

图3-2 溴敌隆结构式

溴敌隆是一种广谱性香豆素类杀鼠剂，属抗凝血型杀鼠剂。它不但具备敌鼠钠盐、杀鼠醚等第一代抗凝血剂作用缓慢、不易引起鼠类惊觉、容易全歼害鼠的特点，而且还具有急性毒性强的突出优点，单剂量使用对各种鼠都能有效地防除。同时，它还可以有效地杀灭对第一代抗凝血剂产生抗性的害鼠。对鱼类、水生昆虫等水生生物有中等毒性。

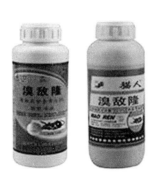

图3-3 溴敌隆母药 　　图3-4 溴敌隆稻谷毒饵

二、溴敌隆的中毒症状表现

轻度中毒时，主要表现为眼和鼻腔分泌物带血、皮下出血或大小便出血。

严重中毒时，主要表现为全身多处出血，腰部剧痛、伴昏迷。

三、溴敌隆的检测方法

根据现有的国家标准和相关文献报道，溴敌隆的检测方法如下：

（一）中华人民共和国国家标准 GB 20679—2006 溴敌隆母药（2007-06-01 实施）

1. 范围

本标准规定了溴敌隆母药的要求、试验方法以及标志、标签、包装、贮运。

本标准适用于溴敌隆原药与填料及适宜的助剂加工而成的溴敌隆固体母药以及由溴敌隆原药与必要的助剂溶解在适宜的有机溶剂中加工而成的溴敌隆液体母药。

2. 要求

（1）组成和外观：固体母药应由符合标准的溴敌隆原药与填料及适宜的助剂加工制成，为带有警戒色的疏松粉末；液体母液应由符合标准的溴敌隆原药与必要的助剂溶解在适宜的有机溶剂中加工制成，为带有警戒色的稳定均相液体。

（2）溴敌隆母药应符合表 3-1 要求。

表 3-1　溴敌隆母药控制项目指标

项目		指标	
		固体母药	液体母液
溴敌隆质量分数/%	≥	0.50	
a（A/B）	≤	0.30	
水分/%	≤	3.0	—
pH 范围		6.0~9.0	8.0~11.0
细度/%（通过 44μm 标准筛）	≥	96	—

3. 试验方法

（1）抽样：固体母药按 GB/T 1605—2001 中"固体制剂采样"方法进行。用随机数表法确定抽样的包装件；最终抽样量应不少于 300g。液体母药按 GB/T 1605—2001 中"液体制剂采样"方法进行。用随机数表法确定抽样的包装件；最终抽样量应不少于 200g。

（2）鉴别试验

高效液相色谱法——本鉴别试验可与溴敌隆含量的测定同时进行。在相同的色谱操作条件下，试样溶液某两色谱峰的保留时间与标样溶液中溴敌隆 A 与溴敌隆 B 色谱峰的保留时间，其相对差值分别在 1.5%以内。

当用以上方法对有效成分鉴别有疑问时，可采用其他有效方法进行鉴别。

4. 溴敌隆质量分数以及溴敌隆 A 与溴隆 B 物质的量之比 a（A/B）的测定

（1）方法提要：试样用甲醇溶解，以甲醇+水+冰乙酸为流动相，使用以 Nova-Pak C18 为填料的不锈钢柱和紫外检测器（265nm），对试样中的溴敌隆进行反相高效液相色谱分离，外标法定量。

（2）试剂和溶液

▲甲醇：色谱级；

▲冰醋酸；

▲水：新蒸二次蒸馏水；

▲溴敌隆标样：已知溴敌隆质量分数≥99.0%。

（3）仪器

▲高效液相色谱仪：具有可变波长紫外检测器；

▲色谱数据处理机；

▲色谱柱：150mm×3.9mm（i.d.）Nova-Pak C18 不锈钢柱；

▲过滤器：滤膜孔径约 0.45μm；

▲微量进样器：100μL；

▲定量进样管：5μL；

▲超声波清洗器。

（4）高效液相色谱操作条件

▲流动相：体积比 ψ（甲醇∶水∶冰乙酸）＝70∶30∶3；

▲流量：1.0mL/min；

▲柱温：室温（温差变化应不大于2℃）；

▲检测波长：265nm；

▲进样体积：5μL；

▲保留时间：溴敌隆 A 约为 7.8min、溴敌隆 B 约 8.6min。

上述操作参数是典型的，可根据不同仪器特点，对给定的操作参数做适当调整，以期获得最佳效果。典型的溴敌隆母药高效液相色谱图见图3-5、图3-6。

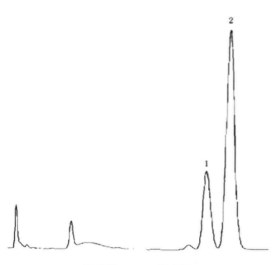

1—溴敌隆 A；2—溴敌隆 B。

图3-5　溴敌隆固体母药的高效液相色谱图

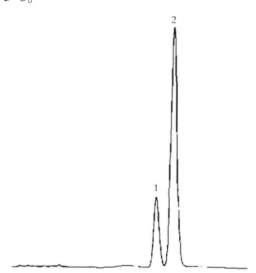

1—溴敌隆 A；2—溴敌隆 B。

图3-6　溴敌隆液体母药的高效液相色谱图

5. 测定步骤

（1）标样溶液的制备：准确称取溴敌隆标样 0.1g（精确至 0.0002g）于 50mL 容量瓶中，用甲醇定容至刻度，在超声波下振荡 3min 使试样溶解，摇匀。用移液管移取上述溶液 5mL 于 50mL 容量瓶中，用甲醇稀释至刻度，摇匀。

（2）试样溶液的制备

①溴敌隆固体母药试样溶液的制备：准确称取溴敌隆固体母药 2g（精确至 0.0002g）于 50mL 容量瓶中，用甲醇定容至刻度，在超声波下振荡 3min，摇匀、过滤。

②溴敌隆液体母药试样溶液的制备：准确称取溴敌隆固体母药 2g（精确至 0.0002g）于 50mL 容量瓶中，用甲醇定容至刻度，摇匀。

（3）测定：在上述操作条件下，待仪器稳定后，连续注入数针标样溶液，直至相邻两针溴敌隆峰面积相对变化小于 1.2% 后，按照标样溶液、试样溶液、标样溶液的顺序进行测定。

（4）计算

◆试样中溴敌隆的质量分数 ω_1（%），按下式计算：

$$\omega_1 = \frac{A_2 \cdot m_1 \cdot \omega}{A_1 \cdot m_2 \times 10}$$

式中：

A_1——标样溶液中，溴敌隆 A 与溴敌隆 B 峰面积和的平均值；

A_2——试样溶液中，溴敌隆 A 与溴敌隆 B 峰面积和的平均值；

m_1——标样的质量，单位为克（g）；

m_2——标样的质量，单位为克（g）；

ω——标样中溴敌隆的质量分数，%；

10——样品稀释倍数不同的换算系数。

◆试样中 a（A/B）按下式计算：

$$a\ (A/B) = \frac{A_A}{A_B}$$

式中：

A_A——两针试样溶液中，溴敌隆 A 峰面积和的平均值；

A_B——两针试样溶液中，溴敌隆 B 峰面积和的平均值。

6. 允许差

溴敌隆质量分数 2 次平行测定结果之差，应不大于 0.03%，取其算数平均值作为测定结果。

（二）薄层色谱快速鉴定法

1. 材料与方法

（1）试剂：丙酮，氯仿，乙醇，环己烷，甲酸，无水硫酸钠（以上试剂均为 AR 级），溴敌隆。

（2）仪器：ZF-I 型三用紫外分析仪，回旋振荡器，微量进样针，层析缸，GF254 薄层板，KD 浓缩仪，万分之一电子天平。

（3）展开条件：展开剂为氯仿+丙酮+环己烷+甲酸 = 10+10+80+1，层析缸中展开剂液层约为 0.5cm 并预先达到饱和状态。

（4）标准使用液：精密称取溴敌隆 0.1000g 于 50mL 烧杯中，用无水乙醇溶解，移入 100mL 容量瓶中并定容。此时溶液浓度为 1.0mg/mL。

2．检测步骤

（1）样品前处理

①固体、半固体样品前处理

分别称取可疑食物、呕吐物等固体、半固体类样品 20.0g 于研钵中，加入无水硫酸钠，研磨样品至均匀且无水，转入 250mL 具塞三角烧瓶中，加入氯仿+丙酮（1+1）提取液 20mL，置于回旋振动器中振摇 10min，过无水硫酸钠，滤液收集于 KD 浓缩管中，再用 10mL 提取液重复提取 1 次，合并滤液，氮吹浓缩近干，以乙醇定容至 1.0mL 同时做空白实验。

②液体样品前处理

称取 10.0g 尿液、洗胃液等液体类样品于 125mL 分液漏斗中，加纯水稀释，先用氯仿+丙酮（1+1）提取，经无水硫酸钠过滤于蒸发皿中，于 60℃ 水浴挥去有机溶剂，加水溶解，调至弱酸性，再用氯仿或乙酸乙酯提取，提取液经无水硫酸钠过滤，滤液收集于 KD 浓缩管中，60℃ 水浴，氮吹浓缩近干，以乙醇定容至 1.0mL 同时做空白实验。

（2）点样

吸取 5μL 溴敌隆标准于 GF254 薄层板上，将薄层板置于层析缸中展开，展开至溶剂前沿距原点 10cm 处，挥干溶剂，于紫外灯下观察荧光斑点（分别在 254nm 及 365nm 下观察）。

吸取 5μL、10μL、20μL 溴敌隆标准使用液及 10μL 待测液、10μL 样品空白液于 GF254 薄层板上，将薄层板置于层析缸中展开，展开至溶剂前沿距原点 10cm 处，挥干溶剂，于紫外灯下观察荧光斑点（分别在 254nm 及 365nm 下观察）。

根据样品所呈现斑点的 Rf 值的大小定性鉴别，然后根据斑点大小、荧光的强弱与标准点作比较进行半定量。

（3）其他检测方法

分光光度法、反高效液相色谱法、固相萃取超高效液相色谱法、高效液相色谱–串联质谱法、气相色谱法、固相萃取气相色谱–质谱法、气相色谱–串联质谱法、极谱法等。

四、溴敌隆的中毒解救方法

1．皮肤接触

脱去污染的衣着，用流动清水冲洗。如有不适感，就医。

2．眼睛接触

提起眼睑，用流动清水或生理盐水冲洗。如有不适感，就医。

3．吸入

迅速脱离现场至空气新鲜处。保持呼吸道通畅。如呼吸困难，给输氧。呼吸、心跳停止，立即进行心肺复苏术。就医。

4．食入

饮足量温水，催吐、洗胃、导泻。就医，对症、支持治疗。

（1）清除毒物：口服中毒者应及早催吐、清水洗胃、导泻，胃管内注入活性炭 50~100g 吸附毒物，注入 20%~30%硫酸镁导泻。

（2）特效解毒剂：维生素 K_1 10~20mg 肌肉注射，1~3 次/d。严重者可用维生素 K_1 120mg 加入葡萄糖溶液中静脉滴注，日总量可达 300mg，症状改善后可改用 10～20mg 肌肉注射，3 次/d。维生素 K_3、维生素 K_4、卡巴克洛、氨甲苯酸等药物无效。

（3）输新鲜血液：对出血严重者，可输新鲜血液，新鲜冷冻血浆或凝血酶原复合浓缩物（主要含凝血因子Ⅱ、Ⅶ、Ⅸ、Ⅹ）以迅速止血。

（4）中毒严重者可用肾上腺皮质激素，以降低毛细血管通透性，促进止血，保护血小板和凝血因子。

（5）激素应用辅以维生素 C；给予补液促排，保护重要脏器功能。

参考文献

[1] 肖雪花，陈湛．薄层色谱法快速鉴定中毒样品中的敌鼠钠、溴敌隆、溴鼠隆、杀鼠迷、杀鼠灵 [J]．中国卫生检验杂志，2010，20（12）：3203-3204．

[2] 潘振球，陈球，莫至深．紫外分光光度法测定毒饵杀鼠醚含量 [J]．农药，1992，31（32）：27-28．

[3] 赵舰，陈静，张学奎．反高效液相色谱法测定呕吐物中的溴敌隆 [J]．现代预防医学，2005，32（3）：251．

[4] 欧阳燕玲，谢维平，苏碧玲．固相萃取-超高效液相色谱法同时测定血浆中 8 种抗凝血类杀鼠剂 [J]．中国卫生检验杂志，2015，25（3）：323-325．

[5] 宓捷波，张骏，王云凤，等．蔬菜、水果中 4 种抗凝血灭鼠剂残留的高效液相色谱-串联质谱法测定 [J]．分析测试学报，2008，27（11）：1214-1216．

[6] 贾玉珠，蔡伟鹏，陈丽惠，等．三重四级杆液质联用法快速测定全血样中 9 种抗凝血类灭鼠剂 [J]．中国卫生检验杂志，2016，26（22）：3196-3200．

[7] 张艳，冯翠霞，陈剑刚．固相萃取-超高液相色谱/串联质谱法测定生物样品中 8 种杀鼠剂 [J]．现代预防医学，2018，45（15）：2804-2808．

[8] 张彧．急性中毒 [M]．西安：第四军医大学出版社，2008：64-66．

（农蕊瑜）

第三节　氟乙酰胺中毒的判断和检测

一、氟乙酰胺的理化性质

氟乙酰胺（2-Fluoroacetamide），别名：灭蚜胺、氟素儿，又称 1081，分子式 C_2H_4FNO，分子量 77.07g/mol，CAS：640-19-7。结构式如图 3-7。

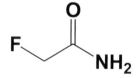

图 3-7　氟乙酰胺结构式

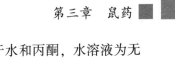

白色针状结晶，无臭无味，不易挥发，化学性质稳定，易吸潮，易溶于水和丙酮，水溶液为无色透明，密度 1.136g/cm³，熔点 106~109℃，高于 170℃易分解；沸点 259℃，闪点 110.4℃，25℃时蒸汽压 0.0133mmHg。

二、氟乙酰胺的毒性

氟乙酰胺的人类口服半数致死量为 2~10mg/kg，具有内吸和触杀作用，可经消化道、呼吸道和皮肤吸收，潜伏期 1~15h。主要在进入人体后形成氟乙酸，它对温血动物的毒性主要由于"致死合成"，对人体三羧酸循环具有阻断作用，使机体内柠檬酸积蓄，阻断能量生成，造成神经、心脏和消化道损伤。轻度中毒：突起头痛、头晕、瞳孔扩大、视力模糊、对光反射迟钝、疲乏无力、四肢麻木、肢体小抽动，恶心、呕吐、口渴、上额部烧灼感、腹痛、窦性心动过速、体温下降等。中度中毒：除上述症状外，尚有分泌增多、呼吸困难、烦躁不安、肢体间歇性痉挛性抽搐、血压下降、心电图出现低电压、QT 间期延长、ST 低平、出现 U 波及心肌损伤表现。重度中毒：出现昏迷、惊厥、强直、瞳孔缩小、肠麻痹、大小便失禁、紫绀、呼衰、心衰、休克、心律失常等。氟乙酰胺对小白鼠致死剂量为 9.5~20.7mg/kg，约 10mg 可使人中毒，78mg 可使人致死。氟乙酰胺很稳定，较易引起二次中毒，故我国规定为违禁灭鼠。

三、氟乙酰胺中毒的治疗方案

1. 中毒时间小于 6h

中毒 6h 以内，对神志清醒者给予催吐，神志模糊者给予洗胃，以进一步减少人体对氟乙酰胺的吸收。

2. 中毒时间小于 10h

中毒 10h 以内，对病患进行血液透析，以进一步减少其体内的氟乙酸和柠檬酸。

3. 特效解毒药物

乙酰胺跟氟乙酸形成竞争机制，争夺某些酶，从而减弱氟乙酸对三羧酸循环的阻断。用量按 0.1~0.3g/kg，分 2~4 次肌注，第一次为全天半量，按实际情况逐渐减量注射。

4. 乙醇

乙醇进入人体后形成乙酸，从而减弱氟乙酸对三羧酸循环的阻断。乙醇缓慢分次，用量 100~200mL10%葡萄糖水中溶入 5~10mL 无水乙醇，静注。

5. 钙剂

主要用于氟乙酸在体内与血钙形成氟化钙而导致血钙含量降低引发的抽搐。轻度中毒者以 10%葡萄糖酸钙为主，重度中毒者以 10%的氯化钙和溴化钙为主（应考虑氯化钙引发的高氯酸中毒以及溴化钙抑制中枢神经的作用）。

6. 纳洛酮

主要用于阻抗血液凝结，降低血液黏稠度，增加脑缺血区血流量，促进损伤神经恢复。用量 0.4mg/次×2~4 次/d×3~5d，静注。

7. 东莨菪碱

主要用于稳定细胞膜系统，降低神经及心血管损伤。用量 0.01mg/kg/次×1 次/3~4h（苏醒后为 1 次/6~8h）×3~5d，静注。

四、氟乙酰胺的常用检测方法

（一）定量试验（气相色谱-质谱法）

1. 试剂与仪器

（1）试剂：乙腈（农残级），丙酮（农残级），乙酸乙酯（农残级），氟乙酰胺标准品（100μg/mL，中卫公司），毒鼠强标准品（200μg/mL，中卫公司）。

（2）仪器：GCMS-QP2010Ultra 气相色谱质谱仪，高速离心机。

2. 检测步骤

（1）称取 2g 样品于 10mL 具塞离心管中，加入 2mL 丙酮，涡旋混匀 1min，6000r/min 离心分离 10min，取上清液过 0.22μm 滤膜，备用。

（2）氟乙酰胺标准曲线线性范围：0~50.0mg/L。

3. 仪器条件

（1）气相：DB-5ms 毛细管色谱柱（30m×0.25mm×0.25μm），柱温：40℃（0~2min），以 8℃/min 升温至 80℃（2~7min），80℃（7~8min），以 25℃/min 升温至 270℃（8~16min），270℃（16~26min）。进样口温度 270℃，载气为氦气（≥99.999%），流速 0.8mL/min，进样量 1μL，无分流进样。

（2）质谱：EI 源 70eV，离子源温度 230℃，全扫描方式，溶剂延迟 4.2min。氟乙酰胺特征离子碎片为 m/z44（定量）、m/z77 和 m/z33。

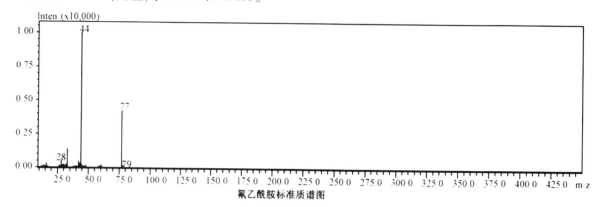

图 3-8　氟乙酰胺标准质谱图

（图片摘自袁蕊等气相色谱质谱（GC-MS）法测定面粉中毒鼠强、氟乙酰胺的含量）

（二）定性实验（异羟肟酸铁法和茜素锆法）

1. 试剂

乙酸乙酯（分析纯）：10%盐酸羟胺溶液：10%NaOH 溶液：0.6mL/L 盐酸溶液：1%三氧化铁：茜素锆溶液：甲液。取浓盐酸 10mL 加水至 30mL，再加浓硫酸 3.5mL 加水至 40mL。乙液：称取氧氯化锆（$ZrOCl_2 \cdot 8H_2O$）0.3g 溶于 50mL 水中，另称取茜素磺酸钠（$C_{14}H_7O_7$）SNa·H_2O（又名茜素红 S）0.1g 溶于 50mL 水中，然后将此溶液缓缓加入氧氯化锆溶液中，放置澄清。取乙液 50mL 加入甲液中，30min 后即可使用。

2. 样品处理

（1）固体样品（毒饵等）：取 0.5~2g，加乙酸乙酯 10~20mL 浸泡 5min，摇滚 10min 提取，过

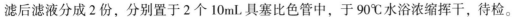

滤后滤液分成 2 份，分别置于 2 个 10mL 具塞比色管中，于 90℃水浴浓缩挥干，待检。

（2）半固体品（胃内容物、呕吐物、剩余饭菜等）：取样品 20～30g 置于 100mL 三角瓶中，用一定量（能浸过样品）乙酸乙酯，振摇 10min，过滤，必要时样品再用乙酸乙酯提取 1 次，滤液分：2 份，于 90℃水浴浓缩挥干，待检。

（3）液体样品（饮料、饮水、酱油等）：取样品适量用乙酸乙酯于分液漏斗中提取，用无水硫酸钠脱水过滤，滤液分成 2 份。于 90℃水浴浓缩挥干，待检。

（4）纯化处理样品经上述方法处理后，杂质少颜色浅即可直接进行分析，若颜色较深的提取液需加入 0.2g 活性炭振摇 15min 后过滤，滤液分成两份，于 90℃水浴浓缩挥干，待检。

3. 定性试验

在以上样品提取挥干后的残渣 10mL 比色管中进行。

（1）异羟肟酸铁法

①原理：氟乙酰胺与羧胺在碱性条件下，生成异羟肟酸，再与三价铁离子作用生成紫色异羟肟酸络合物。

②方法：取处理后残渣加水至 1mL，加 10%盐酸羟胺 0.5mL 加 10% NaOH 溶液至碱性，于酒精灯上加热至沸，放冷后加 0.6mol/L HCl 使 pH 为 3～4 再加 1%三氯化铁溶液 3 滴，阴性为黄色，阳性显暗紫红色。

（2）茜素锆法

①原理：锆与茜素红形成红色的络合物，当有氟离子存在时，能与锆形成更稳定的 ZrF_3，无色络合物，释放出茜素红，在酸性溶液中茜素红是呈黄色，随着氟离子浓度的增高，溶液由红色变成黄色。

②方法：取处理后的残渣加水至 20mL，加茜素锆溶液 2mL，同时做空白，空白管呈红色，样品管呈黄色为阳性。

（三）注意事项

以上 2 个反应为化学法，干扰物质较多，方法灵敏度低，仅靠该法出现的阳性和阴性结果，不能对样品作肯定或否定结论（特别是弱阳性或弱阴性）。应配合一些情况进行综合评价。

实验室检测方法除以上列举的气相色谱-质谱法、茜素锆法、异羟肟酸铁显色反应方法外，还有硫靛显色反应、薄层层析、纸层析、示波极谱分析法、奈氏试剂显色反应一系列方法。

参考文献

［1］王张富. 毒物快速系列分析手册［M］. 合肥：安徽科学技术出版社，1986.

［2］韩会新. 常见化学性食物中毒检验与救治手册［M］. 北京：中国石化出版社，2001.

［3］叶世柏. 化学性食物中毒与检验［M］. 北京：北京大学出版社，1989.

［4］云南省疾病预防控制中心. 云南省常见食物中毒检验技术手册［M］. 昆明：云南科技出版社，2018.

（刘晓松）

第四节　磷化物中毒的判断和检测

一、磷化物的概念及理化性质

1. 磷化物

磷化物通常指金属或非金属与磷组成的二元化合物。如磷化钙、磷化锌、磷化铝、磷化钠、磷化氢等。

2. 磷化钙

磷化钙为红棕色晶体或灰色粒状物质，熔点约1600℃，相对密度2.51；溶于酸，不溶于乙醇和乙醚；由磷酸钙用铝或碳加热还原而制得；用于制磷化氢和信号弹、烟火等。磷化锌为深灰色粉末，有恶臭，熔点在420℃以上，遇火不燃，密度$4.55g/cm^3$（18℃）；微溶于碱液和油类；在空气中能吸水分解。由锌粉与红磷在550℃作用而成含量为2%~3%的磷化锌毒饵，用于毒杀家鼠、田鼠等。

3. 磷化铝

磷化铝为灰黄色晶体或粉末，不熔融，不升华，加热到1000℃也不分解，着火温度约100℃，相对密度2.85；由铝粉与红磷用电流或火焰在650℃作用而成；磷化铝须干燥存放，遇潮湿或酸时放出剧毒的磷化氢气体。在谷仓用作杀灭害虫的熏蒸剂。

4. 磷化钠

磷化钠红色剧毒结晶，化学式Na_3P，遇水立刻分解放出剧毒、可燃的烟气。用作磷化剂，制备磷化氢和农药。由红磷和金属钠通过化合反应制得。

5. 磷化氢

磷化氢是一种无色、剧毒、易燃的气体。该气体比空气重并有类似臭鱼的味道。如果遇到痕量其他磷的氢化物如乙磷化氢，会引起自燃。磷化氢按照高毒性且自燃的气体处理。吸入磷化氢会对心脏、呼吸系统、肾、肠胃、神经系统和肝脏造成影响。

6. 磷化锌

磷化锌是一种常用鼠药。它是深灰色接近黑色、有闪光的重质粉末，易溶于酸并产生具蒜臭的剧毒磷化氢气体。误食后在胃酸作用下，放出磷化氢，腐蚀刺激消化道，吸收入血后，能破坏机体代谢，并能作用于内分泌及神经系统，毒物经肝脏解毒，肾脏排泄，可引起肝肾的损坏。

二、磷化物中毒的原理及症状表现

1. 磷化物中毒的原理

磷化铝（ALP）作为粮食熏蒸杀虫剂，因具有高效、经济的特点，在发展中国家被广泛使用。ALP粉剂外观呈灰黄色，遇水或酸即可分解出无色PH_3，ALP无味剧毒气体磷化氢杀虫剂因掺入其他成分，故潮解后具有典型的大蒜及烂鱼味，$PH_3 > 400mg/m^3$在空气中即可致命。

2. 磷化物中毒的症状表现

PH_3属于呼吸毒剂，进入体内后主要通过以下2种途径发挥其毒性作用：

（1）抑制线粒体内膜上细胞色素 C 氧化酶活性，阻断氧化呼吸链电子传递。

（2）从而抑制氧化磷酸化过程，造成细胞能量障碍抑制体内主要抗氧化酶（过氧化氢酶）活性，从而使活性氧大量累积造成氧化应激损伤。PH_3 中毒造成多器官功能损害，主要累及脑、心、肺、肝及肾，而中毒者早期大多死于心功能障碍或心律失常。

三、磷化物中毒的治疗措施

（1）急性磷化物中毒多因库房熏蒸杀虫时防护不当或气体泄露而致集体中毒，致多脏器受累，症状发展极快，必须采取综合措施抢救与护理，包括避免毒物的继续吸收、及时纠正缺氧、保持呼吸道通畅，及时正确用药，观察药物效应，保护脑、心、肝、肾等重要脏器。

（2）磷化氢中毒有一定的潜伏期，一般在 24h 以内，偶有长达 2~3d，病史不清者往往误诊、延误了抢救时机。因此，收集病史很重要，早期症状如头痛、头晕、恶心、呕吐，应注意与食物中毒、一氧化碳中毒相比磷化氢属于剧毒。

（3）具体措施有：①心电监护；②循环监护；③建立静脉通道，注意给药速度；④药物的副作用及预防。

四、磷化物的检测方法

GB/T 25222—2010 粮油检验粮食中磷化物残留量的测定用分光光度法。

1. 范围

本标准规定了采用分光光度法测定粮食中磷化物残留量的术语和定义、原理、试剂与材料、仪器和设备、扦样、试样制备、操作步骤、结果计算与表述。

本标准适用于粮食中磷化物熏蒸剂残留量的测定。

本标准方法的检出限为 0.01mg/kg。

2. 规范性引用文件

下列文件中的条款通过本标准的引用而成为本标准的条款。凡是注日期的引用文件，其随后所有的修改单（不包括勘误的内容）或修订版均不适用于本标准，然而，鼓励根据本标准达成协议的各方研究是否可使用这些文件的最新版本。凡是不注日期的引用文件，其最新版本适用于本标准。

GB 5491：粮食、油料检验用扦样、分样法。

GB/T 6682：分析实验室用水规格和试验方法。

3. 术语和定义

下列术语和定义适用于本标准。

（1）磷化物 phosphide：用作熏蒸剂的含磷化合物，如磷化铝等。

（2）磷化物残留量 pbosphide residues：在本标准规定条件下测得的残留在粮食中的磷化物含量。以磷化氢占试样的质量分数表示。

4. 原理

样品中磷化物在水和酸作用下，产生磷化氢气体，蒸出并吸收于酸性高锰酸钾溶液中被氧化成磷酸，再与钼酸铵作用生成磷铝酸铵，用氯化亚锡还原成蓝色化合物——钼蓝，测定其吸光度，用标准曲线法定量。

5．试剂和材料

除另有规定外，所用试剂均为分析纯。实验用水应符合 GB/T 6682 中三级要求。

（1）高锰酸钾溶液（16.5g/L）：称取 16.5g 高锰酸钾，加水溶解后稀释至 1000mL，静置 3d 或加热煮沸 3min，冷却，放置过夜，用玻璃棉或石棉过滤备用。

（2）高锰酸钾溶液（3.3g/L）：取一定量的高锰酸钾溶液用水稀释 5 倍。

（3）硫酸（1+17）：取 28mL 98％硫酸缓缓加入 400mL 水中，冷却后加水至 500mL。

（4）硫酸（1+5）：取 83.3mL 98％硫酸缓缓加入 400mL 水中，冷却后加水至 500mL。

（5）饱和亚硫酸钠溶液：取 28.5g 无水亚硫酸钠，加约 70mL 水，微热使溶解，冷却后稀释至 100mL。

（6）钼酸铵溶液：50g/L。

（7）氯化亚锡溶液：取 0.1g 氯化亚锡，溶于 5mL 盐酸中，用时现配。

（8）酸性高锰酸钾溶液：高锰酸钾溶液和硫酸等量混合。

（9）碱性焦性没食子酸溶液：5g 焦性没食子酸溶于 15mL 水中，48g 氢氧化钾溶于 32mL 水中，冷却后小心将两溶液混合。用时现配。

（10）磷化物标准溶液：称取 0.04g 经 105℃干燥过的无水磷酸二氢钾，溶于水，移入 100mL 容量瓶中，加水稀释至刻度（可加 1mg 三氯甲烷以增加保存时间），此溶液含磷量相当于含磷化氢 0.10mg/mL。

（11）磷化物标准使用液：吸取 1.00mL 磷化物标准溶液于 100mL 容量瓶中，加水至刻度，混匀，此溶液含磷量相当于含磷化氢 1.0μg/mL。

6．仪器和设备

实验室常规仪器设备及以下仪器设备。

（1）分光光度计：配 3cm 比色皿，可调节波长 710nm。

（2）天平：感量 0.01g 及感量 0.0001g。

（3）磷化氢蒸馏吸收装置，包括下列玻璃仪器和器具，见图 3-9。

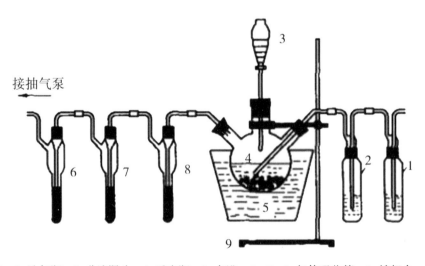

1，2-洗气瓶；3-分液漏斗；4-反应瓶；5-水浴；6，7，8-气体吸收管；9-铁架台。

图 3-9　磷化氢蒸馏吸收装置

①气体吸收管：20mL。②洗气瓶：250mL。③分液漏斗：250mL，装有与三颈瓶配套的胶塞。

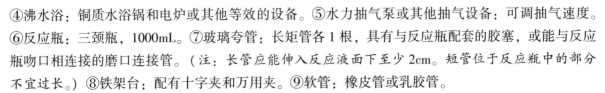

④沸水浴：铜质水浴锅和电炉或其他等效的设备。⑤水力抽气泵或其他抽气设备：可调抽气速度。⑥反应瓶：三颈瓶，1000mL。⑦玻璃夸管：长矩管各1根，具有与反应瓶配套的胶塞，或能与反应瓶吻口相连接的磨口连接管。（注：长管应能伸入反应液面下至少2cm。短管位于反应瓶中的部分不宜过长。）⑧铁架台：配有十字夹和万用夹。⑨软管：橡皮管或乳胶管。

（4）比色管：50mL。

（5）刻度移液管：1mL、5mL各数支。

（6）量筒：10mL、100mL。

7. 扦样

按GB 5491进行，并迅速密封包装。

8. 试样制备

打开包装后，尽可能快地按GB 5491分取试样。

粒状粮食样品不需粉碎。

9. 操作步骤

（1）蒸馏吸收装置准备

按图3-9连接好蒸馏吸收装置。在3个串联的气体吸收管中各加5mL高锰酸钾溶液和1mL硫酸。洗气瓶1中加入约100mL酸性高锰酸钾溶液，洗气瓶2中加入新配制的碱性焦性没食子酸溶液。分液漏斗中加入5mL硫酸和80mL水。水浴锅中加入适量水并加热至沸腾。打开抽气泵，检查装置的气密性。

（2）测定

①称取50g（精确至0.1g）试样。

②预先抽气5min，取下分液漏斗，迅速加入试样于反应瓶中，立即装上分液漏斗，塞紧瓶塞，加大抽气速度，将分液漏斗中的溶液加至反应瓶中，然后减慢抽气速度，抽气30min，并保持水浴沸腾。注：反应时抽气速度以能分析气泡为宜。

③反应完毕后。先除去气体吸收管进气一端的连接，再除去抽气管一端的连接，关闭抽气泵，取下3个气体吸收管，合并吸收管中的溶液于50mL比色管中，气体吸收管用少量水洗涤，洗液并入比色管中，滴加饱和亚硫酸钠溶液使高锰酸钾溶液褪色，加4.5mL硫酸、2.5mL铝酸铵溶液，混匀，再加水至50mL刻度，混匀。

④在比色管中加入0.1mL氯化亚锡溶液，混匀。15min后，用3cm比色杯，以零管调节零点，于波长710nm处测吸光度，在标准曲线上求出相应的磷化氢含量。

（3）标准曲线制备

吸取0，1.00，2.00，3.00，4.00，5.00mL磷化物标准使用液（相当于0，1，2，3，4，5pug磷化氢），分别加于6支50mL比色管中，再各加30mL水、5.5mL硫酸、2.5mL钼酸铵溶液，混匀，再加水至50mL，混匀。再加0.1mL氯化亚锡溶液，混匀。15min后，用3cm比色杯，以零管调节零点，于波长710nm处测吸光度，绘制磷化氢含量与吸光度关系的标准曲线。

（4）空白试验

除不加试样外，按测定步骤加入各种试剂做空白试验。

（5）平行试验

每个试样按操作和测定步骤重复进行两次测定。

10. 结果计算与表述

（1）试样中磷化物残留量按下式计算：

$$X = \frac{(A_1 - A_2) \times 1000}{m \times 1000}$$

式中：

X——试样中磷化物残留量（以 pH 计），单位为毫克每千克（mg/kg）；

A_1——试样溶液中磷化物的质量，单位为微克（μg）；

A_2——试剂空白液中磷化物的质量，单位为微克（μg）；

m——试样质量，单位为克（g）。

（2）结果的表述：2 次平行测定结果应符合重复性要求，2 次测定的算术平均值即为最终测定结果，保留 2 位有效数字。

11. 重复性要求

2 次测定结果的差值不应超过平均值的 10%。

参考文献

［1］Behera C, Krishna K, Bhardwaj DN, et al. A case of accidental fatal aluminum phosphide poisoning involving humans and dogs［J］. J Forensic Sci, 2015, 60（3）：818-821.

［2］Anand R, Binukumar BK, Gill KD. Aluminum phosphide poisoning：an unsolved riddle［J］. J Appl Toxicol, 2011, 31（6）：499-505.

［3］倪晓，鞠贞会，冷敏，等. 急性磷化铝中毒的急救与护理［J］. 现代护理, 2001, 7（2）：31-32.

［4］中华人民共和国国家标准管理委员会，国家质量监督检验检疫总局. 粮油检验. 粮油中磷化物残留量的测定分光光度法：GB/T 25222—2010［S］. 北京：中国标准出版社, 2010.

（师　真）

第五节　安妥中毒的判断和检测

安妥（α-naphthylthiourea），又称为α-萘基硫脲、1-萘基硫脲、1-萘基-2-硫脲、α-萘硫脲、A-萘硫脲、1-苦基硫脲；分子式 $C_{11}H_{10}N_2S$，分子量 202.277g/mol。结构式见图 3-10。

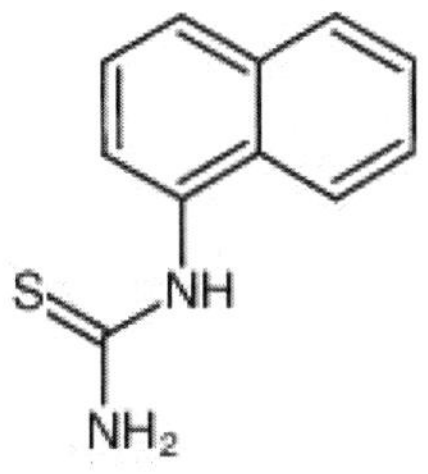

图 3-10 安妥的结构式

一、安妥的理化性质

安妥的外观性状：从醇中提取的纯品为白色棱状体结晶，工业品为灰紫色或灰褐色粉末。无臭、味苦，性质稳定，不溶于水（25℃时溶解度为 0.06g/100mL），可溶于有机溶剂及碱性溶液中，在丙醇中的溶解度为 2.43g/100mL，易溶于热乙醇。

二、安妥中毒的原理及症状表现

安妥是抗凝血的硫脲类高效杀鼠剂，人体安妥中毒后，毒物主要分布在肺、肝、肾和神经系统，可造成肺毛细血管渗透性增加，引起肺水肿、胸腔积液、肺出血，也可引起肝、肾脂肪变性坏死。此外，安妥对胃黏膜有刺激作用，吸收后在肠碱性溶液中可大量溶解，增强毒性。

误服含有安妥的食物或是饮水饮料后中毒患者的口部先有发热及胀感，继而出现上腹烧灼感、恶心、呕吐、口渴、头晕、烦躁不安、乏力、体温低、头痛、嗜睡等症状，数小时后出现胸闷、气急、频繁咳嗽、咯大量白色或血性泡沫痰；严重者可有紫绀、肺水肿、呼吸困难、两肺湿啰音、昏迷、意识障碍、躁动、肝大、黄疸、血尿、蛋白尿、全身痉挛和休克。

三、安妥中毒的治疗措施

（1）急救处理：对口服中毒者，先行催吐，即刻用 1∶5000 高锰酸钾溶液洗胃，硫酸镁导泄。禁用碳酸氢钠洗胃，以防加速安妥的吸收。

（2）积极防治肺水肿。患者如有咳嗽、咯血及呼吸困难表现，应取斜坡卧位；昏迷者应取头低、侧卧位，清除口腔内异物，保持呼吸道通畅，必要时给氧。

（3）忌食脂肪类及碱性食物，以减少毒物吸收。

（4）试用半胱氨酸 100mg/kg，以减低安妥的毒性。

四、安妥的检测方法

安妥中毒后的中毒标本、呕吐物或排泄物可诊断，但中毒以呕吐物、胃内容物作检材为好。实验室检测方法：气相色谱-质谱法、化学显色法、超高效液相色谱三重四极杆质谱法。

（一）气相色谱-质谱法

1. 仪器与试剂

7890A 5975C-MSD 气相色谱-质谱联用仪（美国 Agilent 公司），离心机，超声波清洗器，旋转蒸发仪，分析天平，涡混振荡仪，微波消解仪；安妥标准品（99.5%）；乙腈、丙酮、正己烷、甲醇（色谱纯）；氯化钠（分析纯）；PSA，C_{18}吸附剂，无水硫酸镁。

2. 样品处理

称取 5g 样品（乳制品）于 50mL 离心管中，加入少量水后，再加入 20mL 丙酮：正己烷（1：1，V：V）及 2g 氯化钠，50℃下微波萃取 3min，4500r/min 下离心 5min。收集上清液，于 40℃下水浴旋转蒸发至近干，以丙酮定容至 2mL 后以 QuEChERS 净化包进行净化（萃取包选择加入 300mg $MgSO_4$、200mg PSA 和 150mg C_{18}对浓缩液进行净化），离心后上机。

3. 仪器条件

离子源为电子轰击离子（electron impact，EI）源，电子轰击能量为 70eV，离子源温度为 230℃，四极杆温度为 150℃，分别采用全扫描 SCAN 和选择离子 SIM 模式，溶剂延迟时间为 5min，SIM 离子为 185，158，153，127。

4. 标准溶液配制

采用气相色谱-质谱法分析复杂基质中的化合物时应充分考察基质效应对结果产生的影响。本实验以空白基质溶液作为标准溶液的配制溶剂，抵消基质效应对结果产生的影响。

5. 样品测定

将标准溶液在扫描模式下进行测定，确定其质谱结构信息和保留时间，选择丰度高、碎片质量较大、干扰少的离子作为定量和定性离子。进行样品测定时，如满足以下条件则判断样品为阳性结果：①色谱峰的保留时间与标准样品色谱峰的保留时间一致，且偏差在±2.5%之内；②所选择的监测离子均出现；③离子丰度比符合表 3-2 要求。

标准物质及加标样品的 TIC 图及 SIM 图见图 3-11~13。

表 3-2　定性测定时相对离子丰度的最大允许偏差

选择离子（m/z）	相对丰度/%	允许的相对偏差/%
185（定量离子）	100	±10
158	64	±15
153	58	±15
127	51	±15

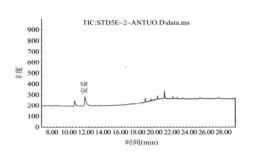

图 3-11 标准物质安妥的 TIC 图　　图 3-12 标准物质安妥的 SIM 图

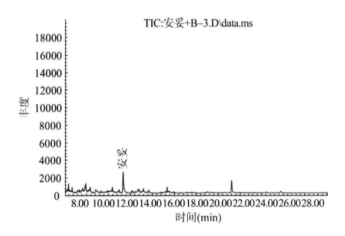

图 3-13 加入安妥的乳制品 TIC 图

（二）化学显色法

1. 试剂与仪器

试剂：丙酮、浓硝酸、硫酸、亚硝酸钠、氨基磺酸钠、β-萘酚、氢氧化钠（试剂级别均为 AR），安妥标准品（99.5%）。

2. 样品检测

样品经粉碎后，加入丙酮于 40~50℃水温浸取 120min，过滤，水浴挥干，滤渣备用。

①在残渣中加入浓硝酸适量，颜色变化为血红色→橙红色→橙色。

②在残渣中加入 1∶2 硫酸 2mL，于 140℃油浴 60min，置冷后加水 5mL 稀释，分取 2mL 加入 2 滴 0.25%亚硝酸钠，振摇混匀，静置 5min，加入 2 滴 2.5%氨基磺酸铵，混匀后静置 5min，再加入 2 滴 1%β-萘酚碱性溶液，显红色。

（三）超高效液相色谱三重四极杆质谱法

1. 仪器与试剂

Aquity UPLC-Quattro Premier XE 超高效液相色谱-串联质谱仪，配有电喷雾源，Masslynx 4.1 工作站（美国 Waters 公司）；旋涡混旋器；手持式超声波细胞破碎仪；氮吹仪；台式高速离心机；超纯水系统。

乙腈和甲醇（HPLC 级）；乙酸铵（HPLC 级）；安妥（99%），冰冻人血浆，空白尿液。

2. 样品预处理

血浆：取 200μL 血浆于 5mL 具塞离心管中，加入 1.0mL 乙腈，用手持式超声波细胞破碎仪均质 1min，以 3000r/min 离心 5min，吸取 600μL 上清液，于 50℃ 水浴中用氮气吹干，加入 200μL 梯度初始流动相，超声 1min，旋涡 30s，以 14000r/min 离心 5min，上清液直接进样 10μL。

尿液：取 1.0mL 尿液于 10mL 具塞离心管中，加入 0.2mL 2mol/L 乙酸铵，混匀，用 3.0mL 乙酸乙酯旋涡提取 2min，3000r/min 离心 3min，吸取乙酸乙酯液于另一个 10mL 具塞离心管中，重复提取 1 次，合并乙酸乙酯提取液，于 50℃ 水浴中用氮气吹干，加入 1.0mL 梯度初始流动相，超声 1min，旋涡 30s，以 14000r/min 离心 5min，上清液直接进样 10μL。

3. 标准溶液配制

固体标准物用甲醇配制成 1.0g/L 标准贮备溶液，再稀释成标准使用液，保存于 -35℃ 冰箱中。

在 6 支试管中分别按标准曲线的浓度加入适量标准溶液，氮气吹干后加入空白血浆 200μL，混匀，与样品一起处理，制作血浆基质工作曲线系列。

在 6 支试管中分别按标准曲线的浓度加入适量标准溶液，加入空白尿液至 1.0mL，混匀，与样品一起处理，制作尿液基质工作曲线系列。

4. 色谱-质谱条件

ACQUITY UPLC BEH C_{18} 色谱柱（100mm×2.1mm，1.7μm，Waters 公司），配在线过滤器；流动相 A 为 4mmol/L 乙酸铵，流动相 B 为甲醇。梯度洗脱程序：0~3.0min，流动相由 40% B 线性梯度至 90% B，保持 2min 后，流动相又回到 40% B，并平衡 2min；流速 0.250mL/min；柱温 45℃；进样体积 10μL。

电喷雾离子源，负离子多反应监测（MRM）模式。ESI 毛细管电压 3.0kV；离子源温度 120℃；锥孔反吹气流量 50L/h，脱溶剂温度 350℃，脱溶剂气流量 500L/h，碰撞室氩气压力 0.346Pa。质谱的 MRM 参数：安妥保留时间 t_r：2.13min，母离子（m/z）：201.0，子离子（m/z）：167.0（定量离子对）、142.0，锥孔电压 22V，碰撞能量 25eV。

运行开始时，色谱柱流出液经六通切换阀切换至废液中，质谱从 1.50min 开始采集数据，至 4.30min 结束，同时六通切换阀又将柱流出液切换至废液中。

参考文献

[1] 于瑞敏，李秀芹，张晓芳，等. 几种杀鼠剂的化学性质及其检测 [J]. 职业与健康，2008，24（21）：2331-2332.

[2] 徐文决，陈华，廖燕芝，等. 基于 QuEChERS 的气相色谱-质谱法检测乳制品中的安妥 [J]. 食品安全质量检测学报，2017（12）：185-189.

[3] 蔡欣欣，张秀尧. 超高效液相色谱三重四极杆质谱法同时快速测定血浆和尿液中 11 种杀鼠剂 [J]. 分析化学，2010（10）：38-43.

第六节　敌鼠钠盐中毒的判断和检测

敌鼠（diphacinone）化学名称为2-（二苯基乙酰基）3-茚满二酮，又称野鼠净，是目前应用最广泛的第一代抗凝血灭鼠品种之一，分子式 $C_{23}H_{16}O_3$，分子量340.11g/mol；敌鼠钠盐是其钠盐，化学名称为2-二苯基乙酰基-1，3-茚满二酮钠盐，分子式 $C_{23}H_{15}O_3Na$；二者结构式见图3-14。

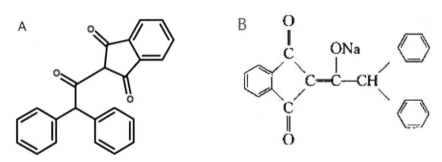

图3-14 敌鼠结构式（A）和敌鼠钠盐结构式（B）

一、敌鼠钠盐的理化性质

敌鼠纯品为黄色针状结晶，无臭无味，不溶于乙醇、丙酮、三氯甲烷等有机溶剂中。敌鼠钠盐外观呈黄色粉末，无臭，易溶于甲醇、乙醇、丙酮等有机溶剂中，不溶于苯和甲苯，在沸水中可溶解5%，在酸、碱性溶液中稳定性好，固体状态稳定，长期保存不变性。

二、敌鼠钠盐中毒的原理及症状表现

敌鼠钠盐口服0.06~0.25g可引起中毒，致死量为0.5~2.5g，多次少量摄入可达到累积效应而发挥毒效。敌鼠及其钠盐的毒理是降低血液凝固性，其结构与维生素K相似，能竞争性抑制维生素K的生理作用，阻碍凝血酶原及凝血因子（Ⅱ、Ⅶ、Ⅸ、Ⅹ）的合成，致凝血机能障碍，机体出血、凝血时间和凝血酶原时间延长，同时并发由敌鼠钠盐引起的机体血小板减少症；另外，敌鼠及其代谢物还可直接损伤毛细血管，发生无菌性脉管炎，毛细管壁的通透性和脆性增加，导致广泛性出血。

敌鼠钠盐中毒症状一般出现比较缓慢，在误服后第3天开始，先有恶心、呕吐、食欲减退及精神不振等症状；以后出现牙龈出血、流鼻血、咯血、尿血、黑便（潜血）和皮肤紫斑等；并可伴有关节痛、腹痛及低热。严重者可出现消化道、肾、脑、肺等内脏器官严重出血，导致出血性休克或者颅内出血死亡；皮肤紫斑多位于四肢，其特点多为圆形或多形性红色或暗红色紫斑，也有的发生腰痛、尿少或闭尿，红血球及血小板减少，出血时间及凝血时间延长。

急性中毒表现为当即头昏、恶心、腹痛，2h后不省人事，口腔内有大量的血性分泌物，全身有出血性皮疹。亚急性中毒者，呈贫血面容，唇发绀或苍白、低热，轻重不等的呕血、咯血、鼻出血，口、鼻可见大量血性分泌物，皮下有出血点、紫斑或大片出血斑，女性则伴有子宫及阴道出血。不论何种类型中毒，均有舒张压偏低，血小板、血红蛋白、红细胞减少。

三、敌鼠钠盐中毒的治疗措施

（1）误食中毒时立即催吐或用 0.02% 高锰酸钾溶液洗胃，洗胃后注入活性炭吸附毒物，并用 20~30g 硫酸钠导泻。

（2）维生素 K_1 为敌鼠及其钠盐中毒的特效药，静脉注射维生素 K_1。

（3）较严重中毒者于首次静脉注射维生素 K_1 后，继以维生素 K_1 静脉滴入，同时予以输血。

（4）给予足量的维生素 C 及氢化可的松或等效量的其他肾上腺皮质激素静脉滴注，以降低毛细血管通透性，促进止血，保护血小板和凝血因子，轻型中毒采用口服即可。

（5）对症治疗的同时注意维持水电解质与酸碱的平衡，预防感染。

四、敌鼠钠盐的检测方法

实验室检测方法：三氯化铁法、薄层色谱法、气相色谱-质谱法、高效液相色谱法、高效液相色谱-质谱法。

（一）三氯化铁法

1. 仪器与试剂

无水乙醇，三氯化铁，试纸，滴管。

2. 样品处理

取中毒者剩余食物、呕吐物、洗胃液和胃肠内容物用无水乙醇温浸提取，经过滤后，蒸干滤液得到黄色或淡黄色滤渣，取滤渣待处理检验。

3. 样品检测

以无水乙醇溶解上述滤渣，取适量样液滴于试纸上，待试纸稍干后，加 1 滴三氯化铁溶液，如出现砖红色斑点为强阳性反应；出现红色环状为弱阳性反应。检出限量为 5μg，在取样量 0.05mL 的情况下最低检出浓度为 100μg/mL，加大滴入量后，更低浓度的敌鼠钠盐将会检测出来。

（二）薄层色谱法

1. 仪器与试剂

无水乙醇，丙酮，三氯甲烷，硅胶 G 薄层板，三氯化铁，敌鼠标准品，紫外灯。

2. 样品处理

取中毒者剩余食物、呕吐物、洗胃液和胃肠内容物用无水乙醇温浸提取，经过滤后，蒸干滤液得到黄色或淡黄色滤渣，取滤渣待处理检验。

3. 样品检测

取提取后的滤渣，溶于适当的有机溶剂，点样于硅胶 G 薄层板，用三氯甲烷-丙酮（1+1）展开，与敌鼠标准品斑点对照进行检验。紫外灯下观察，敌鼠或敌鼠钠呈亮黄色斑点；以 10g/L 三氯化铁溶液作显色剂，敌鼠或敌鼠钠呈红色斑点。

（三）高效液相色谱法

1. 仪器与试剂

仪器：高效液相色谱仪（Thermo U3000，美国 Thermo 公司），紫外检测器，超声波清洗器，0.45μm 有机过滤膜。

试剂：敌鼠钠盐标准溶液（1000μg/mL），乙腈、乙酸铵（色谱纯），超纯水。

2. 样品处理

准确称取样品 10.0g，置于 50mL 塑料瓶中，再准确加入 10mL 一定比例的乙腈和水，放置于超声波清洗仪中分 2 次超声提取，每次超声 15min，4000r/min 离心 5min，过 0.45μm 有机滤膜，待进样。

3. 仪器条件

色谱柱：Zorbax Eclipse Plus C$_{18}$，4.6mm×250mm×5.0μm（美国 Agilent 公司）；流动相：乙腈和 0.01mol/L 乙酸铵，梯度洗脱程序见表 1；流速 1.0mL/min；柱温 40℃；进样体积 10.0μL。检测器参数设置：0~13min 采集波长 306nm，总采集时间 26min，敌鼠钠的保留时间为 11.385min。该法还能同时将溴敌隆、杀鼠醚、杀鼠灵、敌鼠钠 4 种鼠药同时检测并能良好分离，色谱图见图 3-15。

表 3-3 梯度洗脱程序

时间/min	乙腈	0.01mol/L 乙酸铵
0	25	75
3.0	25	75
17.0	70	30
20.0	70	30
20.1	25	75
26	25	75

4. 标准溶液配制

移取敌鼠钠盐标准溶液适量，用乙腈稀释配制成 0.1，0.5，1.0，5.0，10.0μg/mL 的系列溶液，4℃ 避光保存待上机。

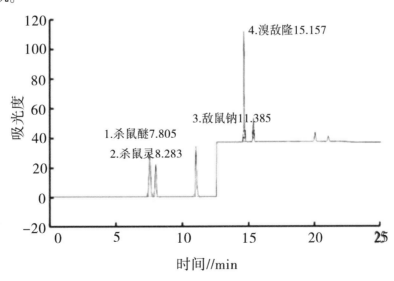

图 3-15 溴敌隆、杀鼠醚、杀鼠灵、敌鼠钠色谱图

（四）反相高效液相色谱-二级阵列管检测器法

1. 仪器及试剂

岛津 LC-10Atvp 型高效液相色谱系统，配有高压二元梯度泵、二极阵列管检测器；敌鼠钠盐标准品（纯度>97.5%），乙腈（色谱纯），乙酸铵，冰乙酸（分析纯），超纯水系统。

2. 样品处理

固体样品（面粉、食用盐、奶粉）：称取 1g 样品（精确至 0.001g）于 10mL 塑料离心管中，加入 1.50mL 的乙腈，涡旋混合 5min，4000r/min 离心 5min，上清液用 0.45μm 滤膜过滤，备用。

液体样品（水、呕吐物、面汤等）：吸取 5.00mL 样品于 10mL 塑料离心管中，用乙酸乙酯分 3 次提取，每次 1.00mL，涡旋混合 3min，4000r/min 离心 2min，合并乙酸乙酯提取液，氮气吹干，加 1.50mL 乙腈溶解残渣，0.45μm 滤膜过滤，备用。

3. 仪器条件

色谱柱：VP-ODS C$_{18}$柱（150mm×4.6mm i.d., 4.6±0.3μm）；柱温 40.0℃；流动相：V（乙腈）：V（0.010mol/L 乙酸铵缓冲液）= 57：43（pH 4.50）；流速 0.60mL/min；检测波长 286nm；进样量 10μL。

4. 标准溶液配制

准确称取敌鼠钠盐 10.0mg，用乙腈溶解并定容至 10mL，配成 1.00mg/mL 的标准贮备液，4℃ 避光保存。标准系列用乙腈逐步稀释配制。

5. 样品测定

用二极管阵列检测器对待测组分标准溶液从 190～470nm 进行全波段扫描。通过比较，选择灵敏度较高、基线稳定且背景干扰少的 286nm 测定敌鼠钠盐。

选择 V（乙腈）：V（0.010mol/L NH$_4$Ac 缓冲液）= 57：43（pH 4.50），在流速为 0.6mL/min、柱温 40.0℃的条件下进行色谱分析。在上述优化的色谱条件下，10.0μg/mL 的敌鼠钠盐出峰时间为 5.07min，色谱图见图 3-16。

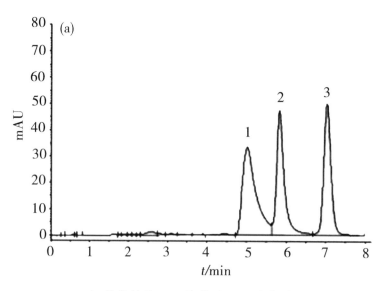

1-敌鼠钠盐；2-杀鼠醚；3-杀鼠灵

图 3-16 敌鼠钠反相高效液相色谱图

（五）气相色谱-质谱联用法

1. 仪器与试剂

岛津 GCMS-QP2010 GC-MS，安捷伦 HP-5 MS 交联弹性毛细管石英柱（30.00m×0.25mm×0.25μm）；超声波清洗器，氮吹浓缩仪，10μL 微量进样针；敌鼠钠盐对照品（纯度≥80%），乙酸乙酯、盐酸（优级纯）。

2. 样品处理

称取 5.0g 样品于 25mL 具塞比色管中，加少量水，加数滴 3mol/L 盐酸调节 pH 为 3，用乙酸乙酯 10mL 分 3 次提取。提取液经无水硫酸钠过滤后，氮吹浓缩至 1.0mL 供测定。该处理方法对食物样品、呕吐物、血样、尿样都适用。

3. 仪器条件

气相条件：载气（He）柱流量 1.00mL/min，分流比 50，进样口温度 260℃，柱温 45℃，保持 4.7min，以 30℃/min 的速度升至 270℃，保持 12min，再以 20℃/min 的速度升至 280℃，保持 6min。

质谱条件：电子轰击源（EI）70eV，离子源温度 230℃，辅助借口温度 280℃，检测器电压 1.1kV。采用全扫描方式，扫描范围 30~500m/z，溶剂延迟时间 3.5min。

4. 标准溶液配制

准确称取敌鼠钠盐纯品 10mg，加入 2mL 水溶解，加数滴 3mol/L 盐酸调节 pH 为 3，用乙酸乙酯 10mL 分 3 次提取，提取液为 1.0g/L 的敌鼠标准储备液。标准系列用乙酸乙酯逐步稀释。

5. 样品测定

用微量进样针吸取处理好的样品 1.0μL 进 GC-MS 进行定性分析，以印二酮类鼠药的特征碎片离子峰质荷比（m/z）173 和敌鼠的分子离子峰 m/z 340 为目标离子，采用质谱数据库 NIST 27 鉴定。经谱库检索分析，标准在 21.23min 时的离子谱图经提取特征离子与谱库中敌鼠标准质谱图的匹配度为 95%。

质谱数据采集尽量先采用 Scan 模式，在需要进行定量分析时才采用选择离子检测（Sim）模式。Scan 模式根据保留时间和较多的碎片离子能较好地排除不能与目标组分分离的杂质峰的干扰，但灵敏度相对较差。Sim 模式对特征离子进行选择性扫描，能得到更高的灵敏度和更低的检出限，同时也能得到更准确的定量结果。

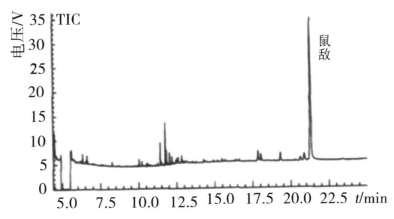

图 3-17　标准 EI 总离子流图

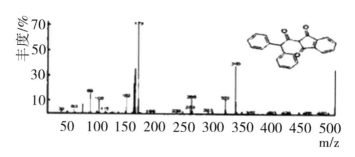

图 3-18 敌鼠质谱图

参考文献

[1] 黄世华. 19 例抗凝血灭鼠剂中毒致出血的临床分析 [J]. 四川医学, 2008, 29 (10) 1409.

[2] 常振坤. 敌鼠钠盐中毒 35 例诊疗分析 [J]. 中国乡村医药, 2001, 8 (7)：16.

[3] 李素玲, 李艳. 敌鼠钠盐中毒的治疗及护理 [J]. 实用药物与临床, 2006, 9 (3)：177-177.

[4] 黎源倩, 孙长颢, 叶蔚云, 等. 食品理化检验 [M]. 北京, 人民卫生出版社, 2006.

[5] 于瑞敏, 李秀芹, 张晓芳, 等. 几种杀鼠剂的化学性质及其检测 [J]. 职业与健康, 2008, 24 (21)：2331-2332.

[6] 陈佩瑾. 高效液相色谱方法同时测定土壤中 4 种水溶性抗凝血杀鼠药 [J]. 安徽农业科学, 47 (13)：179-181.

[7] 金培海, 黄国斌. 探讨高效液相色谱法检测食物中毒样品中的敌鼠钠盐 [J]. 化学工程与装备, 2017 (2)：237-239.

[8] 孟庆玉, 黎源倩. 反相高效液相色谱法同时检测食物中毒样品中的敌鼠钠盐、杀鼠醚和杀鼠灵 [J]. 分析试验室, 2008, 27 (5)：88-90.

[9] 李中华, 袁建娟, 廖文军, 等. 中毒样品中敌鼠钠盐气相色谱-质谱联用法分析 [J]. 中国职业医学, 2011, 38 (S1)：71-72.

第四章　重金属

第一节　部分重金属中毒快速检测
（砷化物、汞化物、锑化物、铋化物、银化物）

一、实验用器材

微型分体水浴锅中的电热板，三角烧瓶（也可以用酒精灯、支架和蒸发皿），铜片，盐酸（优级纯），氯化亚锡。

二、实验原理

在酸性条件下，砷化物、汞化物、锑化物、铋化物、银化物与金属铜作用产生反应，砷化物使铜的表面变成灰色或黑色，汞化物使铜的表面变成银白色。本方法最低检出限砷为 $10\mu g$，汞为 $100\mu g$，按取样量 5g 计，最低检出量砷为 $2mg/kg$，汞为 $20mg/kg$。

三、操作步骤

取样品 5g 于三角烧瓶或蒸发皿中，加入 25mL 蒸馏水或纯净水，加入 5mL 盐酸（如为水样，取样品 25mL，加盐酸 5mL 即可），加入约 0.5g 氯化亚锡晶粒，将三角烧瓶放在电热板上，调节温控旋钮使样液微沸约 10min（驱除硫化物的干扰），此时加入 2 片铜片，保持微沸约 20min。注意随时补加热水，保持体积不变。若加热 30min 后铜片表面未变色，可否定砷、汞的存在，如铜片变色，可按表 4-1 推测样品中可能存在的化合物，并可采取相应措施加以处理。保留阳性样品，有条件时分别加以确证。

表 4-1　铜片变色对照表

铜片变色情况	可能存在的金属毒物
灰色或黑色	砷化物
灰紫色	锑化物
灰黑色	铋化物
银白色	汞化物
灰白色	银化物
黑色	硫化物、亚硫酸盐

四、注意事项

（1）选择与电热板接触面积较大的烧瓶使用，温控调到样液微沸即可，避免高温持续加热。

（2）反应过程中，应时刻注意铜片变化，如铜片已明显变黑时，应停止加热，否则当砷含量高时，长时间煮沸会使沉积物脱落。

（3）盐酸浓度以 2%～8% 为宜，过低反应不能进行，过高会导致砷、汞的挥发损失。

（4）含蛋白质、油脂高的样品，会使方法的灵敏度降低，应消化处理后测定。

（5）实验后的阴性铜片可回收，用 10% 硝酸洗净或用细砂纸擦亮继续使用。

第二节　砷中毒的判断和检测

砷，元素符号 As，位于元素周期表第五主族的非金属元素，原子系数为 33，原子量为 74.9216，无同位素。砷是广泛分布在自然界中的非金属，主要以硫化物矿或氧化物的形式存在，也有少量单质形态。

一、砷的理化性质及形态分布

砷以单质形态存在时有不同的原子结构，主要有 3 种同素异形体，灰砷、黄砷和黑砷，其中以灰砷为主。

常见的砷的化合物有三氧化二砷 As_2O_3（砒霜）、二硫化二砷 As_2S_2（雄黄）和三硫化砷 AsS_3（雌黄）。其中砒霜剧毒，对于成人 100～200mg 即可致死。而雄黄和雌黄因难溶于水，毒性较小。

空气、土壤、沉积物和地下水中的砷以化合物形式存在，亚砷酸盐、砷酸盐等无机砷，还有一甲基砷、二甲基砷等简单烷基化的有机砷。矿物及化石燃料中与其他元素结合的砷，经过金属冶炼、燃料燃烧进入环境。海产品中砷，经过海生生物的代谢转化为砷糖、砷甜菜碱等结构复杂的有机砷。

二、砷的形态毒性

砷中毒的案例时有发生，在我国某些地区地砷病多年困扰着当地居民。环境中的砷经过被污染的水、食物和空气通过饮食、呼吸道和皮肤接触进入人体，引起急性或慢性砷中毒。砷容易在人体脏器、角质特别是毛发和指甲中积蓄，引起皮肤、消化系统及神经系统的病变。

砷化合物的毒性与其化学形态和溶解度有关。三价砷是毒性最大的砷，它与人体中含硫的巯基（-SH）有很强的亲和性，结合形成稳定的物质。而人体中含有巯基的蛋白质与酶在与三价砷结合后立即失去生物活性，不能继续参与代谢等生理反应，从而使人体中毒。较低浓度下的砷暴露，可通过代谢排出体外。人体内三价砷和五价砷可以相互转换，肝脏的甲基化功能可以将无机砷转化为低毒的有机砷经汗液、尿液、皮肤组织的新陈代谢等排出体外。

对于砷的致癌性在相关动物实验中并没有得到证实，但是大量医学研究表明无机砷与人类皮肤癌、肺癌、肝癌、大肠癌等癌症有强相关性。因此砷被归类为辅致癌剂，而不是始发致癌剂。在医学实验中，砷的化合物并不能直接诱发基因突变，但可以促进紫外线和一些化学试剂的致突变作用，导致基因突变从而致癌。

（一）急性砷中毒

急性的砷中毒大多由误食或职业暴露所导致，临床症状表现为口腔金属味、吞咽困难，几小时内出现恶心、呕吐、腹痛等，还会表现出抽搐、昏迷等脑部疾病，3周后可能出现末梢神经病变。可能诊断为急性肠胃炎、中毒性肾病、中毒性肝病、中毒性心肌损害等。含砷的蒸汽或粉尘经呼吸道进入体内，也可引起局部黏膜次级或全身性中毒症状。

（二）慢性砷中毒

慢性砷中毒的潜伏期长达数年甚至数十年，临床表现不容易被诊断，集中在神经系统、心血管系统、消化系统和皮肤的损伤，此外还导致免疫系统损伤。末梢神经的病变伴随皮肤组织病变，小范围的色素沉着随着时间的推移会变成"雨滴状"损害。皮肤组织的损伤主要表现为固定性腰身麻疹样或剥落性皮炎，皮肤色素沉着等；消化系统的损伤表现为胃肠功能障碍、上消化道出血、结肠黑变和肝脏损伤；血液系统损伤为尿血、溶血性贫血和单纯红细胞再生障碍性贫血等；呼吸系统损伤表现为支气管哮喘症状，呼吸急促、胸闷、心悸等；中枢神经系统损伤表现为精神失常、呼吸困难、言语不清、四肢抽搐等。

三、砷中毒的治疗方案

砷中毒的治疗首先要带患者立即脱离砷污染的环境，减少人体对砷的吸收，采取必要手段促进砷从体内排出，针对已经引起的中毒进行综合治疗。

经口急性中毒者应及早用温水或生理盐水或1%碳酸氢钠溶液洗胃，随后灌入活性炭30g，也可用新配制的氢氧化铁解毒剂（硫酸亚铁100份+水300份）和（氧化镁20份+水100份），两者分别保存，用时等量混合，每隔5~10min灌一次，使与砷形成不溶性化合物砷酸铁，再给予硫酸钠20~30g导泻。

二巯丙磺钠（Na-DMPS）和二巯丁二钠（Na-DMS）是对砷中毒的特效解毒剂。Na-DMPS 0.25g，肌内注射，2次/日。Na-DMS用量0.5~1.0g，静脉滴注，1~2次/日。急性肾衰竭时不宜作常规驱砷治疗，血液透析疗效满意。

对症治疗急性中毒应注意防止或纠正脱水、休克及电解质紊乱，出现周围神经病可肌注维生素B_6及B_{12}，服用扩张血管药物如烟酸、地巴唑等，配合按摩、理疗等措施，促进周围神经病的恢复。

皮肤角化过度可用5%~10%水杨酸溶液或20%醋酸浸泡，也可涂抹10%水杨酸软膏或30%尿素软膏。砷性皮肤癌的进展较慢，转移较晚，可手术切除，为防止复发与转移，应配合局部放疗。

四、砷的常用检测方法

（一）电感耦合等离子体质谱法

1. 适用范围

本规程规定了电感耦合等离子体质谱法测定谷类粮食中45种多元素的方法。本规程适用于谷类粮食中铝、锰、铜、锌、铬、钡、钼、银、钴、钒、硼、镉、铅、硒、锑、铍、镍、铊、铀、钍、锡、砷、钾、钠、钙、镁、铁、锂、锶、汞及钇、镧、铈、镨、钕、钐、铕、钆、铽、镝、钬、铒、铥、镱、镥测定。

本方法的检出限：以取样品0.5g，定容至25mL计，各元素的检出限分别为（单位为mg/kg）：
铝：0.03、锰：0.003、铜：0.0045、锌：0.04、铬：0.0045、钡：0.015、钼：0.003、银：

0.0015、钴：0.0015、钒：0.0035、硼：0.0045、镉：0.003、铅：0.0035、硒：0.0045、锑：0.0035、铍：0.0015、镍：0.0035、铊：0.0005、铀：0.002、钍：0.003、锡：0.0045、砷：0.0045、钾：0.15、钠：0.35、钙：0.3、镁：0.02、铁：0.045、锂：0.015、锶：0.0045、汞：0.0035、钇：0.0008、镧：0.001、铈：0.0008、镨：0.0005、钕：0.0005、钐：0.0005、铕：0.0002、钆：0.0003、铽：0.0002、镝：0.0002、钬：0.00008、铒：0.0002、铥：0.00008、镱：0.0002、镥：0.00008。

2. 原理

样品经消解处理为样品溶液，样品溶液经雾化由载气送入等离子体炬管中，经过蒸发、解离、原子化和离子化等过程，转化为带正电荷的离子，经离子采集系统进入质谱仪，质谱仪根据质荷比进行分离。对于一定的质荷比，质谱的信号强度与进入质谱仪的离子数成正比，即样品中待测元素浓度与各元素产生的质谱信号强度成正比，通过测量质谱的信号强度来测定样品溶液中各元素的浓度。

3. 试剂

实验用水为符合 GB/T 6682 的一级水，除非另有说明本方法所用试剂均为优级纯。

(1) 硝酸：MOS 级或电子纯级。

(2) 过氧化氢。

(3) 氩气：高纯氩气（>99.99%）或液氩。

(4) 硝酸溶液（2+98，体积比）。

(5) 标准溶液

①元素贮备液：铝、锰、铜、锌、铬、钡、钼、银、钴、钒、硼、镉、铅、硒、锑、铍、镍、铊、铀、钍、锡、砷、钾、钠、钙、镁、铁、锂、锶（1000 或 100μg/mL）或多元素混合贮备液；稀土元素：钇、镧、铈、镨、钕、钐、铕、钆、铽、镝、钬、铒、铥、镱、镥（10μg/mL）；汞 [ρ=0.10μg/mL]，均需购买有证标准物质。

②内标溶液：推荐选用钪、铑、铟、铋，混合内标溶液（Sc、Rh、In、Bi）浓度为（10μg/mL）。

(6) 仪器调谐液（Li、Y、Ce、Tl、Co）浓度为 10ng/mL。

(7) 标准溶液配制

① 混合标准使用溶液：取一定量的单标或混合标准储备液，用硝酸溶液（2+98）逐级稀释为以下 3 套标准的浓度，a. 铝、锰、铜、锌、砷、镉、铬、铅、硒、锑、钡、铍、钼、镍、银、铊、钴、钒、铀、钍、锡、硼、锂、锶为 [ρ=1.0μg/mL]，钾、钠、钙、镁、铁为 [ρ=100.0μg/mL] 的混合标准使用溶液；b. 钇、镧、铈、镨、钕、钐、铕、钆、铽、镝、钬、铒、铥、镱、镥为 [ρ=0.1μg/mL] 的稀土元素混合标准使用溶液；c. 汞为 [ρ=0.1μg/mL]。

②标准曲线工作液：取适量元素混合标准使用溶液，用硝酸溶液（2+98）配制成 3 套标准系列 a. 钾、钠、钙、镁、铁为 0，500，1000，5000，10000，50000ng/mL；铝、锰、铜、锌、钡、硼、锂、锶为 0，5，10，50，100，500ng/mL；镉、铅、硒、锑、铍、镍、铊、铀、钍、砷、钼、锡、银、钴、钒、铬为 0，0.5，1，10，50，100ng/mL 的标准系列；b. 稀土元素：钇、镧、铈、镨、钕、钐、铕、钆、铽、镝、钬、铒、铥、镱、镥为 0，0.05，0.1，0.5，1，5，10，20ng/mL 的标准系列；c. 汞为 0，0.1，0.5，1，1.5，2ng/mL 的标准系列。

③内标使用液（1μg/mL）：取适量内标溶液（10μg/mL），用硝酸溶液（2+98）稀释 10 倍，

浓度为 1μg/mL。

④仪器调谐使用液（1ng/mL）：取适量仪器调谐液，用硝酸溶液（2+98）稀释 10 倍，浓度为 1ng/mL。

4. 仪器和设备

（1）电感耦合等离子体质谱仪（ICP-MS）。

（2）天平：感量为 0.1mg 和 1mg。

（3）高压密闭微波消解系统，配有聚四氟乙烯高压消解罐。

（4）密闭高压消解器，配有消解内罐。

（5）恒温干燥箱（烘箱）。

（6）仪器参考条件见表 4-2 和表 4-3。

表 4-2　微波消解参考程序

步骤	控制温度/℃	升温时间/min	恒温时间/min
1	120	5	5
2	160	5	10
3	190	5	25

表 4-3　电感耦合等离子体质谱仪参考条件

仪器参数	数值	仪器参数	数值
射频功率	1500W	雾化器	高盐或同心雾化器
载气流量	1.05L/min	采样锥/截取锥	镍锥
辅助气流量	0.4L/min	采集模式	Spectrum
氦气流量（碰撞池）	4.3mL/min	每峰测定点数	3
采样深度	8mm	检测方式	自动
雾化室温度	2℃	重复次数	3

5. 分析步骤

（1）样品制备

取可食部分，经高速粉碎机粉碎，混匀，备用。

（2）样品消解

①微波消解：称取 0.2~0.5g（精确到 0.001g）样品于高压消解罐中，加入 5mL 硝酸、0.5mL 过氧化氢，旋紧罐盖，放置 1h，按照微波消解程序进行消解，消解完全后，将消化液定重至 25g 或定容至 25mL，混匀备用，同时作试剂空白。

②密闭高压罐消解：称取 0.5~1.0g（精确到 0.001g）样品于消解内罐中，加入 5mL 硝酸浸泡过夜，于恒温干燥箱，140~160℃保持 4~6h，在箱内自然冷却至室温，将消解内罐取出，将消化液定重至 25g 或定容至 25mL，混匀备用，同时作试剂空白。

（3）测定

当仪器真空度达到要求时，用调谐液调整仪器各项指标，使仪器灵敏度、氧化物、双电荷、分辨率等各项指标达到测定要求、编辑测定方法、选择碰撞/反应池模式或干扰方程，选择各测定元素的质量数、内标元素，引入在线内标，观测内标灵敏度、进行 P/A 调谐，符合要求后将试剂空白、标准系列、样品溶液分别引入仪器进行测定。

（4）计算

选择各元素内标，选择各标准，输入各参数，由计算机绘制标准曲线、计算回归方程，计算出样品溶液中各元素的浓度。

6. 分析结果的表述

试样中第 i 个多元素含量按照下式计算：

$$Xi = \frac{(Ci - Ci_0) \times V}{m \times 1000}$$

式中：

Xi——样品中第 i 个多元素含量，单位为毫克每千克（mg/kg）；

Ci——样液中第 i 个多元素测定值，单位为毫克每毫升（mg/mL）；

Ci_0——样品空白液中第 i 个多元素测定值，单位为毫克每毫升（mg/mL）；

V——样品消化液定容体积，单位为毫升（mL）；

m——样品称样量，单位为克（g）；

1000——单位转换。

★注：结果保留 3 位有效数字。

（二）GB 5009.11—2014 食品安全国家标准 食品中总砷及无机砷的测定：第二法 氢化物发生原子荧光光谱法

1. 适用范围

本法适用于各类食品中总砷的测定。

2. 原理

样品试样经湿消解或干灰化后，加入硫脲使五价砷预还原为三价砷，再加入硼氢化钠或硼氢化钾使还原生成砷化氢，由氩气载入石英原子化器中分解为原子态砷，在高强度砷空心阴极灯的发射光激发下产生原子荧光，其荧光强度在固定条件下与被测液中的砷浓度成正比，与标准系列比较定量。

称样量为 1g，定容体积为 25mL 时，方法检出限为 0.010mg/kg，方法定量限为 0.040mg/kg。

3. 试剂和材料

★注：除非另有说明，本方法所用试剂均为优级纯，水为 GB/T6682 规定的一级水。

（1）试剂

氢氧化钠（NaOH）；氢氧化钾（KOH）；硼氢化钾（KBH_4）分析纯；硫脲（$CH_4N_2O_2S$）分析纯；盐酸（HCl）；硝酸（HNO_3）；硫酸（H_2SO_4）；高氯酸（$HClO_4$）；硝酸镁 $[Mg(NO_3)_2 \cdot 6H_2O]$ 分析纯；氧化镁（MgO）分析纯；抗坏血酸（$C_6H_8O_6$）。

（2）试剂配制

①氢氧化钾溶液（5g/L）：称取 5.0g 氢氧化钾，溶于水并稀释至 1000mL。

②硼氢化钠（$NaBH_4$）：溶液 20g/L：称取硼氢化钠 20.0g，溶于 5g/L 氢氧化钾溶液 1000mL 中，混匀。

③硫脲溶液+抗坏血酸溶液：称取 10.0g 硫脲，加约 80mL 水，加热溶解，待冷却后加入 10.0g 抗坏血酸，稀释至 100mL。现用现配。

④氢氧化钠溶液（100g/L）：称取 10.0g 氢氧化钠，溶于水并稀释至 100mL。

⑤硝酸镁溶液（150g/L）：称取 15.0g 硝酸镁，溶于水并稀释至 100mL。

⑥盐酸溶液（1+1）：量取 100mL 盐酸，缓缓倒入 100mL 水中，混匀。

⑦硫酸溶液（1+9）：量取硫酸 100mL，缓缓倒入 900mL 水中，混匀。

⑧硝酸溶液（2+98）：量取硝酸 20mL，缓缓倒入水 980mL 中，混匀。

（3）标准品

三氧化二砷标准品：纯度≥99.5%。

（4）标准溶液配制

①砷标准储备液（100mg/L，按 As 计）：准确称取于 100℃ 干燥 2h 的三氧化二砷 0.0132g，加 100g/L 氢氧化钠溶液 1mL 和少许水溶解，转入 100mL 容量瓶中，加入适量盐酸调整其酸度近中性，加水稀释至刻度。4℃ 避光保存，保存期 1 年。

★注：或购买经国家认证并授予标准物质证书的标准物质溶液。

②砷标准使用液（3.00mg/L，按 As 计）：准确吸取 3.00mL 砷标准储备液（100mg/L）于 100mL 容量瓶中，用硝酸溶液（2+98）稀释至刻度。现用现配。

③标准曲线配制：取 25mL 容量瓶或比色管 6 支，依次准确加入 1.0g/mL 砷使用标准液 0.00，0.10，0.25，0.50，1.5，3.0mL（各相当于砷浓度 0.0，4.0，10，20，60，120ng/mL）各加硫酸（1+9）12.5mL，50g/L 硫脲+抗坏血酸溶液 2mL，补加水至刻度，混匀后放置 30min 后测定。

4．仪器和设备

（1）原子荧光光谱仪。

（2）天平：感量为 0.1mg 和 1mg。

（3）组织匀浆器。

（4）高速粉碎机。

（5）控温电热板：50~200℃。

（6）马弗炉。

（7）仪器参考条件。

负高压：260 V，砷空心阴极灯电流，50~80mA；载气：氩气；载气流速：500mL/min；屏蔽气流速：800mL/min；测量方式：荧光强度或浓度直读，读数方式：峰面积。

5．分析步骤

（1）试样预处理

①采样和制备过程中，应注意不使试样污染；②粮食、豆类等样品去杂物后粉碎均匀，装入洁净聚乙烯瓶中，密封保存备用；③ 蔬菜、水果、鱼类、肉类及蛋类等新鲜样品，洗净晾干，取可食用部分匀浆，装入洁净聚乙烯瓶中，密封，于 4℃ 冰箱冷藏备用。

（2）试样消解

①湿法消解：固体试样称样 1~2.5g，液体试样称样 5~10g（或 mL）（精确至 0.001g），置入 50~100mL 锥形瓶中，同时做 2 份试剂空白。加硝酸 20mL，高氯酸 4mL，硫酸 1.25mL，摇匀后放置过夜。次日置于电热板上加热消解，若消解液处理至 1mL 左右时仍有未分解物质或色泽变深，取下放冷，补加硝酸 5~10mL，再消解至 2mL 左右观察，如此反复两三次，注意避免炭化。继续加热至消解完全后，再持续蒸发至高氯酸的白烟散尽，硫酸的白烟开始冒出。冷却，加水 25mL，再蒸发至冒硫酸白烟。冷却，用水将内容物转入 25mL 容量瓶或比色管中，加入 50g/L 硫脲+抗坏血酸溶液 2mL，补水至刻度并混匀，放置 30min，备测。按同一操作方法做空白试验。

②干灰化法：固体试样称取 1~2.5g（精确至 0.001g）于 50~100mL 坩埚中，同时做 2 份试剂空白。加 150g/L 硝酸镁 10mL 混匀，低热蒸干，将氧化镁 1g 仔细覆盖在干渣上，于电炉上炭化至

无黑烟，移入550℃高温炉灰化4h。取出放冷，小心加入盐酸（1+1）10mL以中和氧化镁并溶解灰分，转入25mL容量瓶或比色管中，向容量瓶或比色管中加入硫脲+抗坏血酸溶液2mL，另用硫酸溶液（1+9）分次涮洗坩埚后转出合并，直至25mL刻度，混匀，放置30min备测。按同一操作方法做空白试验。

（3）试样溶液的测定

仪器预热稳定后，将试剂空白、标准系列溶液依次引入仪器进行原子荧光强度的测定。以原子荧光强度为纵坐标，砷浓度为横坐标绘制标准曲线，得到回归方程。

相同条件下，将样品溶液分别引入仪器进行测定，根据回归方程计算出样品中砷元素的浓度。

6. 分析结果的表述

试样中总砷含量按下式计算：

$$X = \frac{(C-C_0) \times V \times 1000}{m \times 1000 \times 1000}$$

式中：

X——试样的砷含量，单位为毫克每千克或毫克每升（mg/kg 或 mg/L）；

C——试样被测液的浓度，单位为纳克每毫升（ng/mL）；

C_0——试剂空白液的浓度，单位为纳克每毫升（ng/mL）；

V——试样消化液总体积，单位为毫升（mL）；

m——试样的质量或体积，单位为克或毫升（g 或 mL）。

★注：计算结果保留2位有效数字。

7. 精密度

在重复性条件下获得的2次独立测定结果的绝对差值不得超过算术平均值的20%。

（三）其他检测方法

（1）GB 5009.76—2014 食品安全国家标准：食品添加剂中砷的测定（2016-3-21 实施）。

（2）GB/T 22105.2—2008 土壤质量 总汞、总砷、总铅的测定：原子荧光法第2部分：土壤中总砷的测定。

（3）SN/T 0448—2011 进出口食品中砷、汞、铅、镉的检测方法：电感耦合等离子体质谱（ICP-MS）法。

（4）GB/T 23372—2009 食品中无机砷的测定 液相色谱：电感耦合等离子体质谱法。

（5）NY/T 2822—2015 蜂产品中砷和汞的形态分析 原子荧光法（2015-12-1 实施）。

（6）SN/T 3933—2014 出口食品中六种砷形态的测定方法：高效液相色谱-电感耦合等离子体质谱法。

参考文献

[1] 中华人民共和国国家卫生和计划生育委员会. 食品中总砷及无机砷的测定：GB 5009.11-2014 [S]. 北京标准出版社，2016.

（李文廷）

第三节 汞中毒的判断和检测

一、汞的概念

汞，是一种金属元素，也是常温常压下唯一以液态形式存在的金属元素，呈银白色闪亮的重质液体，故又称水银。使用汞的历史很悠久，用途很广泛，在中世纪炼金术中与硫黄、盐共称炼金术神圣三元素。汞是自然生成的元素，常见于空气、水和土壤中。但汞是一种剧毒非必需元素，广泛存在于各类环境介质和食物链（尤其是鱼类）中，其踪迹遍布全球各个角落。

二、汞的理化性质

汞，元素符号 Hg，在化学元素周期表中位于第六周期第ⅡB族，为 d 区元素，原子序数为 80，相对原子质量为 200.59，密度为 13.59g/cm³，熔点为 -39℃，沸点为 356.7℃，是一种密度大、室温下为银白色可挥发的液态重金属，汞在常温下挥发后形成无色、无味的汞蒸气。

自然界中汞主要以 3 种形态，即金属汞（或汞蒸气）、无机汞（或汞盐）及有机汞化合物。由于金属汞不溶于水及有机溶剂，故水封不能有效地防止其挥发；能溶于硝酸及热浓硫酸中，但与稀酸及碱性物质不反应。汞能溶解多种贵金属（如金和银）形成含汞合金，叫做汞齐。汞的化学性质较稳定，一般不与氧等氧化剂发生反应，但与硫可反应生成硫化汞，与氯发生反应可生成氯化汞及氯化亚汞。

汞在全世界的矿产中都有产出，主要来自朱砂（硫化汞）。摄入或吸入的朱砂粉尘都是剧毒的。汞中毒还能由接触可溶解于水的汞（例如氯化汞和甲基汞）引起，或是因吸入汞蒸气、食用被汞污染的海产品或吸食入汞化合物引起中毒。

三、汞中毒的原理及症状表现

（一）汞中毒的原理

汞蒸气和汞盐（除了一些溶解度极小的如硫化汞）都是剧毒的，口服、吸入或接触后可以导致脑和肝损伤。最危险的汞有机化合物是二甲基汞 [(CH₃)₂Hg]，仅几微升二甲基汞接触在皮肤上就可以致死。汞蒸气较易透过肺泡壁含脂质的细胞膜，与血液中的脂质结合，很快分布到全身各组织，汞在红细胞和其他组织中被氧化成 Hg²⁺，并与蛋白质结合而蓄积，很难再被释放。汞离子易与巯基结合，使与巯基有关的细胞色素氧化酶、丙酮酸激酶、琥珀酸脱氢酶等失去活性，汞还与氨基、羧基、磷酰基结合而影响功能基团的活性，由于这些酶和功能基团的活性受影响，阻碍了细胞生物活性和正常代谢，最终导致细胞变性和坏死。近年来，发现汞对肾脏损害以肾近曲小管上皮细胞为主；汞还可引起免疫功能紊乱，产生自身抗体，发生肾病综合征或肾小球肾炎。

（二）汞中毒的症状表现

汞中毒分为急性中毒和慢性中毒 2 种。急性中毒是指由呼吸道或消化道进入体内大量的金属汞或汞化物后，数小时至数日内可出现头晕、全身乏力、发热的症状，并且伴有口腔异味、牙龈红肿和支气管发炎，这样症状的发生表明人体只是轻度中毒，若是发生肾功能衰竭、全身颤抖、类似于癫痫的症状时就是重度中毒，可能会对人的生命带来伤害。慢性中毒一般是长期接触低浓度汞及汞化物引起的职业性中毒为慢性汞中毒。它可以分为轻度中毒、中度中毒和重度中毒。

1. 轻度汞中毒表现

①神经衰弱症候群，如全身乏力、头昏、头痛、睡眠障碍等；②轻度情绪改变，如急躁、易怒、好哭等；③手指、舌、眼睑轻度震颤；④消化道功能紊乱，患者有口腔炎，口中有金属味。

2. 中度汞中毒表现

①精神性格有明显改变；②记忆力显著降低，影响到工作和生活；③手、舌、眼睑震颤明显，情绪紧张时震颤加剧。

3. 重度汞中毒表现

①明显的神经精神症状；②汞中毒性脑病，表现为四肢及全身粗大震颤、共济失调、痴呆。

四、汞中毒的治疗措施

（一）口服汞中毒治疗措施

口服汞中毒者，应及早用碳酸氢钠溶液或温水洗胃催吐，然后口服牛奶、蛋清或豆浆，以吸附毒物，需注意的是，切忌用盐水，否则，即有增加汞吸收的可能。

（二）吸入汞中毒治疗措施

吸入汞中毒者，应立即撤离现场，换至空气新鲜、通风良好处，有条件的还应给氧吸入。

（三）汞中毒治疗的解毒剂

汞中毒治疗：使用螯合剂治疗汞中毒，其剂量和时间与体内毒物浓度呈正相关。常用汞的解毒剂有以下几种：

1. 二巯基丙磺酸钠

其巯基可与汞离子结合成巯-汞复合物，随尿排出，使组织中被汞离子抑制的酶得到复能。急性中毒时二巯基丙磺酸钠，肌肉注射：0.25g，2~3 次/d，连用 4d，休息 3d，7d 为一疗程。具体治疗的疗程取决于血尿汞测定结果。常见副作用有头晕、头痛、恶心、食欲减退、无力等，偶尔出现腹痛或低血钾，少数患者出现皮疹，个别发生全身过敏性反应或剥脱性皮炎。

2. 二巯丁二酸

其药理作用与二巯丙磺钠相似，对二巯基丙磺酸钠药物过敏的汞中毒患者，遵医嘱改为口服二巯丁二酸胶囊驱汞治疗，0.5g/次，3 次/d，连用 4d，休息 3d，7d 为一疗程，但是口服二巯丁二酸胶囊驱汞治疗效果不如肌肉注射二巯基丙磺酸钠。

3. 对症和支持治疗

口服多维元素片和钙剂等。神经系统受损者，可给予鼠神经生长因子和改善血液循环药物，促进神经功能恢复。对于重症急性汞中毒合并肾功能衰竭者，可给予血液透析治疗。

五、汞的检测方法

（一）GB 5009.17—2014 食品安全国家标准 食品中总汞及有机汞的测定

1. 范围

本标准第一篇规定了食品中总汞的测定方法。

本标准第一篇适用于食品中总汞的测定。

2. 原理

试样经酸加热消解后，在酸性介质中，试样中汞被硼氢化钾或硼氢化钠还原成原子态汞，由载气（氩气）带入原子化器中，在汞空心阴极灯照射下，基态汞原子被激发至高能态，在由高能态回到基态时，发射出特征波长的荧光，其荧光强度与汞含量成正比，与标准系列溶液比较定量。

3. 试剂和材料

★注：除非另有说明，本方法所用试剂均为优级纯，水为 GB/T 6682 规定的一级水。

（1）试剂

硝酸（HNO_3）；过氧化氢（H_2O_2）；硫酸（H_2SO_4）；氢氧化钾（KOH）；硼氢化钾（KBH_4）：分析纯。

（2）试剂配制

①硝酸溶液（1+9）：量取 50mL 硝酸，缓缓加入 450mL 水中。

②硝酸溶液（5+95）：量取 5mL 硝酸，缓缓加入 95mL 水中。

③氢氧化钾溶液（5g/L）：称取 5.0g 氢氧化钾，纯水溶解并定容至 1000mL，混匀。

④硼氢化钾溶液（5g/L）：称取 5.0g 硼氢化钾，用 5g/L 的氢氧化钾溶液溶解并定容至 1000mL，混匀。现用现配。

⑤重铬酸钾的硝酸溶液（0.5g/L）：称取 0.05g 重铬酸钾溶于 100mL 硝酸溶液（5+95）中。

⑥硝酸-高氯酸混合溶液（5+1）：量取 500mL 硝酸，100mL 高氯酸，混匀。

（3）标准品

氯化汞（$HgCl_2$）：纯度≥99%。

（4）标准溶液配制

①汞标准储备液（1.00mg/mL）：准确称取 0.1354g 经干燥过的氯化汞，用重铬酸钾的硝酸溶液（0.5g/L）溶解并转移至 100mL 容量瓶中，稀释至刻度，混匀。此溶液浓度为 1.00mg/mL。于 4℃冰箱中避光保存，可保存 2 年。或购买经国家认证并授予标准物质证书的标准溶液物质。

②汞标准中间液（10μg/mL）：吸取 1.00mL 汞标准储备液（1.00mg/mL）于 100mL 容量瓶中，用重铬酸钾的硝酸溶液（0.5g/L）稀释至刻度，混匀，此溶液浓度为 10μg/mL。于 4℃冰箱中避光保存，可保存 2 年。

③汞标准使用液（50ng/mL）：吸取 0.50mL 汞标准中间液（10μg/mL）于 100mL 容量瓶中，用 0.5g/L 重铬酸钾的硝酸溶液稀释至刻度，混匀，此溶液浓度为 50ng/mL，现用现配。

4. 仪器和设备

★注：玻璃器皿及聚四氟乙烯消解内罐均需以硝酸溶液（1+4）浸泡 24h，用水反复冲洗，最后用去离子水冲洗干净。

（1）原子荧光光谱仪。

（2）天平：感量为 0.1mg 和 1mg。

（3）微波消解系统。

（4）压力消解器。

（5）恒温干燥箱（50~300℃）。

（6）控温电热板（50~200℃）。

（7）超声水浴箱。

5．分析步骤

（1）试样预处理

①在采样和制备过程中，应注意不使试样污染。

②粮食、豆类等样品去杂物后粉碎均匀，装入洁净聚乙烯瓶中，密封保存备用。

③蔬菜、水果、鱼类、肉类及蛋类等新鲜样品，洗净晾干，取可食部分匀浆，装入清净聚乙烯瓶中，密封，于4℃冰箱冷藏备用。

（2）试样消解

①压力罐消解法：称取固体试样0.2~1.0g（精确到0.001g），新鲜样品0.5~2.0g或液体试样吸取1~5mL称量（精确到0.001g），置于消解内罐中，加入5mL硝酸浸泡过夜。盖好内盖，旋紧不锈钢外套，放入恒温干燥箱，140~160℃保持4~5h，在箱内自然冷却至室温，然后缓慢旋松不锈钢外套，将消解内罐取出，用少量水冲洗内盖，放在控温电热板上或超声水浴箱中，于80℃或超声脱气2~5min赶去棕色气体。取出消解内罐，将消化液转移至25mL容量瓶中，用少量水分3次洗涤内罐，洗涤液合并于容量瓶中并定容至刻度，混匀备用；同时作空白试验。

②微波消解法：称取固体试样0.2~0.5g（精确到0.001g）、新鲜样品0.2~0.8g或液体试样1~3mL于消解罐中，加入5~8mL硝酸，加盖放置过夜，旋紧罐盖，按照微波消解仪的标准操作步骤进行消解（消解参考条件见表4-4、表4-5）。冷却后取出，缓慢打开罐盖排气，用少量水冲洗内盖，将消解罐放在控温电热板上或超声水浴箱中，于80℃加热或超声脱气2~5min，赶去棕色气体，取出消解内罐将消化液转移至25mL塑料容量瓶中，用少量水分3次洗涤内罐，洗涤液合并于容量瓶中并定容至刻度，混匀备用；同时作空白试验。

表4-4　粮食、蔬菜、鱼肉类试样微波消解参考条件

步骤	功率（1600W）变化/%	温度/℃	升温时间/min	保温时间/min
1	50	80	30	5
2	80	120	30	7
3	100	160	30	5

表4-5　油脂、糖类试样微波消解参考条件

步骤	功率（1600W）变化/%	温度/℃	升温时间/min	保温时间/min
1	50	50	30	5
2	70	75	30	5
3	80	100	30	5
4	100	140	30	7
5	100	180	30	5

（3）回流消解法

①粮食：称取1.0~4.0g（精确到0.001g）试样，置于消化装置锥形瓶中，加玻璃珠数粒，加45mL硝酸、10mL硫酸，转动锥形瓶防止局部炭化。装上冷凝管后，小火加热，待开始发泡即停止加热，发泡停止后，加热回流2h。如加热过程中溶液变棕色，再加5mL硝酸，继续回流2h，消解

到样品完全溶解变呈淡黄色或无色，放冷后从冷凝管上端小心加 20mL 水，继续加热回流 10min 放冷，用适量水冲洗冷凝管，冲洗液并入消化液中，将消化液经玻璃棉过滤于 100mL 容量瓶内，用少量水洗涤锥形瓶、滤器，洗涤液并入容量瓶内，加水至刻度，混匀。同时做空白试验。

②植物油及动物油脂：称取 1.0~3.0g（精确到 0.001g）试样，置于消化装置锥形瓶中，加玻璃珠数粒，加入 7mL 硫酸，小心混匀至溶液颜色变为棕色，然后加 40mL 硝酸。以下按①"装上冷凝管后，小火加热……同时做空白试验"步骤操作。

③薯类、豆制品：称取 1.0~4.0g（精确到 0.001g），置于消化装置锥形瓶中，加玻璃珠数粒及 30mL 硝酸、5mL 硫酸，转动锥形瓶防止局部炭化。以下按①"装上冷凝管后，小火加热……同时做空白试验"步骤操作。

④肉、蛋类：称取 0.5~2.0g（精确到 0.001g），置于消化装置锥形瓶中，加玻璃珠数粒及 30mL 硝酸、5mL 硫酸、转动锥形瓶防止局部炭化。以下按①"装上冷凝管后，小火加热……同时做空白试验"步骤操作。

⑤乳及乳制品：称取 1.0~4.0g（精确到 0.001g）乳或乳制品，置于消化装置锥形瓶中，加玻璃珠数粒及 30mL 硝酸，乳加 10mL 硫酸，乳制品加 5mL 硫酸，转动锥形瓶防止局部炭化。以下按①"装上冷凝管后火加热……同时做空白试验"步骤操作。

（4）测定

①标准曲线制作：分别吸取 50ng/mL 汞标准使用液 0.00，0.20，0.50，1.00，1.50，2.00，2.50mL 于 50mL 容量瓶中，用硝酸溶液（1+9）稀释至刻度，混匀。各自相当于汞浓度为 0.00ng/，0.20ng/，0.50ng/，1.00ng/，1.50ng/，2.00ng/，2.50ng/mL。

②试样溶液的测定：设定好仪器最佳条件，连续用硝酸溶液（1+9）进样，待读数稳定之后，转入标准系列测量，绘制标准曲线。转入试样测量，先用硝酸溶液（1+9）进样，使读数基本回零，再分别测定试样空白和试样消化液，每测不同的试样前都应清洗进样器。试样测定结果按以下公式计算。

（5）仪器参考条件

光电倍增管负高压：240V；汞空心阴极灯电流：30mA；原子化器温度：300℃；载气流速：500mL/min；屏蔽气流速：1000mL/min。

6. 分析结果的表述

试样中汞含量按下式计算：

$$X = \frac{(C-C_0) \times V \times 1000}{m \times 1000 \times 1000}$$

式中：

X——试样中汞的含量，单位为毫克每千克或毫克每升（mg/kg 或 mg/L）；

C——测定样液中汞含量，单位为纳克每毫升（ng/mL）；

C_0——空白液中汞含量，单位为纳克每毫升（ng/mL）；

V——试样消化液定容总体积，单位为毫升（mL）；

1000——换算系数；

m——试样质量，单位为克或毫升（g 或 mL）；

★计算结果保留 2 位有效数字。

7. 精密度

在重复性条件下获得的 2 次独立测定结果的绝对差值不得超过算术平均值的 20%。

8. 其他

当样品称样量为 0.5g，定容体积为 25mL 时，方法检出限 0.003mg/kg，方法定量限 0.010mg/kg。

（二）其他检测方法

GB/T 22105.1—2008 土壤质量总汞、总砷、总铅的测定；原子荧光法第 1 部分：土壤中总汞的测定。

GB/T 7917.1—1987 化妆品卫生化学标准检验方法：汞。

GB/T 14204—1993 水质烷基汞的测定：气相色谱法。

GB/T 17132—1997 环境甲基汞的测定：气相色谱法。

GB/T 7469—1987 水质总汞的测：定高锰酸钾-过硫酸钾消解法双硫腙分光光度法。

GB/T 21058—2007 无机化工产品中汞含量测定的通用方法：无火焰原子吸收光谱法。

SN/T 0448—2011 进出口食品中砷、汞、铅、镉的检测方法：电感耦合等离子体质谱（ICP-MS）法。

SN/T 3479—2013 进出口化妆品中汞、砷、铅的测定方法：原子荧光光谱法。

SN/T 3827—2014 进出口化妆品中铅、镉、砷、汞、锑、铬、镍、钡、锶含量的测定：电感耦合等离子体原子发射光谱法。

SN/T 4851—2017 出口水产品中甲基汞和乙基汞的测定：液相色谱-电感耦合等离子体质谱法。

DBS52/ 020—2016 食品安全地方标准：食品中铅、砷、汞、镉、钡、铬、银、镍的测定：电感耦合等离子体质谱法（ICP-MS）。

参考文献

[1] 滕傲雪. 常见重金属的中毒及检验 [J]. 微量元素与健康研究, 2013, 30 (6)：65-66.

[2] 李志强, 韩俊艳, 郭宇俊, 等. 汞毒性研究进展 [J]. 畜牧与饲料科学, 2018, 39 (12)：64-68.

[3] 张鹏, 邱泽武. 金属汞中毒脏器功能损伤研究进展 [J]. 临床急诊杂志, 2016, 17 (11)：819-822.

[4] 邱泽武. 重视重金属中毒诊断与治疗 [J]. 中国实用内科杂志, 2014, 34 (11)：1069-1071.

[5] 郑徽, 金银龙. 汞的毒性效应及作用机制研究进展 [J]. 卫生研究, 2006, 35 (5)：663-666.

[6] 叶婷婷, 刘胜萍, 周俊生. 43 例汞中毒患者临床特征 [J]. 职业卫生与应急救援, 2019, 37 (3)：269-271.

[7] 骆新峥. 食品中常见的重金属污染及检测技术研究进展 [J]. 质量技术监督研究, 2010 (6)：39-43.

[8] 于娌. 重视重金属中毒诊断与治疗的临床意义分析 [J]. 中国医药指南, 2018, 16 (35)：286-287.

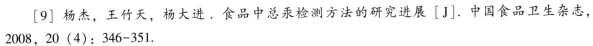

［9］杨杰，王竹天，杨大进．食品中总汞检测方法的研究进展［J］.中国食品卫生杂志，2008，20（4）：346-351.

［10］赵静，孙海娟，冯叙桥．食品中重金属汞污染状况及其检测技术研究进展［J］.食品工业科技，2014，35（7）：357-363.

（张秀清）

第四节　锑中毒的判断和检测

一、锑的概述

锑，是一种银白色有光泽硬而脆的金属元素（常制成棒、块、粉等多种形状）。目前已知锑化合物在古代就用作化妆品，金属锑在古代也有记载，但那时却被误认为是铅，大约17世纪时，人们知道了锑是一种化学元素。锑化合物是用途广泛的含氯及含溴阻燃剂的重要添加剂，锑在新兴的微电子技术中也有着广泛的用途，但锑是全球性污染物，是目前国际上最为关注的有毒金属元素之一。

二、锑的理化性质

锑，元素符号为Sb，在化学元素周期表中位于第五周期第ⅤA族，原子序数为51，相对原子质量为121.75，密度为6.697g/cm³，熔点为630℃，沸点为1635℃，是一种有金属光泽和鳞片状晶体结构的类金属。锑是氮族元素（15族），电负性为2.05。根据元素周期律，它的电负性比锡和铋大，比碲和砷小。锑在室温下的空气中是稳定的，但加热时能与氧气反应生成三氧化二锑，锑在一般条件下不与酸反应，易溶于王水，溶于浓硫酸。在自然界主要存在于硫化物矿物辉锑矿（Sb₂S₃）中。

金属锑的结构为层状结构（空间群：R3m No.166），而每层都包含相连的褶皱六元环结构。最近的和次近的锑原子形成变形八面体，在相同双层中的三个锑原子比其他三个相距近一些。这种距离上的相对近使得金属锑的密度达到6.697g/cm³，但层与层之间的成键很弱也造成它很软且易碎。其莫氏硬度为3，因此，纯锑不能用于制造硬的物件。金属锑最大的用途是与铅和锡制作合金，以及铅酸电池中所用的铅锑合金板。锑与铅和锡制成合金可用来提升焊接材料、子弹及轴承的性能。锑化合物是用途广泛的含氯及含溴阻燃剂的重要添加剂。锑在新兴的微电子技术也有用途。

从锑元素的自然属性分析，作为稀有元素，在环境中属于微量元素，但是却普遍存在且具有毒性。其致毒机理主要为抑制酶的活性，锑化合物的毒性强弱主要取决于其存在的形态，其毒性强弱顺序依次为：Sb（Ⅲ）、Sb（Ⅴ）、有机锑，研究发现，Sb（Ⅲ）的毒性比Sb（Ⅴ）高达10倍，但锑通常以Sb（Ⅲ）和Sb（Ⅴ）的形态出现在自然环境中，且Sb（Ⅲ）更易集聚在生物体内引起中毒。

三、锑中毒的原理及症状表现

锑和它的许多化合物有毒，作用机理为抑制酶的活性，这点与砷类似；与同族的砷和铋一样，三价锑的毒性要比五价锑大。但是，锑的毒性比砷低得多，这可能是砷与锑之间在摄取、新陈代谢和排泄过程中的巨大差别所造成的：如三价锑和五价锑在消化道的吸收最多为20%；五价锑在细胞中不能被定量地还原为三价（事实上在细胞中三价锑反而会被氧化成五价锑）；由于体内不能发生甲基化反应，五价锑的主要排泄途径是尿液。三价锑对巯基酶的抑制较强，对细胞有高度的亲和力，易于红细胞结合。因锑是巯基毒物，可与体内某些酶的巯基相结合，从而破坏组织的新陈代谢，损害心、肝、肾及神经系统等。

急性锑中毒的症状也与砷中毒相似，主要引起心脏毒性（表现为心肌炎），不过锑的心脏毒性还可能引起阿-斯综合征。吸入锑灰也对人体有害，有时甚至是致命的：小剂量吸入时会引起头疼、眩晕和抑郁；大剂量摄入，例如长期皮肤接触可能引起皮肤炎、损害肝肾、剧烈而频繁地呕吐，甚至死亡。

四、锑中毒的治疗措施

吸入中毒者迅速移至新鲜空气场所，清洗沾染部分；口眼中毒者立即用2%鞣酸液洗胃或用1：2000高锰酸钾液、清水洗胃，以后给予蛋清、牛乳或豆浆等，导泻，静脉输液促进已吸收的锑排泄及纠正水和电解质失衡；促使细胞代谢并加速锑剂排泄可用高渗葡萄糖或甘露醇、速尿等。

驱锑治疗首选二巯基丁二酸钠，其效力比二巯基丙醇约大10倍而副作用较小。用于急性中毒时，成人首次剂量为2g，加于注射用水10~20mL中缓慢静脉注入，以后每次1g，每日4~6次，持续时间视病情而定；对极严重病例，除首次剂量外，以后每次1g，每小时1次，共4~5次；亚急性中毒者每日2~4次，共3~5d；慢性中毒者每次1g，每日1次，用药3日后停药5日为一疗程，可间断用2~3疗程。

五、锑的检测方法

（一）GB 5009.137—2016 食品安全国家标准　食品中锑的测定

1. 范围

本标准规定了食品中锑的氢化物原子荧光光谱测定方法。

本标准适用于食品中锑的测定。

2. 原理

试样经酸加热消解后，在酸性介质中，试样中的锑与硼氢化钠或硼氢化钾反应生成挥发性的锑氢化物，以氩气为载气，将锑氢化物导入电热石英原子化器中原子化，在锑空心阴极灯照射下，基态锑原子被激发至高能态，再由高能态回到基态时，发射出特征波长的荧光，其荧光强度与锑含量成正比根据标准系列进行定量。

3. 试剂和材料

★注：除非另有说明，本方法所用试剂均为优级纯，水为GB/T6682规定的二级水。

（1）试剂

①硝酸（HNO_3）；②过氧化氢（H_2O_2）；③盐酸（HCl）；④硫酸（H_2SO_4）；⑤高氯酸（$HClO_4$）；⑥硫脲 [（NH_2)$_2$CS]：分析纯；⑦碘化钾（KI）：分析纯；⑧抗坏血酸（$C_6H_8O_6$）：分析纯；⑨硼氢化钾（KBH_4）或硼氢化钠（$NaBH_4$）；⑩氢氧化钾（KOH）或氢氧化钠（NaOH）。

（2）试剂的配制

①硝酸-高氯酸混合酸（10+1）：分别量取硝酸500mL与高氯酸50mL，混匀。

②盐酸溶液（1+9）：量取 50mL 盐酸，加入 450mL 水中，混匀。

③硫脲-抗坏血酸溶液：分别称取 10g 硫脲、10g 抗坏血酸，溶于 100mL 水中，混匀。

④硫脲-碘化钾溶液：分别称取 2g 硫脲、10g 碘化钾，溶于 100mL 水中，混匀。

⑤氢氧化钾溶液（2g/L）：称取 1g 氢氧化钾，溶于 500mL 水中，混匀，临用现配。该溶液中的氢氧化钾也可用氢氧化钠代替。

⑥硼氢化钾碱溶液（20g/L）：称取 10g 硼氢化钾，溶于 500mL 氢氧化钾溶液（2g/L）中，混匀，临用现配。该溶液中的硼氢化钾也可用等摩尔数的硼氢化钠代替。

（3）标准品

锑标准溶液：1000mg/L。或其他经国家认证并授予标准物质证书的一定浓度的锑标准溶液。

（4）标准溶液的配制

①锑标准中间液（100mg/L）：准确吸取 1mL 锑标准溶液（1000mg/L）于 10mL 容量瓶中，加水定容至刻度，混匀。

②锑标准使用液（1.00mg/L）：准确吸取 1mL 锑标准中间液（100mg/L）于 100mL 容量瓶中，加水定容至刻度，混匀。

③锑标准系列溶液：分别准确吸取锑标准使用液（1mg/L）0、0.1、0.2、0.4、1.0、2.0mL 于 100mL 容量瓶中，加入少量水稀释后，加入 10mL 盐酸溶液（1+9）、10mL 硫脲-碘化钾溶液或硫脲-抗坏血酸溶液，加水定容至刻度，混匀。此锑标准系列溶液的质量浓度为 0，1.00，2.00，4.00，10.0，20.0μg/L。放置 30min 后测定。

★注：可根据仪器的灵敏度及样品中锑的实际含量确定标准系列溶液中锑元素的质量浓度范围。

4. 仪器和设备

★注：所有玻璃器皿及四氟乙烯消解内罐均需硝酸溶液（1+5）浸泡过夜，用自来水反复冲洗，最后用水冲洗干净。

（1）原子荧光光谱仪，配锑空心阴极灯。

（2）天平：感量为 1mg。

（3）可调式电热板。

（4）可调式电炉。

（5）微波消解系统：配聚四氟乙烯消解罐。

（6）恒温干燥箱。

5. 分析步骤

（1）试样制备

★注：在采样和试样制备过程中，应避免污染。

①粮食、豆类样品：样品去除杂物后，粉碎，储于塑料瓶中。

②蔬菜、水果、鱼类、肉类等水分含量高的样品：样品用水洗净，晾干，取可食部分，制成匀浆，储于塑料瓶中。

③饮料、酒、醋、酱油等液体样品：将样品摇匀。

（2）试样消解

①湿法消解：准确称取固体试样 0.5～3g（精确至 0.001g）或准确移取液体试样 1.00～5.00mL，置于 50～100mL 消化容器中（锥形瓶），加入硝酸-高氯酸混合酸（10+1）5～10mL 浸泡

放置过夜。次日，置于电热板上加热消解，如消解过程溶液色泽较深，稍冷后补加少量硝酸，继续消解，消解至冒白烟，消化液呈无色透明或略带黄色，加入 20mL 水，再继续加热赶酸至 0.5～1mL 止，冷却后用少量水转入 10mL 容量瓶中，加入 2mL 盐酸溶液（1+9），用水定容至刻度。准确吸取试样消化液 5mL，加入硫脲-碘化钾溶液或硫脲-抗坏血酸溶液 1mL，用水稀释定容至 10mL，摇匀，放置 30min 后测定。同时做试剂空白试验。

②微波消解：准确称取固体试样 0.2～0.8g（精确至 0.001g）或准确移取液体试样 1～3mL，置于微波消解罐中，加硝酸 5mL、过氧化氢 1mL。微波消解程序可以根据仪器型号调至最佳条件，推荐条件可参见表 4-6。消解完毕，待消解罐冷却后打开，加入 20mL 水，加热赶酸至 0.5～1mL 止，用少量水分 3 次冲洗消解罐，将溶液转移至 10mL 容量瓶中，加入 2mL 盐酸溶液（1+9），用水定容至刻度。准确吸取试样消化液 5mL，加入硫脲-碘化钾溶液或硫脲-抗坏血酸溶液 1mL，用水稀释定容至 10mL，摇匀，放置 30min 后测定。同时做试剂空白试验。

表 4-6　微波消解升温程序

步骤	设定温度/℃	升温时间/min	恒温时间/min
1	120	5	10
2	160	5	10
3	190	5	10

③压力罐消解：准确称取固体试样 0.2～1g（精确至 0.001g）或准确移取液体试样 1.00～5.00mL，置于聚四氟乙烯内罐中，加硝酸 2～4mL 浸泡过夜。再补加硝酸 2～4mL。盖好内盖，旋紧不锈钢外套，放入恒温干燥箱，140～160℃保持 4～5h，在箱内自然冷却至室温，开盖取出内罐，加入 20mL 水，加热赶酸至 0.5～1mL 止，用少量水分 3 次冲洗消解罐，将溶液转移至 10mL 容量瓶中，加入 2mL 盐酸溶液（1+9），用水定容至刻度。准确吸取试样消化液 5.00mL，加入硫脲-碘化钾溶液或硫脲-抗坏血酸溶液 1mL，用水稀释定容至 10mL，摇匀，放置 30min 后测定。同时做试剂空白试验。

（3）仪器参考条件

调整仪器性能至最佳状态，仪器参考条件：光电倍增管电压，300V；空心阴极灯电流，60mA；原子化器高度，8mm；载气流速，300mL/min。根据各自仪器性能调至最佳状态。

（4）标准曲线的制作

设定好仪器最佳条件，将炉温升至所需温度后，稳定 20～30min 开始测量。以盐酸溶液（5%）为载流，硼氢化钾碱溶液（20g/L）为还原剂，连续用标准系列溶液的零管进样，待读数稳定之后，锑标准系列溶液按浓度由低到高的顺序分别导入仪器，测定荧光值。以锑标准系列溶液的质量浓度为横坐标，相应的荧光值为纵坐标，绘制标准曲线。

★注：如有自动进样装置，也可用程序自动稀释来配制标准系列。

（5）试样溶液测定

在与测定标准溶液系列相同的实验条件下，将空白溶液和试样溶液分别导入仪器，测定荧光值，与标准系列比较定量。

6. 分析结果的表述

试样中锑的含量按下式计算：

$$X = \frac{(\rho - \rho_0) \times V}{m \times 1000}$$

式中：

X——试样中锑的含量，单位为毫克每千克或毫克每升（mg/kg 或 mg/L）；

ρ——试样溶液中锑的质量浓度，单位为微克每升（μg/L）；

ρ_0——空白溶液中锑的质量浓度，单位为微克每升（μg/L）；

V——试样消化液的定容体积，单位为毫升（mL）；

m——试样称样量或移取体积，单位为克或毫升（g 或 mL）；

1000——换算系数。

★当锑含量≥1.00mg/kg（或 mg/L）时，计算结果保留 3 位有效数字，当锑含量<1.00mg/kg（或 mg/L）时，计算结果保留 2 位有效数字。

7. 精密度

在重复性条件下获得的 2 次独立测定结果的绝对差值不得超过算术平均值的 20%。

8. 其他

当称样量为 0.5g（或 0.5mL），定容体积为 10mL 时，本方法的检出限为 0.01mg/kg（或 0.01mg/L），定量限为 0.04mg/kg（或 0.04mg/L）。

（二）其他检测方法

GB/T 35828—2018 化妆品中铬、砷、镉、锑、铅的测定：电感耦合等离子体质谱法。

GB/T 33307—2016 化妆品中镍、锑、碲含量的测定：电感耦合等离子体发射光谱法。

GB 31604.41—2016 食品安全国家标准　食品接触材料及制品锑迁移量的测定。

SN/T 3941—2014 食品接触材料　食具容器中铅、镉、砷和锑迁移量的测定：化物发生原子荧光光谱法。

SN/T 3828—2014 进出口化妆品中锑含量的测定：电感耦合等离子体质谱法。

参考文献

[1] 吴泛翰. 锑在环境中的形态变化及生物毒性研究 [J]. 低碳环保与节能减排, 2018（8）：86-87.

[2] 王玉婷, 武红叶, 曾明. 锑化合物的毒性作用及临床应用研究概况 [J]. 中国药理学与毒理学杂志, 2018, 32（12）：979-986.

[3] 客绍英, 石洪凌, 刘冬莲. 锑的污染及其毒性效应和生物有效性 [J]. 化学世界, 2005（6）：382-383.

[4] 何孟常, 万红艳. 环境中锑的分布、存在形态及毒性和生物有效性 [J]. 化学进展, 2004, 16（1）：131-135.

[5] 胡原, 段柏润. 锑的毒害作用及其排放标准研究 [J]. 湖南人文科技学院学报, 2007（6）：29-31.

[6] 吴丰昌, 郑建, 潘响亮, 等. 锑的环境生物地球化学循环与效应研究展望 [J]. 地球科学进展, 2008, 23（4）：350-356.

[7] 付希忠. 浅谈锑中毒的诊断与治疗 [J]. 中外健康文摘, 2011, 8（15）：273.

[8] 董梦萌, 高圣华, 顾雯, 等. 锑的健康效应及短期暴露健康风险 [J]. 中国公共卫生管理, 2018, 34（3）：332-335.

[9] 张菊梅, 刘灵飞, 龙健, 等. 锑土壤锑污染及其修复技术研究进展 [J]. 环境科学与技术, 2019, 42（4）：61-70.

［10］符云聪，李鹏祥，刘代欢，等．不同修复技术去除水中锑的研究进展［J］．中国农学通报，2019，35（9）：102-108.

［11］许锴，王郑，王子杰，等．水中重金属污染物锑的去除及回用技术研究进展［J］．应用化工，2019，48（7）：1700-1705.

［12］李志萍，杨晶晶，孙程奇，等．水中锑污染处理方法的研究进展［J］．工业水处理，2018，38（6）：12-16.

第五节　铋中毒的判断和检测

一、铋的理化性质

铋（Bismuth）是一种金属元素，元素符号是 Bi，原子序数是 83，是红白色的金属，密度为 $9.8g/cm^3$，熔点为 271.3℃，沸为点 1560℃。铋有金属光泽，性脆，导电和导热性都较差，同时也是逆磁性最强的金属，在磁场作用下电阻率增大而热导率降低。除汞外，铋是热导率最低的金属。铋及其合金具有热电效应。铋在凝固时体积增大，膨胀率为 3.3%。铋的硒化物和碲化物具有半导体性质。与其他重金属不同的是，铋的毒性与铅或锑相比，相对较少。铋不容易被身体吸收，不致癌，也不损害 DNA 构造，可通过排尿带出体外。基于这些原因，铋经常被用于取代铅的应用上。

二、铋中毒（bismuthpoisoning）原因

大多由于医治腹泻时应用多量次硝酸铋所引起。由于肠道细菌作用，次硝酸铋可以氧化为亚硝酸盐，故可出现铋和亚硝酸盐双重中毒症状。小儿口服次硝酸铋的致死量约为 3~5g。静脉或肌注可溶性铋盐过量可以导致急性中毒。不溶性铋盐（如次碳酸铋等）常为治疗胃肠道疾病的内服药物或外用制剂，虽然被吸收量很少，但若大量或长期应用亦可导致铋中毒。哺乳期妇女由于乳头破裂而多次涂拭鱼肝油铋剂，婴儿可因吮入多量引起中毒。

铋在自然界中以游离金属和矿物的形式存在。矿物有辉铋矿、铋华等。金属铋由矿物经煅烧后成三氧化二铋，再与碳共热还原而获得，可用火法精炼和电解精炼制得高纯铋。

铋主要用于制造易熔合金，熔点范围是 47~262℃，最常用的是铋同铅、锡、锑、铟等金属组成的合金，用于消防装置、自动喷水器、锅炉的安全塞，一旦发生火灾时，一些水管的活塞会"自动"熔化，喷出水来。在消防和电气工业上，用作自动灭火系统和电器保险丝、焊锡。铋合金具有凝固时不收缩的特性，用于铸造印刷铅字和高精度铸型。碳酸氧铋和硝酸氧铋用于治疗皮肤损伤和肠胃病。

三、临床表现及治疗

（一）急性中毒

主要由于经口进入，病儿可有恶心、呕吐、流涎，舌及咽喉部疼痛，腹痛、腹泻，粪便黑色，并带有血液，还有皮肤、黏膜出血，头痛，痉挛等。由于肝、肾损害，可致肝大、黄疸，尿内出现蛋白及管型尿，甚至发生急性肝、肾功能衰竭。应用大量次硝酸铋，可同时出现亚硝酸盐中毒的症状，如头昏、面红、脉速、胸部压迫感、呼吸困难，以及由于高铁血红蛋白血症引起的紫绀；重症由于心血管麻痹，可以发生血压降低、休克等。因次没食子酸铋、碳酸铋、硅酸铋等中毒所引起的脑病，其前驱症状有头痛、失眠、精神异常；稍后，可突然发生明显的脑病症状，如精神错乱、肌肉强直、运动失调、构音障碍、幻觉、惊厥等。对铋盐过敏者，肌注后可出现发热、皮疹、急性溶血，偶见剥脱性皮炎。长期应用铋剂可致多发性神经炎、口炎、齿龈肿胀、口腔黏膜的色素沉着及

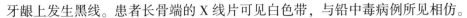

牙龈上发生黑线。患者长骨端的 X 线片可见白色带，与铅中毒病例所见相仿。

（二）铋中毒治疗措施

催吐后立即洗胃，并用盐类泻剂导泻，以后内服牛乳或蛋清等，同时选用二巯基丁二酸钠、二巯基丙磺酸钠或二巯基丙醇等来治疗。

四、铋的检测方法

（一）临床检测

1. 血液测定

可采用简易测定方法。加减法：取患者症状体征血液 1~2 滴，用蒸馏水 3~4mL 稀释后，加 10%氢氧化钠溶液 1~2 滴混匀，血液中 COH 增多时，加碱后血液仍保持淡红色不变，正常血液则呈绿色，本试验在浓度高达 50%时才呈阳性反应。

2. 分光镜检查法

取血数滴，加入蒸馏水 10mL，用分光镜检查可见特殊的吸收带。

3. 脑电图检查

可见弥漫性低波幅慢波，与缺氧性脑病进展相平行。

（二）实验室检测

方法原理：样品经微波消解后试液进入原子荧光光度计，在硼氢化钾溶液还原作用下，生成铋化氢，在氩氢火焰中形成基态原子，在元素灯铋发射光的激发下产生原子荧光，原子荧光强度与试液中元素含量呈正比。

（三）试剂和材料

★注：除非另有说明，分析时均使用符合国家标准的优级纯试剂，实验用水为新制备的蒸馏水。

（1）盐酸（HCl），$\rho=1.19g/mL$。

（2）硝酸（HNO$_3$），$\rho=1.42g/mL$。

（3）氢氧化钾（KOH）。

（4）硼氢化钾（KBH$_4$）。

（5）盐酸溶液：5+95；移取 25mL 盐酸用实验用水稀释至 500mL。

（6）盐酸溶液：1+1；移取 500mL 盐酸用实验用水稀释至 1000mL。

（7）硫脲（CH$_4$N$_2$S）：分析纯。

（8）抗坏血酸（C$_6$H$_8$O$_6$）：分析纯。

（9）还原剂硼氢化钾溶液：$\rho=20g/L$；称取 0.5g 氢氧化钾放入盛有 100mL 实验用水的烧杯中，玻璃棒搅拌待完全溶解后再加入称好的 2.0g 硼氢化钾，搅拌溶解。此溶液当日配制。

★注：也可以用氢氧化钠、硼氢化钠配置硼氢化钠溶液。

（10）硫脲和抗坏血酸混合溶液

称取硫脲、抗坏血酸各 10g，用 100mL 实验用水溶解，混匀，使用当日配制。

（11）铋（Bi）标准溶液

①铋标准贮备液：$\rho=100.0mg/L$；购买市售有证标准物质/有证标准样品，或称取高纯金属铋 0.10g，置于 100mL 烧杯中，加 20mL 硝酸，低温加热至溶解完全，冷却，移入 1000mL 容量瓶中，

用实验用水定容至标线，混匀。

②铋标准中间液：$\rho = 1.00\text{mg/L}$

移取铋标准贮备液 5.00mL，置于 500mL 的容量瓶中，加入 100mL 盐酸溶液，用实验用水定容至标线，混匀。

③铋标准使用液：$\rho = 100.0\mu\text{g/L}$；移取铋标准中间液 10mL，置于 100mL 容量瓶中，加入 20mL 盐酸溶液，用实验用水定容至标线，混匀。用时现配。

（12）载气和屏蔽气：氩气（纯度≥99.99%）。

（13）慢速定量滤纸。

（四）仪器和设备

（1）具有温度控制和程序升温功能的微波消解仪，温度精度可达±2.5℃。

（2）原子荧光光度计应符合 GB/T 21191 的规定，具铋的元素灯。

（3）恒温水浴装置。

（4）分析天平：精度为 0.0001g。

（5）实验室常用设备。

（五）样品

1. 样品的采集

按照相关规定进行样品的采集。

2. 样品的制备

（1）将采集后样品在实验室中破碎保存。

（2）样品采集、运输、制备和保存过程应避免沾污和待测元素损失。

3. 试样的制备

称取样品 0.1~0.5g（精确至 0.0001g。样品中元素含量低时，可将样品称取量提高至 1.0g）置于溶样杯中，用少量实验用水润湿。在通风橱中，先加入 6mL 盐酸，再慢慢加入 2mL 硝酸，混匀使样品与消解液充分接触。若有剧烈化学反应，待反应结束后再将溶样杯置于消解罐中密封。将消解罐装入消解罐支架后放入微波消解仪的炉腔中，确认主控消解罐上的温度传感器及压力传感器均已与系统连接好。按照推荐的升温程序进行微波消解，程序结束后冷却。待罐内温度降至室温后在通风橱中取出，缓慢泄压放气，打开消解罐盖。把玻璃小漏斗插入 50mL 容量瓶的瓶口，用慢速定量滤纸将消解后溶液过滤、转移入容量瓶中，实验用水洗涤溶样杯及沉淀，将所有洗涤液并入容量瓶中，最后用实验用水定容至标线，混匀。

4. 试料的制备

分取 10.0mL 试液置于 50mL 容量瓶中，加入盐酸、硫脲和抗坏血酸混合溶液，混匀。室温放置 30min，用实验用水定容至标线，混匀。定容 50mL 时试剂加入量单位：mL。

★注：室温低于15℃时，置于30℃水浴中保温 20min。

（六）分析步骤

1. 原子荧光光度计的调试

原子荧光光度计开机预热，按照仪器使用说明书设定灯电流、负高压、载气流量、屏蔽、气流量等工作参数。

2. 校准

校准系列的制备：校准系列溶液浓度单位为 μg/L，铋 0.00，1.00，2.00，4.00，6.00，8.00，10.00μg/L。

3. 绘制校准曲线

以硼氢化钾溶液为还原剂、5+95 盐酸溶液为载流，由低浓度到高浓度顺次测定校准系列标准溶液的原子荧光强度。用扣除零浓度空白的校准系列原子荧光强度为纵坐标，溶液中相对应的元素浓度（μg/L）为横坐标，绘制校准曲线。

4. 空白试验

按照 4.3、4.4 和 4.5 相同的试剂和步骤进行空白试验。

5. 测定

（1）将制备好的试料导入原子荧光光度计中，按照与绘制校准曲线相同仪器工作条件进行测定。如果被测元素浓度超过校准曲线浓度范围，应稀释后重新进行测定。

（2）同时将制备好的空白试料导入原子荧光光度计中，按照与绘制校准曲线相同仪器工作条件进行测定。

（七）结果计算与表示

1. 样品的结果计算

铋含量 ω_1（mg/kg）按照公式进行计算：$X = Kc$，

X——铋含量 μg/L；c——测定样液中被测物含量 μg/L；K——稀释倍数。

2. 结果表示

结果表示当测定结果小于 1mg/kg 时，小数点后数字最多保留至 3 位；当测定结果大于 1mg/kg 时，保留 3 位有效数字。

（八）精密度和准确度

1. 精密度

由六家实验室对铋的标准样品进行测定，实验室内相对标准偏差（%）铋 1.47~19.4 实验室间相对标准偏差（%）铋 4.92~7.59，重复性限（mg/kg）铋 0.019~0.299，再现性限（mg/kg）铋 0.019~0.485。

2. 准确度

由六家实验室对铋的标准样品进行测定，相对误差（%）铋-12.7~8.8。

（九）质量保证和质量控制

（1）每批样品至少测定 2 个全程空白，空白样品需使用和样品完全一致的消解程序，测定结果应低于方法测定下限。

（2）根据批量大小，每批样品需测定 1~2 个含目标元素的标准物质，测定结果必须在可以控制的范围内。

（3）在每批次（小于 10 个）或每 10 个样品中，应至少做 10% 样品的重复消解。

（4）若样品消解过程产生压力过大造成泄压而破坏其密闭系统，则此样品数据不应采用。

（5）校准曲线的相关系数应不小于 0.999。

（梁志坚）

第六节　镉中毒的判断和检测

一、镉的理化性质

镉为银白色的金属，原子量112.4，熔点320.9℃，沸点765℃，不溶于水，溶于氢氧化铵、硝酸和热硫酸。在加热处理镉的过程中，释放的镉烟雾在空气中很快转化成细小的氧化镉气溶胶。

二、镉中毒的原因及表现症状

1. 食入性急性镉中毒

多因食入镀镉容器内的酸性食物所致，酷似急性胃肠炎：恶心、呕吐、腹痛、腹泻、全身乏力、肌肉酸痛，并有头痛、肌肉疼痛，可因失水而发生虚脱，甚者急性肾衰竭而死亡。

2. 吸入性急性镉中毒

吸入高浓度镉烟所致，先有上呼吸道黏膜刺激症状，脱离接触后上述症状减轻。经4~10h的潜伏期，出现咳嗽、胸闷、呼吸困难，伴寒战、背部和四肢肌肉和关节酸痛，胸部X线检查有片状阴影和肺纹理增粗。严重患者出现迟发性肺水肿，可因呼吸及循环衰竭死亡。少数合并有肝、肾损害。少数病例急性期后发生肺纤维化，导致肺通气功能障碍。

3. 慢性镉中毒

长期过量接触镉，主要引起肾脏损害，极少数严重的晚期病人可出现骨骼病变。吸入中毒尚可引起肺部损害。其他症状：慢性中毒患者常伴有牙齿颈部黄斑、嗅觉减退或丧失、鼻黏膜溃疡和萎缩、轻度贫血，偶有食欲减退、恶心、肝功能轻度异常、体重减轻和高血压。

三、诊断依据及治疗

（一）诊断

1. 急性镉中毒

根据接触史和呼吸道症状、胃肠道表现，诊断不难。

2. 慢性镉中毒

除职业史和临床症状外，结合胸片、肺功能、肾小管功能和尿镉等做出诊断。

3. 职业性镉中毒

职业性镉中毒的诊断标准参见国家标准 GBZ 17—2002。

（二）治疗措施

1. 急性镉中毒

（1）口服中毒尽早用温水洗胃、导泻，并予补液，纠正水、电解质紊乱；急性吸入性中毒可用10%硅酮雾化吸入，以消除泡沫，肾上腺皮质激素能降低毛细血管通透性，宜早期定量使用。

（2）驱镉治疗：可给予依地酸二钠。

（3）对症处理。

2. 慢性镉中毒

以对症治疗为主。乙基二硫代氨基甲酸钠治疗慢性镉中毒已引起临床关注。

3. 其他治疗

重症病人可予血液透析治疗。

4. 预后情况

一般中毒较轻者预后较好，严重中毒者预后差。

四、检测方法

1. 方法原理

试样经灰化或酸消解后，注入一定量样品消化液于原子吸收分光光度计石墨炉中，电热原子化后吸收228.8nm共振线，在一定浓度范围内，其吸光度值与镉含量成正比，采用标准曲线法定量。

2. 试剂和材料

★注1：除非另有说明，本方法所用试剂均为分析纯，水为GB/T6682规定的二级水。

★注2：所用玻璃仪器均需以硝酸溶液（1+4）浸泡24h以上，用水反复冲洗，最后用去离子水冲洗干净。

（1）试剂

①硝酸（HNO_3）：优级纯；②盐酸（HCl）：优级纯；③高氯酸（$HClO_4$）：优级纯；④过氧化氢（H_2O_2，30%）；⑤磷酸二氢铵（$NH_4H_2PO_4$）。

（2）试剂配制

①硝酸溶液（1%）：取10mL硝酸加入100mL水中，稀释至1000mL。

②盐酸溶液（1+1）：取50mL盐酸慢慢加入50mL水中。

③硝酸：高氯酸混合溶液（9+1），取9份硝酸与1份高氯酸混合。

④磷酸二氢铵溶液（10g/L）：称取10g磷酸二氢铵，用100mL硝酸溶液（1%）溶解后定量移入1000mL容量瓶，用硝酸溶液（1%）定容至刻度。

（3）标准品

金属镉（Cd）标准品，纯度为99.99%或经国家认证并授予标准物质证书的标准物质。

（4）标准溶液配制

①镉标准储备液（1000mg/L）：准确称取1g金属镉标准品（精确至0.0001g）于小烧杯中，分次加20mL盐酸溶液（1+1）溶解，加2滴硝酸，移入1000mL容量瓶中，用水定容至刻度，混匀；或购买经国家认证并授予标准物质证书的标准物质。

②镉标准使用液（100ng/mL）：吸取镉标准储备液10mL于100mL容量瓶中，用硝酸溶液（1%）定容至刻度，如此经多次稀释成每毫升含100ng镉的标准使用液。

③镉标准曲线工作液：准确吸取镉标准使用液0、0.5、1、1.5、2、3mL于100mL容量瓶中，用硝酸溶液（1%）定容至刻度，即得到含镉量分别为0、0.5、1、1.5、2、3ng/mL的标准系列溶液。

3. 仪器和设备

（1）原子吸收分光光度计，附石墨炉。

（2）镉空心阴极灯。

（3）电子天平：感量为0.1mg和1mg。

（4）可调温式电热板、可调温式电炉。

（5）马弗炉。

（6）恒温干燥箱。

（7）压力消解器、压力消解罐。

（8）微波消解系统：配聚四氟乙烯或其他合适的压力罐。

4．分析步骤

（1）试样制备

①干试样：粮食、豆类，去除杂质；坚果类去杂质、去壳；磨碎成均匀的样品，颗粒度不大于0.425mm。储于洁净的塑料瓶中，并标明标记，于室温下或按样品保存条件下保存备用。

②鲜（湿）试样：蔬菜、水果、肉类、鱼类及蛋类等，用食品加工机打成匀浆或碾磨成匀浆，储于洁净的塑料瓶中，并标明标记，于-18～-16℃冰箱中保存备用。

③液态试样：按样品保存条件保存备用。含气样品使用前应除气。

（2）试样消解

可根据实验室条件选用以下任何一种方法消解，称量时应保证样品的均匀性。

①压力消解罐消解法：称取干试样0.3~0.5g（精确至0.0001g）、鲜（湿）试样1~2g（精确到0.001g）于聚四氟乙烯内罐，加硝酸5mL浸泡过夜。再加过氧化氢溶液（30%）2~3mL（总量不能超过罐容积的1/3）。盖好内盖，旋紧不锈钢外套，放入恒温干燥箱，120~160℃保持4~6h，在箱内自然冷却至室温，打开后加热赶酸至近干，将消化液洗入10mL或25mL容量瓶中，用少量硝酸溶液（1%）洗涤内罐和内盖3次，洗液合并于容量瓶中并用硝酸溶液（1%）定容至刻度，混匀备用；同时做试剂空白试验。

②微波消解：称取干试样0.3~0.5g（精确至0.0001g）、鲜（湿）试样1~2g（精确到0.001g）置于微波消解罐中，加5mL硝酸和2mL过氧化氢。微波消化程序可以根据仪器型号调至最佳条件。消解完毕，待消解罐冷却后打开，消化液呈无色或淡黄色，加热赶酸至近干，用少量硝酸溶液（1%）冲洗消解罐3次，将溶液转移至10mL或25mL容量瓶中，并用硝酸溶液（1%）定容至刻度，混匀备用；同时做试剂空白试验。

③湿式消解法：称取干试样0.3~0.5g（精确至0.0001g）、鲜（湿）试样1~2g（精确到0.001g）于锥形瓶中，放数粒玻璃珠，加10mL硝酸高氯酸混合溶液（9+1），加盖浸泡过夜，加一小漏斗在电热板上消化，若变棕黑色，再加硝酸，直至冒白烟，消化液呈无色透明或略带微黄色，放冷后将消化液洗入10~25mL容量瓶中，用少量硝酸溶液（1%）洗涤锥形瓶3次，洗液合并于容量瓶中并用硝酸溶液（1%）定容至刻度，混匀备用；同时做试剂空白试验。

④干法灰化：称取0.3~0.5g干试样（精确至0.0001g）、鲜（湿）试样1~2g（精确到0.001g）、液态试样1~2g（精确到0.001g）于瓷坩埚中，先小火在可调式电炉上炭化至无烟，移入马弗炉500℃灰化6~8h，冷却。若个别试样灰化不彻底，加1mL混合酸在可调式电炉上小火加热，将混合酸蒸干后，再转入马弗炉中500℃继续灰化1~2h，直至试样消化完全，呈灰白色或浅灰色。放冷，用硝酸溶液（1%）将灰分溶解，将试样消化液移入10mL或25mL容量瓶中，用少量硝酸溶液（1%）洗涤瓷坩埚3次，洗液合并于容量瓶中并用硝酸溶液（1%）定容至刻度，混匀备用；同时做试剂空白试验。

★注：实验要在通风良好的通风橱内进行。对含油脂的样品，尽量避免用湿式消解法消化，最

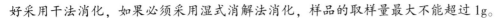

好采用干法消化，如果必须采用湿式消解法消化，样品的取样量最大不能超过1g。

（3）仪器参考条件

根据所用仪器型号将仪器调至最佳状态。原子吸收分光光度计（附石墨炉及镉空心阴极灯）测定参考条件：波长228.8nm，狭缝0.2~1.0nm，灯电流2~10mA，干燥温度105℃，干燥时间20s；灰化温度400~700℃，灰化时间20~40s；原子化温度1300~2300℃，原子化时间3~5s；背景校正为氘灯或塞曼效应。

（4）标准曲线的制作

将标准曲线工作液按浓度由低到高的顺序各取20μL注入石墨炉，测其吸光度值，以标准曲线工作液的浓度为横坐标，相应的吸光度值为纵坐标，绘制标准曲线并求出吸光度值与浓度关系的一元线性回归方程。

标准系列溶液应不少于5个点的不同浓度的镉标准溶液，相关系数不应小于0.995。如果有自动进样装置，也可用程序稀释来配制标准系列。

（5）试样溶液的测定

于测定标准曲线工作液相同的实验条件下，吸取样品消化液20μL（可根据使用仪器选择最佳进样量），注入石墨炉，测其吸光度值。代入标准系列的一元线性回归方程中求样品消化液中镉的含量，平行测定次数不少于2次。若测定结果超出标准曲线范围，用硝酸溶液（1%）稀释后再行测定。

（6）基体改进剂的使用

对有干扰的试样，和样品消化液一起注入石墨炉5μL基体改进剂磷酸二氢铵溶液（10g/L），绘制标准曲线时也要加入与试样测定时等量的基体改进剂。

5. 分析结果的表述

试样中镉含量按下式进行计算：

$$X = (C_1 - C_0) \times V/m \times 1000$$

式中：

X——试样中镉含量，单位为毫克每千克或毫克每升（mg/kg 或 mg/L）；

C_1——试样消化液中镉含量，单位为纳克每毫升（ng/mL）；

C_0——空白液中镉含量，单位为纳克每毫升（ng/mL）；

V——试样消化液定容总体积，单位为毫升（mL）；

m——试样质量或体积，单位为克或毫升（g 或 mL）；

1000——换算系数。

★注：以重复性条件下获得的2次独立测定结果的算术平均值表示，结果保留2位有效数字。

6. 精密度

在重复性条件下获得的2次独立测定结果的绝对差值不得超过算术平均值的20%。

7. 其他

方法检出限为0.001mg/kg，定量限为0.003mg/kg。

第七节　铅中毒的判断和检测

一、铅的理化性质

铅，英文名称 Lead，元素符号 Pb，原子序数 82，相对原子质量 207.2，是 IVA 族金属。密度 11.3437g/cm³，熔点 327.502℃，沸点 1740℃，铅是一种略带蓝色的银白色金属，但是在空气中很容易被空气中的氧气氧化，形成灰黑色的氧化铅，所以我们看到的铅常是灰色的。铅的延性弱，展性强，抗腐蚀性高，抗放射性穿透的性能好。作为常用的有色金属，铅的年产销量在有色金属中排在第四位（继铝、铜、锌后）。由于性能优良，铅、铅的化合物及其合金被广泛应用于蓄电池、电缆护套、机械制造、船舶制造、轻工、氧化铅等行业。

二、铅中毒的原因及临床表现

铅中毒是一种由于铅的累积吸收而导致的慢性病，该过程有时会伴随一些明显的症状，当表现为易怒、没有食欲、性格改变、腹绞痛等症状时，其血铅含量一般在 50μg/dL 左右，但是这些症状很容易被认为是其他原因引发的。如果在该阶段没有被意识到，血铅很容易升高到 100μg/dL 以上，这时儿童表现的症状通常为颅内压升高，引起放射性呕吐、知觉改变、痉挛等；成人在血铅浓度为 50~60μg/dL 时如果继续铅中毒，会导致肾衰、反应迟钝、周围神经系统病症、痛风等。

铅中毒不易治愈，其对人体的危害即使在血铅含量降低后还会持续很长的时间。铅中毒至少损害到 3 种人体器官：①周围及中枢神经系统；②亚铁血红细胞的生物合成途径；③肾脏功能。铅中毒对于儿童和成人的伤害不尽相同，因为儿童的神经系统没有发育完全，而且成人吸收饮食中的铅为 10%，儿童可达 40%~50%，因此对于儿童的神经系统的损害会高于成人，对于孕妇的伤害主要是造成了胎儿的先天铅中毒。

三、诊断依据及治疗

（一）诊断

（1）患者有铅及铅化物的接触史。

（2）患者有腹痛、腹泻、呕吐、大便呈黑色。头痛、头晕、失眠、甚至烦躁、昏迷，心悸、面色苍白、贫血等症状。

（3）血铅>1.2μmol/L，尿铅>0.39μmol/L 有诊断意义。

（二）治疗

新型的治疗方法是单独使用抗氧化剂，或抗氧化剂与螯合剂一起使用，有些抗氧化剂也具有螯合剂的作用，因此，单独使用合适的抗氧化剂对铅中毒也有良好的疗效。需要特别注意的是，铅中毒的诊断和治疗，要在医生的指导下进行，不可自行随意用药。

1. 驱铅治疗

首先断绝与铅的接触，使用金属络合剂促进铅的排泄。常用药物有依地酸二钠、二巯丁二钠、二巯丁二酸、依地酸钙钠、二乙烯三胺五乙酸三钠钙、巯基络合剂、巯乙胺、青霉胺等。

2. 腹痛

使用解痉剂，如阿托品肌内注射。

3. 急性铅中毒性脑病

在驱铅的同时，应早期、适量、短程使用糖皮质激素；使用脱水剂、利尿药以降低颅内压；给予改善脑细胞代谢药物。

4. 对症支持治疗

适量输液，给予大剂量维生素 C、肌苷等药物保护肝功能。

5. 其他治疗

皮肤污染宜彻底清洗；吸入中毒者迅速脱离中毒环境；口服中毒立即催吐、洗胃及导泻。

6. 预后情况

轻症者多可治愈，重症者预后差。

四、铅含量测定的几种途径

（1）血铅作为铅中毒的指标：静脉血的铅含量可以有效地表征人体铅中毒情况，末梢血可用于铅中毒筛查。

（2）尿铅作为铅中毒的辅助检测：可以作为降铅效果的指标。

（3）X 射线荧光检测骨铅：反映铅在人体内的沉积。

（4）发铅、汗铅及其他组织液：发铅虽然有取样简单、不用侵入人体等优势，但是样品暴露于外界、环境污染影响大，同时没有规范的处理方式，而且没有明确的定义含铅正常范围值，不像血铅那样有标准品，因此很少用来作铅测定。汗铅、指甲铅等也不是科学的铅含量测定途径。

五、儿童/成人的安全血铅含量

大量研究结果表明，反映儿童近期（1~3 个月内）铅接触的最佳指标是全血铅含量（以下简称血铅）。血铅一直是铅中毒研究的最重要的生物学监测指标，儿童血铅与铅接触之间的相关系数较高，特别是在环境铅污染较严重的情况下，血铅能较好地反映铅接触水平。在稳定的、低水平铅接触状态下，血铅也能较好地反映儿童体内铅负荷状况。

其实并没有真正意义的安全血铅含量，只是从统计学的角度阐述这样的一个安全概念。1991 年美国疾病控制中心提出安全的血铅含量应≤10μg/dL。1994 年，在第一届全球儿童铅中毒预防大会上来自世界 30 多个国家和地区的官员和学者进一步认定了这一标准。

六、血铅的分析方法

血液中的铅大部分都是处于非游离型状态，与血液中的血细胞和蛋白形成多种多样的结合物，要测定血液中铅的含量必须先要将结合型的铅离子释放出来，由于血液中铅的含量非常低（一般在 0.0001~1μg/mL 之间），因此要求铅的释放效率要达到 100%，而且必须要排除外源性铅离子的干扰。所以对测量设备及测量方法的灵敏度、精度要求非常高。

目前公认能够精确测定血铅浓度的仪器和方法中最常用的是阳极溶出伏安法（ASV）和石墨炉原子吸收光谱法（GFAAS）。等离子体质谱法（ICP-MS）等虽然可精确测定血铅含量，但因成本太高，不适合做日常分析。

（一）实验室检测

1. 血铅检测（石墨炉法）

（1）仪器要求：原子吸收仪应配有电热原子化器、背景校准系统和自动进样器，在原子化时应使其快速加热；高纯度热解石墨镀层管和固体热解石墨平台；氩气，纯度99.996%以上。

（2）仪器的一般设置：分析波长：283.3nm，波宽0.5~1.0nm；峰值计算：吸收峰积分，积分时间2~5s；校准曲线：线性。

（3）石墨炉工作参数：应咨询仪器生产商的技术人员并通过实验确定最佳条件。

在石墨平台加样应准确，加样品的量应能使其充分原子化；建议仪器条件：样品预干燥温度：通常，100~150℃，10~15s；然后，150~250℃，10~30s；高温分解的温度应比铅开始损失的温度低100℃；原子化时间应足够使吸收峰形完整。清洗石墨管应使彻底清洁。

（4）其他材料：自动取样器、容量瓶、玻璃瓶和塑料瓶（用前10%稀硝酸清洗）、一次性无色取样器头、一次性自动进样杯。

（5）试剂：硝酸铅标准液；浓硝酸（特纯级）；去离子水（电阻系数>10MΩ·cm）；Triton100-X ⓒ（高纯级）；磷酸二氢铵（纯度为HPLC级）；血铅质控样；血铅标准品。

（6）试剂、标准品、样品的准备

制备修正液：0.2%硝酸（v/v），0.5% triton X-100（v/v），0.2%磷酸二氢氨（w/v）。

用水配制Pb的3个浓度的标准校准液：100μg/L，300μg/L，600μg/L。

校准溶液需要从1000mg/L浓度的标准品经过一系列的稀释得到。

可选用同介质标准曲线法（Matrix-Matched）：分析人员必须得到没有被污染的血源（铅含量<1μg/dL）。这样可以更好地扣除杂质的背景干扰，使测得的结果更准确。尤其是使用水配校准液、仪器性能达不到要求时（没有使用塞曼背景扣除），应选用同介质标准曲线法以弥补。

（7）血样及质控样

放置好石墨炉样品进样器的小瓶，如果是水配的校准液，注入450μL修正液；如果用水介质校准液，注入400μL修正液和50μL去离子水。

确认样品为全血，并且均匀。取50μL血样加入进样小瓶，记录编号。

如果用冻干血粉质控品，在使用前应重新悬浮于溶液中并适当摇匀，否则会由于摇的力量过猛而产生气泡，造成自动进样器吸入体积误差，结果不准确。建议在分析前机器摇匀20min。

为延长使用期限，质控样混匀后可分装进酸洗过的小瓶中，再冷冻保存备用。除非已证明是稳定的，否则一周准备一次。

（8）石墨炉操作和维护

①石墨管、平台及连接对于不同的石墨炉应注意其石墨管的使用寿命，超出其使用寿命会造成结果不准确，还可能损坏石墨连接环。定期（如每天）检查石墨管/平台，如有凹痕或明显的沉积物应不再使用。换新石墨管前要清洁炉子。

②自动进样器的调节：用光照着炉口，自动进样器头部在放进石墨管时不能碰到管壁。用镜子观察炉中进样器头的位置并调整，使其正好在平台之上0.5~1mm的位置。通过观察样品被推进时放在平台上的位置来检查进样器是否调正，管壁上不能有样品。只有当样品全部都能放在平台上时，实验才能继续。

③样品干燥：样品变干时不能有沸腾和溅射现象。特别是更换了新的石墨管和连接环时，要先

用空白修正液试验一下，再做血样分析。如果有溅射现象，用每次降低10℃的方法来优化样品干燥的温度。

（9）仪器校准、验证和质控

用空白样和每个水平的标准液校准仪器。如果空白样的积分时间>0.005s，应停下实验检查污染源。校准后要注意其回归相关系数应>0.995。用质控样验证其校准。分析后，要记录好所有数据，在仪器日常维护本中记录灯的功率。

（10）样品重复测量

在RSD>±10%或出现进样器进样不成功的情况时，必须做重复测量。

（11）数据处理

一般情况都有软件直接给出测量的浓度值。超出高浓度校准液浓度值的样品，稀释后重新测量。虽然自动进样器能完成在线稀释，但不如手工稀释准确，应与手工稀释样的测量对比后再使用。

（12）注意事项

应计算2~4周内的特征值（characteristic mass），不应超过生产商所给值的±20%。还应注意吸收峰形的变化，识别正常峰形和异常峰形的区别以发现问题。

2. 食品中铅测定

（1）适用范围：本法适用于食品中铅的石墨炉原子吸收光度法测定。本法的方法检出限（LOD）为0.005mg/kg。

（2）原理：试样经酸消解或灰化后，注入原子吸收分光光度计石墨炉中，电热原子化后吸收283.3nm共振线，在一定浓度范围，其吸收值与铅含量呈正比，与标准系列比较定量。

（3）试剂

★注：实验用水为GB/T 6682的一级水，所用试剂均为优级纯或铅本底值低的试剂。

①硝酸：优级纯，且铅本底值低。

②高氯酸：优级纯，且铅本底值低。

③混合酸消解液：硝酸+高氯酸（9+1，*V/V*）。

④硝酸（1+1，*V/V*）：将50mL硝酸慢慢加入50mL水中。

⑤0.5mol/L硝酸：将3.2mL硝酸加入50mL水中，稀释到100mL。

⑥20g/L磷酸二氢铵溶液：优级纯或光谱纯，称取2.0g磷酸二氢铵，以去离子水溶解稀释到100mL。

⑦铅标准储备液：准确称取（99.99%）金属铅1.000g，分次加少量硝酸（1+1），加热溶解，总量不超过37mL，移入1000mL容量瓶，加水至刻度，混匀。此溶液每毫升含1.0mg铅，储存于聚乙烯瓶中，4℃保存。铅标准品：纯度≥99.99%。

⑧铅标准溶液：从具有资质单位购买铅单元素标准溶液，保存于4℃冰箱中，使用时应严格按证书要求使用。

⑨铅标准使用液：铅标准储备液用0.5mol/L硝酸经多次稀释成每毫升含1000ng铅的标准使用液。在4℃冰箱中保存，可稳定1个月。

⑩标准系列的配制：分别吸取铅标准使用液0，0.5，1，2，4，6mL于100mL容量瓶中，用0.5mol/L硝酸溶液稀释至刻度，摇匀，配制成0，5，10，20，40，60ng/mL铅浓度标准系列。标

准系列临用前现配。

（4）仪器与耗材

★注：所用玻璃仪器均需以（1+4，*V/V*）硝酸浸泡过夜，用水反复冲洗，最后用去离子水冲洗干净。

①原子吸收分光光度计（附石墨炉及铅空心阴极灯）。

②可调式电热板或电炉。

③100mL高脚烧杯或锥形瓶，表面皿。

④微波消解仪及其配套的聚四氟乙烯罐。

⑤高温电阻炉（马弗炉）。

（5）操作步骤

可根据实验室条件选用以下任何一种方法消解。

①湿式消解法：称取1.00~5.00g均匀试样（根据样品种类、食品限量标准而定。建议蔬菜、水果、婴幼儿配方及辅助食品等2.50~5.00g，粮食及制品、禽肉及内脏、水产品、蛋制品巧克力可可制品1.00~2.50g）于高脚烧杯或锥形瓶中，放数粒玻璃珠，加10mL混合酸，加盖浸泡过夜。放置电热板上消解，先低温消化1~2h，再升温消化。若出现炭化（变棕黑色）趋势，应立即从电热板上取下，再补加适量硝酸，直至冒白烟，消化液呈无色透明或略带黄色。待自然冷却至室温，加10mL去离子水继续加热，直至冒白烟，赶除液体中剩余酸和氮氧化物。将试样消化液全部转入25mL容量瓶中用去离子水定容，充分混匀备用。按同法做试剂空白试验。

②微波消解法：称取0.10~1.00g试样（一般干样<0.5g容器，湿样适当增加或按使用说明书称取试样，不熟悉的样品消化时称样量严格限制在0.2g以内）于聚四氟乙烯内罐，加硝酸5~8mL浸泡过夜。盖好内盖，旋紧外盖，放入微波消解仪内，按仪器使用说明书操作方法进行消化。消化结束，冷却至室温，加10mL去离子水，将聚四氟乙烯内罐移入赶酸器，继续加热，赶除液体中剩余酸和氮氧化物。将试样消化液全部转入10mL容量瓶中用水定容。取与消化试样相同量的硝酸，按同一方法做试剂空白试验。

③介质辅助微波消解法：称取0.5~2g试样（干样、含脂肪高的试样<1.00g，鲜样<2.00g）于石英消解罐中，加混合酸10mL，盖上盖，放入微波消解炉中，250W火力保持30min，升至300W保持1h，350W保持30min，400W至消解液剩余1~2mL，色澄清。待自然冷却至室温，加入10mL去离子水，赶氮，350W至消解完成。消化液全部转入10mL容量瓶中用去离子水定容。同时作试剂空白试验。

（6）测定

①仪器参考条件：根据各自仪器性能选择最佳条件，调试使之处于最佳状态。参考条件如下：波长：283.3nm；狭缝：0.2~1.0nm；灯电流：5~7mA；干燥温度：120℃，20~30s；灰化温度：400~700℃，20~30s；原子化温度：1800~2300℃，4~5s；背景校正：氘灯或塞曼效应。

②标准曲线的制备及样品测定。

a. 标准曲线制备：分别吸取铅标准系列溶液0.0，5.0，10.0，20.0，40.0ng/mL，各10μL注入石墨炉，测其吸光度值，完成标准曲线的制备。

b. 样品测定：分别吸取样液和试剂空白液各10μL注入石墨炉，测其吸光度值，得到样液中铅的浓度。在测定过程中，建议每测定10~20个样品用铅标准溶液或标准物质检查仪器的稳定性。

c. 基体改进剂的使用：测定中须注入适量的基体改进剂（20g/L）磷酸二氢铵溶液（一般为

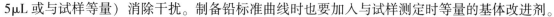

5μL 或与试样等量）消除干扰。制备铅标准曲线时也要加入与试样测定时等量的基体改进剂。

（7）计算

试样中铅含量按公式进行计算：

$$X = (C-C_0) \times V/m \times f$$

式中：

X——试样中铅的含量，单位为毫克每千克（mg/kg）；

C——测定样液中铅的含量，单位为纳克每毫升（ng/mL）；

C_0——空白液中铅的含量，单位为纳克每毫升（ng/mL）；

V——样品消化液的定容总体积，单位为毫升（mL）；

m——试样质量，单位为克（g）；

f——稀释倍数。

★注：计算结果保留 3 位有效数字。

（8）精密度

本操作规程的精密度是指在重复条件下获得的 2 次独立测定结果的相对相差，食品中不同含量铅的相对相差参考值表 4-7。

表 4-7　食品中铅平行样测定的相对相差参考值

铅的浓度（mg/kg）	<0.1	0.1~1.0	>1.0
平行样的相对相差/%	<25	<15	<10

（9）说明

①尽可能使用有证标准物质作为质量控制样品，也可采用加标回收试验进行质量控制。尽量选用与样品基质相同或相似的标准物质作为质量监控的标准。标准物质与样品按相同方法同时进行消化后，测定其铅含量。测定结果应在证书给定的参考值范围内。每批样品至少分析 1 个标准物质。

②方法定性限及定量限：将仪器各参数调至最佳工作状态，分别对空白和至少 3 个浓度铅标准溶液进行 3 次重复测定，取 3 次测定的平均值后，按线性回归法求出标准曲线斜率（b）。对试剂空白进行至少 20 次测定，计算试剂空白吸光度值的标准偏差（s）。根据检出限公式 $L=Ks/b$，按试剂空白吸光度值的 3 倍标准偏差，再根据取样量和定容体积，计算出方法检出限。可做多次，算出方法检出限平均值。按试剂空白吸光度值的 10 倍标准偏差，再根据取样量和定容体积，计算出方法的定量限。如本方法中若称取 5.00g 样品，定容 25.00mL，方法的定量限为 10μg/kg。

③干扰及消除：食品中共存离子一般不产生干扰。氯化钠对石墨炉原子吸收光谱法测定食品中的铅存在很大的基体干扰，对测定结果产生影响。目前对于高无机盐含量样品铅测定中干扰的消除尚无很好的办法，建议在样品的测定过程中，样品消化液中加入硝酸铵，使硝酸铵浓度为 50g/L，加入 5μL 或与样液同量的（0.66g/L）氯化钯或硝酸钯基体改进剂，并将灰化温度提高到 1000℃以上，可在一定程度上降低氯化钠对铅测定的影响。

④分析器皿应该在分析前及时洗涤，然后放入带盖的盒内，防止被环境污染。

⑤配制标准溶液时，应加入少量硝酸（一般硝酸浓度为 0.5mol/L），防止因容器壁吸附或产生氢氧化物而引起浓度变化。

(二) 血铅阳极溶出伏安法

1. 仪器要求

应有电子控制部分和电极系统。市场上已有商品化的成套仪器。其电极部分包括工作电极、参比电极和计数电极，对电流-时间曲线积分计算分析结果，以 μg/dL 为单位。

2. 样品准备

分析前血样中结合状态的铅必须释放出来，才能镀到工作电极上。有 2 种血样制备过程：酸消化法和置换法。仪器生产商配有置换法所使用的专用试剂，这种试剂中含有（$CH_3COO)_2Ca$、$CrCl_3$、Hg^{2+} 和 Triton X-100，取 100μL 血样直接加入生产商提供的 2.9mL 的含置换试剂的试管中，根据样品的不同而放置 1~24h。只有有经验的电化学实验室才自己准备这种试剂，必须保证其中所含铅量小于仪器的检测极限。

3. 仪器校准

校准品可以购买得到或者用优质全血通过分析准备，应能追溯到标准品。校准仪器一般需要 3 个标准点和 1 个空白，而该种方法 2 点校准已经足够，但只有在线性情况下才可能使用。需严格质控。

4. 仪器操作和维护

应遵守生产商有关仪器操作和电极维护的说明。高浓度的样品使仪器有记忆效应，应加测 1 个空白。测铅结果无效的情况，生产商已在说明书中说明，应详细查阅。

5. 线性范围

使用 ASV 法测血铅，其线性范围可达 100μg/dL。如果血铅浓度超出测定范围，可以用等体积的置换试剂稀释样品，然后进行样品处理和分析；或者取 50μL 血样（而不是通常的 100μL）放入置换试剂中，然后进行分析，记录结果应是仪器显示值的 2 倍。

参考文献

[1] 杨文英，王宝旺，籍木良．石墨炉原子吸收分光光度法直接测定酱油中的铅 [J]．中国卫生检验杂志，2007，17（6）1027-1029.

[2] 李坤．氢化物原子荧光法与石墨炉原子吸收法测定微量铅 [J]．中国卫生检验杂志，2007，17（5）1027-1017.

[3] 吴瑶庆，孟昭荣．碳化-酸溶消解石墨炉光谱法测定板栗中铅、镉的研究 [J]．中国卫生检验杂志，2007，17（4）650-651.

[4] 中华人民共和国国家卫生和计划生育委员会，国家食品药品监督管理总局．12-2017 食品中铅的测定：GB/T5009 [S]．北京：中国标准出版社，2017.

[5] 中华人民共和国国家卫生和计划生育委员会，国家食品药品监督管理总局．15-2014 食品中镉的测定：GB/T5009 [S]．北京：中国标准出版社，2017.

[6] HJ 694-2014 水质汞、砷、硒、铋和锑的测定——原子荧光法 [S].

[7] 李述信．原子吸收光谱分析中的干扰及消除方法 [M]．北京：北京地质出版社，1987.

[8] 孙汉文．原子吸收光谱分析技术 [M]．北京：中国科学技术出版社，1992.

[9] 陈珞洛，张秀莞．石墨炉原子吸收法直接测定尿中镉的含量 [J]．环境与职业医学，2007，24（2）：237-238.

[10] 蒋定国，杨大进．2019 年国家食品污染物和有害因素风险监测工作手册．

第八节　钡中毒的判断和检测

一、钡的概述

钡，元素符号 Ba，在化学元素周期表中位于第六周期第二主族的元素，原子系数为 56，原子量为 137.327。钡在地壳中的含量为 0.05%，位列 14 位。在自然界中的主要矿物为重晶石（硫酸钡即 $BaSO_4$）和毒重石（碳酸钡即 $BaCO_3$）。钡的化学活性很大，在碱土金属中是最为活泼的。它也是酸性溶液中最活泼的金属之一，仅次于锂、铯、铷与钾。

二、钡的理化性质

钡是银白色金属，熔点 725℃，沸点 1600℃，密度 3.51g/m^3，有延展性。从电势以及电离能可以看出，钡单质具有很强的还原性，事实上若只考虑失去第 1 个电子的情况，钡在水中的还原性是最强的，但钡失去第 2 个电子相对困难，所以综合考虑，钡的还原性会下降不少。钡在空气中缓慢氧化，生成氧化钡，氧化钡为无色立方晶体。溶于酸，不溶于丙酮和氨水。与水作用成氢氧化钡，有毒。燃烧时则发出绿色火焰，生成过氧化钡。在地壳元素分类中，钡属于成矿分布亲石元素。钡微溶于酒精，不溶于苯。通常将钡化合物称为钡盐。

钡盐种类很多，据其在水中的溶解性分为可溶性钡盐和不可溶性钡盐两大类。常见可溶性钡盐有氯化钡、硝酸钡、氢氧化钡、醋酸钡等，不可溶性钡盐有硫酸钡、碳酸钡等。钡及其化合物主要用于制造合金、橡胶、陶瓷、纸、玻璃、药品、毒鼠剂及杀虫剂等。

三、钡中毒的原理及症状表现

正常情况下，钡是人体一种非必需的无毒的稀有微量元素，但过量摄入钡盐对人体可产生急、慢性毒性作用，如肌肉毒性、免疫毒性、生殖毒性、致畸、致癌、致突变等危害。随着钡应用范围的不断扩大，人们暴露于钡危害的风险逐步增加，应引起高度重视。金属钡一般无毒，但部分钡盐对人体具有毒性作用。钡盐的毒性与其溶解度有关，溶解度愈高，其毒性愈大，呈明显的剂量效应关系。钡盐中以氯化钡、硝酸钡、氯酸钡、醋酸钡、过氧化钡、氧化钡、氢氧化钡、碳酸钡、硫化钡及草酸钡等的毒性较强。职业性钡中毒主要由于呼吸道吸入引起，见于生产和使用过程中的意外事故，如碳酸钡烘干炉维修时违反操作规程或个人防护不当导致大量吸入而发生急性中毒。液态可溶性钡化合物可经创伤皮肤吸收，淬火液爆溅灼伤皮肤，掉入硫化钡或氯化钡池内，可经皮肤吸收而中毒。非职业中毒大多由误食引起，如将钡盐误作发酵粉、碱面、面粉、明矾等食入。人经口服氯化钡中毒剂量为 0.2~0.5g，致死量为 0.8~0.9g。碳酸钡虽不溶于水，但食入后与胃酸起反应，可变为氯化钡而有毒。成人氯化钡经口中毒量为 0.2~0.5g，致死量为 0.8~4.0g。钡离子是一种极强的肌肉毒，大量钡离子吸收入血后，对骨骼肌、平滑肌、心肌等各种肌肉组织可产生持续的刺激和兴奋作用。兴奋骨骼肌可使其肌纤维颤动、抽搐、运动障碍，严重者出现全身肢体麻痹性瘫痪。日常生活中人们对钡的认识较少，钡盐中毒（简称"钡中毒"）事件时有发生。临床所见钡中毒大部分为将氯化钡、碳酸钡当成食盐、明矾、面粉、发酵粉而误服所致的非职业性钡中毒，职业性钡中毒多属生产和使用过程中的意外事故。钡中毒分为急性钡中毒和慢性钡中毒两类。

1. 急性钡中毒

急性钡中毒发病急，危害严重。潜伏期为数分钟至数小时，多数在 0.5~4h 发病。主要临床表现为胃肠道刺激症状、肌束颤动、惊厥及低钾症候群等类似于毒蕈碱样和烟碱样症状。早期表现为头晕、头痛、乏力、胸闷、气促、腹痛、恶心、呕吐、焦虑、脉缓、脉律不齐、肢体麻木等，症状加重后出现呼吸肌麻痹、进行性肌肉麻痹、四肢肌张力降低、站立不稳、持物困难、肌张力进行性下降至完全瘫痪。

2. 慢性钡中毒

慢性钡中毒多见于长期接触钡化合物的工人。主要表现为上呼吸道和眼结膜刺激症状及慢性间质性肺炎，部分可表现为钙-磷代谢和副交感神经功能紊乱、心脏传导障碍等。如乏力、气促、流涎、口腔黏膜肿胀糜烂、鼻炎、结膜炎、腹泻、心动过速、室内传导阻滞、血压增高、排尿困难、脱发等。长期吸入过量的硫酸钡或重晶石矿的微细粉尘后，可发生肺内钡尘沉着症（钡尘肺）。一般无自觉症状和呼吸功能障碍。

四、钡中毒的治疗措施

立即使患者脱离中毒事故现场。皮肤接触者立即脱去污染衣服，用大量流动清水清洗污染皮肤。眼睛接触者立即提起眼睑用生理盐水或清水冲洗，然后送医。经呼吸道吸入钡化合物粉尘者，粉尘沉积在咽部可吞咽入消化道，及时、反复漱口，并口服硫酸钠或硫酸镁 20~30g，生成难溶性钡盐，减少消化道吸收。及时、足量补钾，在心电图及血清钾严密的监护下进行，直至检测指标恢复正常，然后酌情减量，稳定后停药。出现呼吸肌麻痹，血气分析提示呼吸衰竭时，应及时进行机械通气。中度、重度中毒患者，早期给予血液净化治疗。心律失常者给予相应药物。心跳呼吸骤停时，应及时予以心肺复苏。

急性钡中毒的抢救治疗应以彻底洗胃（硫酸镁、硫酸钠、硫代硫酸钠）、解毒（二巯基丙磺酸钠、硫酸钠）、输液、补钾及纠正心律失常为主。慢性钡中毒，当脱离接触钡粉尘后，有些阴影可缩小变淡。临床常采用硫酸钠或硫代硫酸钠解毒治疗。

五、钡的检测方法

1. 适用范围

本规程规定了电感耦合等离子体质谱法测定蔬菜、水果、食用菌、谷类粮食、婴幼儿谷类辅助食品、虾姑及茶叶中 46 种多元素的方法，其中包含钡的测定。

2. 原理

样品经消解处理为样品溶液，样品溶液经雾化由载气送入等离子体炬管中，经过蒸发、解离、原子化和离子化等过程，转化为带正电荷的离子，经离子采集系统进入质谱仪，质谱仪根据质荷比进行分离。对于一定的质荷比，质谱的信号强度与进入质谱仪的离子数呈正比，即样品中待测元素浓度与各元素产生的质谱信号强度呈正比，通过测量质谱的信号强度来测定样品溶液中各元素的浓度。

3. 试剂

★注：除特别注明外，本实验所用试剂均为优级纯，水为符合 GB/T 6682 规定的一级水。

（1）硝酸：MOS 级或电子纯级。

（2）过氧化氢。

（3）氢氟酸。

（4）氩气：高纯氩气（>99.99%）或液氩。

（5）硝酸溶液（2+98，体积比）：取20mL硝酸，缓慢加入100mL水中，用水稀释至1000mL。

（6）标准溶液

①元素储备液：钡（1000或100μg/mL）或多元素混合储备液；均需购买有证标准物质。

②混合内标溶液：推荐选用锗、铑、铟、铼、铋单元素标准溶液配制成混合内标溶液，浓度为（Ge：30μg/mL；Rh、In、Re、Bi：10μg/mL），使用国家食品安全风险评估中心2019年国家食品污染和有害因素风险监测工作手册推荐用量。

（7）仪器调谐液（Li、Y、Ce、Tl、Co）浓度为10ng/mL。

（8）溶液配制

①混合标准使用溶液：取一定量的单标或混合标准储备液，用硝酸溶液（2+98）逐级稀释为钡标准使用液浓度为1μg/mL。

②标准曲线工作溶液：取适量元素混合标准使用溶液，用硝酸溶液（2+98）配制成标准系列0，5，10，50，100，500ng/mL；

③内标使用液：取适量混合内标溶液，用硝酸溶液（2+98）稀释10倍，浓度为Ge：3μg/mL，Rh、In、Re、Bi：1μg/mL；

④仪器调谐使用液（1ng/mL）：取适量仪器调谐液，用硝酸溶液（2+98）稀释10倍，浓度为1ng/mL。

4. 仪器和设备

（1）电感耦合等离子体质谱仪（ICP-MS）。

（2）天平：感量为0.1mg和1mg。

（3）高压密闭微波消解系统，配有聚四氟乙烯高压消解罐。

（4）密闭高压消解器，配有消解内罐。

（5）恒温干燥箱（烘箱）。

（6）粉碎机、均质器。

5. 分析步骤

（1）样品制备

①干试样：谷类粮食、婴幼儿谷类辅助食品、干食用菌、茶叶等，去除杂质粉碎成均匀的样品，储于洁净的塑料瓶中，并作好标记，于室温下或按样品保存条件下保存备用。

②鲜（湿）试样：蔬菜、水果、鲜食用菌等，取可食部分，去除杂质，洗净晾干，用均质器制成匀浆，储于洁净的塑料瓶中，并作好标记，于-18℃冰箱中保存备用。虾姑去头，剥去外壳，取可食部分，用均质器制成匀浆，储于洁净的塑料瓶中，并作好标记，于-18℃冰箱中保存备用。

（2）样品消解

①微波消解法：准确称取0.5~1g（精确至0.001g）试样于聚四氟乙烯消解罐中，加入6mL硝酸，冷消化1~2h，加入1mL过氧化氢，按优化好的微波消解程序进行消解，消解完全后，用超纯水将消化液定容至25mL，混匀备用，同时做空白实验。

②密闭高压罐消解：准确称取0.5~1g（精确至0.001g）的试样于消解内罐中，加入6mL硝酸

浸泡过夜，再加入 1mL 过氧化氢（总量不能超过罐容积的 1/3），放入恒温干燥箱，140~160℃保持 4~6h，在箱内自然冷却至室温，将消解内罐取出，用超纯水将消化液定容至 25mL，混匀备用，同时做空白实验。

③茶叶样品消解：称取 0.25g（精确到 0.001g）试样于聚四氟乙烯消解罐中，加入 6mL 硝酸，放置 2h，再加入 1mL 过氧化氢和 0.5mL 氢氟酸，旋紧罐盖，按照优化的微波消解程序进行消解，消解完全后，90℃赶酸 1h，用超纯水将消化液定容至 25mL，混匀备用，同时做空白实验。

（3）测定

当仪器真空度达到要求时，用调谐液调整仪器各项指标，使仪器灵敏度、氧化物、双电荷、分辨率等各项指标达到测定要求，编辑测定方法、选择碰撞/反应池模式或干扰方程，选择各测定元素的质量数、内标元素，引入在线内标，观测内标灵敏度、进行 P/A 调谐，符合要求后将试剂空白、标准系列、样品溶液分别引入仪器进行测定。

（4）计算

选择各元素内标，选择各标准，输入各参数，由计算机绘制标准曲线、计算回归方程，计算出样品溶液中各元素的浓度。

6. 分析结果的表述

（1）低含量待测元素的计算

试样中低含量待测元素的含量按下式计算：

$$X = (\rho - \rho_0) \times V \times f / m \times 1000$$

式中：X——试样中待测元素含量，单位为毫克每千克或毫克每升（mg/kg 或 mg/L）；

ρ——试样溶液中被测元素质量浓度，单位为微克每升（μg/L）；

ρ_0——试样空白液中被测元素质量浓度，单位为微克每升（μg/L）；

V——试样消化液定容体积，单位为毫升（mL）；

f——试样稀释倍数；

m——试样称取质量或移取体积，单位为克或毫升（g 或 mL）；

1000——换算系数。

★注：计算结果保留 3 位有效数字。

（2）高含量待测元素的计算

试样中高含量待测元素的含量按下式计算：

$$X = (\rho - \rho_0) \times V \times f / m$$

式中：

X——试样中待测元素含量，单位为毫克每千克或毫克每升（mg/kg 或 mg/L）；

ρ——试样溶液中被测元素质量浓度，单位为毫克每升（mg/L）；

ρ_0——试样空白液中被测元素质量浓度，单位为毫克每升（mg/L）；

V——试样消化液定容体积，单位为毫升（mL）；

f——试样稀释倍数；

m——试样称取质量或移取体积，单位为克或毫升（g 或 mL）。

7. 精密度

样品中元素含量大于 1mg/kg 时重复性条件下获得的 2 次独立测定结果的绝对差值不得超过算

术平均值10%，小于或等于1mg/kg且大于0.1mg/kg时，在重复性条件下获得的2次独立测定结果的绝对差值不得超过算术平均值的15%；小于或等于0.1mg/kg时，在重复性条件下获得的2次独立测定结果的绝对差值不得超过算术平均20%。

参考文献

［1］张文根．元素发现史上的两次奇迹及科学方法研究［J］．中学化学教学参考，1998（4）：48-49.

［2］宋天佑，程鹏，王杏乔，等．无机化学：下册［M］．2版．北京：高等教育出版社，2010：102-105.

［3］吴国庆，等．无机化学（第四册）下册［M］．北京：高等教育出版社，2003：217-219.

［4］夏元洵．化学物质毒性全书［M］．上海：上海科学技术文献出版社，1991：109-110.

［5］王跃兵，黄文丽，李蕴成．微量元素钡与人体健康［J］．地方病通报，2009 24（1）：81-83.

［6］中华人民共和国国家卫生和计划生育委员会，国家食品药品监督管理总局．食品安全国家标准　食品中多元素的测定：GB5009.268-2016.北京：中国标准出版社，2016.

（王秋波）

第九节　铬中毒的判断和检测

一、铬的概述

铬，元素符号Cr，是位于元素周期表第4周期第6副族的金属元素，原子系数24，原子量51.9961，常见化合价为+2、+3和+6，是硬度最大的金属。按照在地壳中的含量，铬属于分布较广的元素之一，在自然界中主要以铬铁矿$FeCr_2O_4$形式存在。

二、铬的理化性质

铬是银灰色有光泽的金属，纯铬有延展性，含杂质的铬硬而脆，可溶于强碱溶液。铬具有很高的耐腐蚀性，在空气中，即便是在赤热的状态下，氧化也很慢。不溶于水，镀在金属上可起保护作用。铬能慢慢地溶于稀盐酸、稀硫酸，而生成蓝色溶液。与空气接触则变成绿色，是因为被氧化成绿色的$CrCl_3$的缘故。铬不溶于浓硝酸，因为表面生成紧密的氧化物薄膜而呈钝态。在高温下，铬能与卤素、硫、氮、碳等直接化合。在冶金工业上，铬铁矿主要用来生产铬铁合金和金属铬。铬铁合金作为钢的添加料生产多种高强度、抗腐蚀、耐磨、耐高温、耐氧化的特种钢，如不锈钢、耐酸钢、耐热钢、滚珠轴承钢、弹簧钢、工具钢等。金属铬主要用于与钴、镍、钨等元素冶炼特种合金。这些特种钢和特种合金是航空、宇航、汽车、造船，以及国防工业生产枪炮、导弹、火箭、舰艇等不可缺少的材料。在耐火材料上，铬铁矿用来制造铬砖、铬镁砖和其他特殊耐火材料。

三、铬中毒的原理及症状

金属铬化学性质很不活泼，铬的毒性与其存在的价态有关。一般认为二价铬无毒；三价铬毒性小，吸收率低，清除也快，故一般不引起急性中毒；六价铬毒性比三价铬毒性大100倍，溶解度大，较易吸收，并易被人体吸收且在体内蓄积，对局部组织有腐蚀性，被机体吸收后虽可还原为三价铬，但在还原过程中对机体具刺激性和腐蚀性，六价铬可使蛋白质变性，而且是核酸的沉淀剂，可影响体内氧化、还原过程，干扰酶系统。此外，它还是变应原，对机体有致敏作用。

铬在天然食品中的含量较低、均以三价的形式存在。三价铬和六价铬可以相互转化。天然水不含铬；海水中铬的平均浓度为 $0.05\mu g/L$；饮用水中更低。铬的污染源有含铬矿石的加工、金属表面处理、皮革鞣制、印染等排放的污水。三价的铬是对人体有益的元素，而六价铬是有毒的。人体对无机铬的吸收利用率极低，不到 1%；人体对有机铬的利用率可达 10%~25%。

确切地说，铬的生理功能是与其他控制代谢的物质一起配合起作用，如激素、胰岛素、各种酶类、细胞的基因物质（DNA 和 RNA）等。

（一）急性铬中毒

六价铬化合物具有强氧化性，可使蛋白质变性，并干扰酶系统活性，如可抑制谷胱甘肽还原酶的活性，使正铁血红蛋白氧化为高铁血红蛋白，造成肝、肾损伤。六价铬化合物具有强烈的刺激作用。

1. 生活性中毒

主要为误服六价可溶性铬盐所致，以重铬酸钾居多，成人的致死量为 50~70mg/kg。口服重铬酸钾后，经数分钟至数小时潜伏期，轻者出现恶心、呕吐、腹痛、腹泻、血便，出现脱水和电解质紊乱。严重者出现烦躁不安，脉搏加快，呼吸急促，发绀，血压下降甚至惊厥、昏迷休克，同时出现黄疸、肝肿大、蛋白尿、血尿等肝损伤症状，甚至发生急性肾衰竭。铬酸外用治疗疣、痔疮也可引起急性中毒。曾有一例面部皮肤癌敷用铬酸结晶致严重肾损害，30 日后死亡的病例。铬酸经皮肤中毒的患者，呕吐、腹泻、失水等消化道症状轻微，但局部有强刺激和腐蚀作用，也可引起肝、肾损害。

2. 急性吸入中毒

主要见于职业接触人群，多为吸入六价铬化合物的粉尘或烟雾所致，常见于铬酸盐制造、电镀等作业、吸入高浓度铬化合物后很快出现流涕、咽痛、咳痰、胸闷、胸痛等呼吸道刺激症状，数小时后可出现哮喘，双肺可闻及干、湿啰音，伴有呼吸困难。重者可发生化学性肺炎。

（二）慢性铬中毒

1. 皮肤损害

六价铬化合物能刺激皮肤，并且导致皮肤过敏。常见的皮肤刺激症状有红斑、水肿、溃疡，通过皮肤斑贴试验检查，检测结果呈阳性。铬元素造成的皮肤溃疡，称之为"铬疮"，手指、手背是发生溃疡的多发部位。

2. 呼吸系统损害

如果烟雾和粉尘中含有大量的铬元素，会对呼吸道产生明显的刺激作用，可以诱发鼻中隔穿孔、鼻黏膜溃疡、咽炎、肺炎等疾病。患者可以出现不明原因的咳嗽、头痛、心悸等。听诊可以闻及心脏部位大量的哮鸣音。

3. 消化系统损害

长期接触铬元素也会对消化系统产生明显的损害。患者可以表现为胃痛、全身无力、食欲不振，并且有味觉或者嗅觉的明显减弱。

四、铬中毒的治疗措施

1. 急性中毒的治疗

根据毒物进入人体的途径不同而分别处理：①经口腔进入的，立刻用温水亚硫酸钠或硫代硫酸钠溶液洗胃，用50%硫酸镁60mL导泻，尽快将毒物从消化道排出，然后给牛奶、蛋清或氢氧化铝凝胶，以保护胃黏膜、防止毒物吸收；②经呼吸道侵入的，给予解毒药物，即硫代硫酸钠静脉注射，或用二巯基丙醇肌肉注射，同时给维生素、葡萄糖等药物支持治疗，鼻中隔溃疡部用10%维生素C擦洗，涂抹5%硫代硫酸钠软膏，鼻中隔穿孔可进行修补术；③经皮肤进入的，应尽快用清洁的温水或肥皂水清洗污染的皮肤，防止毒物继续进入，铬溃疡用10%维生素C溶液湿敷，再用10%EDTA软膏或5%硫代酸钠或2%二巯丙醇软膏涂抹，溃疡深而久治不愈者亦可考虑手术治疗；④当铬进入眼内应立即用大量流动的水冲洗，再用氯霉素眼药水（溅入碱性液时）或磺胺醋酰眼药水（溅入酸性液时）滴眼，并用抗菌素眼膏，每日3次，严重时应立即就医。

2. 慢性铬中毒的治疗

慢性中毒的治疗有：①鼻中隔穿孔：穿孔处先用维生素溶液擦洗，然后涂无刺激性的软膏，促使穿孔愈合和防止穿孔扩大；②皮炎或湿疹：可涂硫代硫酸钠或二巯基丙醇软膏，并涂炉甘石洗剂止痒；③铬疮：局部用硫代硫酸钠溶液湿敷1天，再涂上述软膏，经久不愈的铬疮可用手术切除治疗。

五、铬的检测方法

1. 原理

试样经消解处理后，采用石墨炉原子吸收光谱法，在357.9nm处测定吸收值，在一定浓度范围内其吸收值与标准系列溶液比较定量。

2. 试剂和材料

★注：除非另有规定，本方法所用试剂均为优级纯，水为GB/T 6682规定的一级水。

（1）试剂：硝酸（HNO_3）；高氯酸（$HClO_4$）；磷酸二氢铵（$NH_4H_2PO_4$）。

（2）试剂配制

①硝酸溶液（5+95）：量取50mL硝酸慢慢倒入950mL水中，混匀。

②硝酸溶液（1+1）：量取250mL硝酸慢慢倒入250mL水中，混匀。

③磷酸二氢铵溶液（20g/L）：称取2.0g磷酸二氢铵，溶于水中，并定容至100mL，混匀。

（3）标准品：重铬酸钾（$K_2Cr_2O_7$）：纯度>99.5%或经国家认证并授予标准物质证书的标准物质。

（4）标准溶液配制

①铬标准储备液：准确称取基准物质重铬酸钾（110℃，烘2h）1.4315g（精确至0.0001g），溶于水中，移入500mL容量瓶中，用硝酸溶液（2+98）稀释至刻度，混匀。此溶液每毫升含1.000mg铬。或购置经国家认证并授予标准物质证书的铬标准储备液。

②铬标准使用液：将铬标准储备液用硝酸溶液（2+98）逐级稀释至每毫升含100ng铬。

③标准系列溶液的配制：分别吸取铬标准使用液（100μg/mL）0，5，10，20，40，60mL于100mL容量瓶中，用硝酸溶液（2+98）稀释至刻度，混匀。各容量瓶中每毫升分别含铬0，5，10，

20，40，60ng。或采用石墨炉自动进样器自动配制。

3. 仪器设备

★注：所用玻璃仪器均需以5%～10%硝酸溶液（1+4）浸泡24h以上，用水反复冲洗，最后用去离子水冲洗干净。

（1）原子吸收光谱仪，配石墨炉原子化器，附铬空心阴极灯。

（2）微波消解系统，配有消解内罐。

（3）可调式电热炉。

（4）可调式电热板。

（5）压力消解器：配有消解内罐。

（6）马弗炉。

（7）恒温干燥箱。

（8）电子天平：感量为0.1mg和1mg。

4. 分析步骤

（1）试样的预处理

①粮食、豆类等去除杂物后，粉碎，装入洁净的容器内，作为试样。密封，并标明标记，试样应于室温下保存。

②蔬菜、水果、鱼类、肉类及蛋类等水分含量高的鲜样，直接打成匀浆，装入洁净的容器内，作为试样。密封，并标明标记。试样应于冰箱冷藏室保存。

（2）样品消解

①微波消解：准确称取试样0.2～0.6g（精确至0.001g）于微波消解罐中，加入5mL硝酸，按照微波消解的操作步骤消解试样。冷却后取出消解罐，在电热板上于140～160℃赶酸至0.5～1.0mL。消解罐放冷后，将消化液转移至10mL容量瓶中，用少量水洗涤消解罐2～3次，合并洗涤液，用水定容至刻度。同时做试剂空白试验。

②湿法消解：准确称取试样0.5～3.0g（精确至0.001g）于消化管，加入10mL硝酸、0.5mL高氯酸，在可调式电热炉上消解（参考条件：100℃保持0.5～1h、升温至160℃到棕黄色烟消失，冒出白烟、180℃滴解样品到1mL左右）。若消化液呈棕褐色，再加硝酸，消解至冒白烟，消化液呈无色透明或略带黄色，取出消化管，冷却后用水定容至10mL。同时做试剂空白试验。

③高压消解：准确称取试样0.3～1.0g（精确至0.001g）于消解内罐中，加入5mL硝酸。盖好内盖，旋紧不锈钢外套，放入恒温干燥箱，于140～160℃下保持4～5h。在箱内自然冷却至室温，缓慢旋松外罐，取出消解内罐，放在可调式电热板上于140～160℃赶酸至0.5～1.0mL。冷却后将消化液转移至10mL容量瓶中，用少量水洗涤内罐和内盖2～3次，合并洗涤液于容量瓶中并用水定容至刻度。同时做试剂空白试验。

④干法灰化：准确称取试样0.5～3.0g（精确至0.001g）于坩埚中，小火加热，炭化至无烟，转移至马弗炉中，于550℃恒温3～4h取出冷却，对于灰化不彻底的试样，加数滴硝酸，小火加热，小心蒸干，再转入550℃高温炉中，继续灰化1～2h，至试样呈白灰状，从高温炉取出冷却，用硝酸溶液（1+1）溶解并用水定容至10mL。同时做试剂空白试验。

（3）测定

①仪器测试条件：根据各自仪器性能调至最佳状态。

②标准曲线的制作：自动进样器将标准系列溶液按浓度由低到高的顺序分别取 10μL（可根据使用仪器选择最佳进样量），注入石墨管，原子化后测其吸光度值，以浓度为横坐标，吸光度值为纵坐标，绘制标准曲线。

③试样测定：在与测定标准溶液相同的实验条件下，自动进样器吸取空白溶液和样品溶液 10μL（可根据使用仪器选择最佳进样量），注入石墨管，原子化后测其吸光度值，与标准系列溶液比较定量。对有干扰的试样应注入 5μL（可根据使用仪器选择最佳进样量）的磷酸二氢铵溶液（20.0μg/L）（标准系列溶液的制作过程应按 5.2.4 操作）。

5. 分析结果的表述

试样中铬含量的计算见下式：

$$X = （C_1-C_0）\times V/m\times 1000$$

X——试样液中铬的含量，单位为毫克每千克（mg/kg）；

C_1——测定样液中铬的含量，单位为纳克每毫升（ng/mL）；

C_0——空白液中铬的含量，单位为纳克每毫升（ng/mL）

V——样品消化液的定容总体积，单位为毫升（mL）；

m——样品称样量，单位为克（g）；

1000——换算系数。

★注：当分析结果≥1mg/kg 时，保留 3 位有效数字；当分析结果<1mg/kg 时，保留 2 位有效数字。

6. 精密度

在重复性条件下获得的 2 次独立测定结果的绝对差值不得超过算术平均值的 20%。

7. 其他

称样量 0.5g，定容至 10mL 计算，方法检出限为 0.01mg/kg，定量限为 0.03mg/kg。

参考文献

[1] 官大威. 法医学辞典 [M]. 北京：化学工业出版社, 2009.

[2] 吴继明, 程胜高. 探讨六价铬对人体健康的影响及防治措施 [J]. 现代预防医学, 2009, 36（24）：1003-1007.

[3] 中华人民共和国国家卫生和计划生育委员会, 国家食品药品监督管理总局. 食品安全国家标准食品中铬的测定：GB/ T 5009.123-2014 [S]. 北京：中国标准出版社, 2016.

（王秋波）

第五章 植物性毒物

第一节 野生菌中毒的判断和检测

野生菌是云南省特有的野生食用菌，云南野生食用菌分为 2 个纲、11 个目、35 个科、96 个属、约 250 十种，占了全世界食用菌一半以上，中国食用菌的三分之二。因野生菌里富含各种氨基酸、植物蛋白、维生素等各种营养成分，自然就成了人们餐桌上的一道美食。然而，只要烹饪方法不当或误食有毒菌常常可导致中毒，严重者可在短时间内致人死亡。

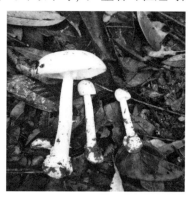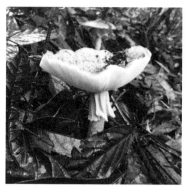

致命鹅膏菌　　　　　　　　　　　拟灰花纹鹅膏菌

图 5-1　云南常见的毒鹅膏菌

一、野生菌中死亡率最高的毒素

据统计，在普遍发生的蘑菇中毒事件中，95% 是由鹅膏菌属引起。鹅膏菌中引起中毒的毒素主要是含有毒肽（phallotoxins）和毒伞肽（amatoxins）两大类毒素，这两类毒素均属环肽类中分子物质，参与毒素组成的氨基酸大多是非蛋白质氨基酸。毒伞肽是一种双环八肽，已分离纯化的有 9 种，其中 α-鹅膏毒肽和 β-鹅膏毒肽在鹅膏蕈中含量最高，且毒性最强，是鹅膏蕈中毒的主要原因。毒肽是一种双环七肽，已分离鉴定出的鬼笔毒肽类毒素有 7 种，主要有二羟鬼笔毒肽和羧基二羟鬼笔毒肽。一旦食用就会对肝、肾造成损伤。食用后 6~15h 开始出现症状，表现为神经错乱，恶心、呕吐、腹痛、腹泻。此后一两天似乎病愈，实际上毒素进一步损害肝、肾、心脏、肺、大脑中枢神经系统。这时患者以为病愈，也可以活动。但接着病情很快恶化，出现呼吸困难，烦躁不安，谵语、面肌抽搐、小腿肌肉痉挛。病情进一步加重，出现肝、肾细胞损害，黄疸，急性肝炎，肝肿大及肝萎缩，最后昏迷。死亡率高达 50% 以上，甚至 100%。对此毒菌中毒必须及时采取以解毒保肝为主的治疗措施。

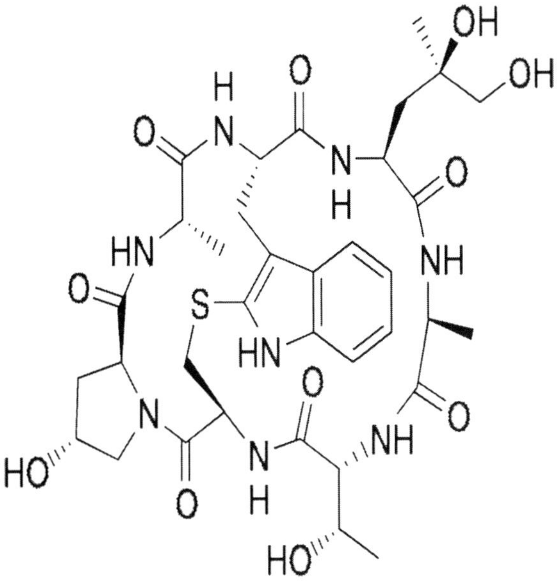

图 5-2　α-毒伞肽（α-amanitin）结构式 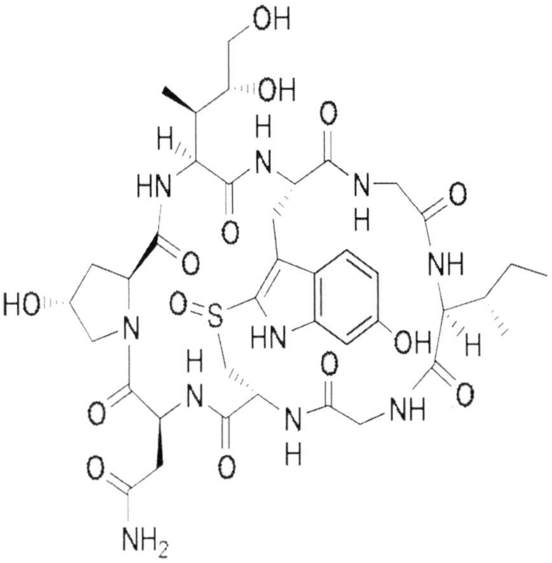　　图 5-3　二羟基毒肽（Phallotoxin）结构式

图 5-2、图 5-3 中各列出了毒伞肽（amatoxins）和毒肽（phallotoxins）中的一种毒素的分子结构，该类毒素化学性质稳定，耐高温、耐干燥和酸碱，一般的烹调加工不会破坏其毒性，该类毒素易溶于甲醇、乙醇、液态氨、吡啶和水。

二、野生菌中毒的症状

野生菌中毒症状因毒菌中所含的毒素不同，患者表现各异，毒菌中毒临床上主要分四型。

1. 胃肠炎型

潜伏期 0.5~6h，表现为恶心、呕吐、腹痛、腹泻、黏液水样便伴电解质紊乱等，严重者出现休克、昏迷。常见毒菌种类如黄粉末牛肝菌、毒红菇、毛头乳菇、小豹斑鹅膏、硫黄菌、月光菌等。

2. 溶血型

由鹿蕈素、马鞍蕈毒等毒素引起，潜伏期 6~12h。除有胃肠道症状外，可出现溶血性黄疸、贫血、血红蛋白尿、腰部酸痛、肝脾肿大等严重者可导致急性肾功能衰竭而死亡。

3. 肝损害型

主要由毒伞七肽、毒伞十肽等引起。初有胃肠道症状，随后出现肝大、黄疸、出血倾向和转氨酶升高，严重者发生肝性脑病而死亡。潜伏期 6~24h，病程较长。代表种如致命鹅膏、黄盖鹅膏、灰花纹鹅膏等。

4. 神经精神型

引起中毒的毒素有毒蝇碱、蟾蜍素和幻觉原等，除有胃肠道症状外，可出现头痛、多汗、流涎、瞳孔缩小等，严重者出现精神失常、幻觉、谵妄、抽搐、昏迷甚至呼吸抑制而死亡。代表种类如毒蝇鹅膏、华丽牛肝菌、中华牛肝菌、小美牛肝菌、光盖菇等。

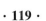

三、野生菌中毒的急救措施

野生菌中毒的急救措施主要包括以下几点。

1. 快速、彻底地清除胃内残留的毒物

（1）早期病情、较轻合作的患者指导其催吐，催吐效果不佳者应当及时进行电动洗胃机洗胃，洗胃必须彻底。催吐：一般口服温开水每次 200~300mL，然后用手指或压舌板压迫舌根引起呕吐，反复多次，直至吐出的胃液为清水为止。洗胃：一般在中毒发生后 6~8h 内进行，如果超此时间，仍应用清水反复多次进行洗胃，洗胃越彻底预后越好。

（2）导泻：导泻的目的是清除进入肠道的毒物，一般用 20%甘露醇 150mL 口服或从胃管内直接注入导泻，但腹泻严重及重度虚脱的患者不宜进行导泻。

2. 促进已吸收毒物的排出

迅速建立静脉输液通道，并保证其通畅有效，正确及时执行医嘱，根据医嘱合理使用利尿剂，促进已吸收毒物的排泄和阻止毒物的吸收。密切观察患者生命体征变化情况，准确记录 24h 出入量。

3. 用药原则

（1）抗胆碱药物阿托品适用于含毒蕈碱的毒蕈中毒，毒蕈碱样症状可表现为：恶心、呕吐、流涎、腹痛、腹泻、支气管痉挛分泌物增多、呼吸困难、多汗、瞳孔缩小、心动过缓等，此时应及早使用，使用过程中应仔细观察患者用药后的反应，严防阿托品过量。

（2）当出现急性中毒性肝病、中毒性心肌病、急性溶血性贫血时应及早应用肾上腺皮质激素。

（3）晚期重症患者应加强控制感染及对症支持治疗。

（4）严重出血时应给予输血治疗。

四、鹅膏肽类毒素的检测方法

（一）材料与方法

1. 仪器与试剂

AB3200Q（AB 公司、美国）-HPLC 1290（Agilent 公司、美国）超高效液相色谱/串联质谱联用仪（配有电喷雾离子化源 ESI 源）；万分之一和 10 万分之一分析天平（Sartius 公司、德国）；旋涡混合仪（fulka 公司、美国）；超声波清洗器（上海科导公司、中国）；旋转蒸发仪（buchi 公司、德国）；离心机（Sigma 公司、美国）；氮吹仪（O.I 公司、美国）；超纯水仪（Millipore 公司、美国）；针头过滤器（13mm，0.22μm）水系滤膜（天津津滕公司）。

甲醇（HPLC 级，Fisher 公司、美国）；甲酸（HPLC 级，Fisher 公司、美国）；乙腈（HPLC 级，Fisher 公司、美国）；三氯甲烷（HPLC 级，Fisher 公司、美国）；乙酸铵（HPLC 级，Fisher 公司、美国）；5 种鹅膏环肽标准品（Sigma-ALDRICH 公司、美国）：α-毒伞肽（α-amanitin，纯度≥90%）、β-毒伞肽（β-amanitin，纯度≥0%）、γ-毒伞肽（γ-amanitin，纯度≥90%）、二羟基毒肽（phalloidin，纯度≥85%）、羟基毒肽（phallacidin，纯度≥85%）。

2. 实验方法

（1）标准溶液的配制

①5 种鹅膏环肽标准储备液的配制：分别精确称取 5 种标准物质 1mg，准确到 0.00001g，甲醇

定容至 10mL，相当于 100μg/mL。-20℃冰箱储存。

②5 种鹅膏环肽标准使用液的配制：分别准确吸取 0.2mL 5 种标准储备液于 5 个 10mL 容量瓶中，用甲醇至刻度，相当于 2mg/L。

③5 种鹅膏环肽混合标准使用液的配制：分别准确吸取 1.0mL 5 种标准储备液于 1 个 10mL 容量瓶中，用甲醇至刻度，相当于 10mg/L。

④5 种鹅膏环肽混合标准系列配制：分别吸取 50，100，200，400，600，800，1000μL，5 种鹅膏环肽混合标准使用液，用初始流动相定容至 10mL，相当于 50，100，200，400，600，800，1000μg/L。

（2）样品前处理

①提取：将新鲜蘑菇样品干燥（干燥温度<50℃），称取干燥粉末 0.2g（干重），精密称定，置于 10mL 具塞离心管中，加入 10mL 甲醇，涡旋混匀，超声提取 10min，以 10000rpm 转速离心 10min，取上清液。残渣中再加入 5mL 甲醇，涡旋混匀，超声提取 10min，以 10000rpm 转速离心 10min，合并上清液。50℃旋转蒸发至近干，加 2mL 水溶解，得提取液。

②净化：预先分别用 2mL 甲醇和水淋洗活化 OasisHLB 固相柱（3mL，60mg），再将以上提取液过柱，用 1mL 含 5%甲醇的三氯甲烷液淋洗，最后用 2mL 甲醇洗脱；洗脱液在 50℃水浴中用氮气吹至近干，用甲醇-5mmol/L 乙酸铵水（20∶80，$V:V$）溶解定容至 2mL、震荡混匀后，过 0.22μm 滤膜，进样。

（3）液相色谱-串联质谱条件

①色谱条件

a. 色谱柱：ACQUITY UPLC HSS T$_3$色谱柱（100mm×2.1mm，1.7μm，Waters 公司）或相当。

b. 流动相：流动相 A：5mmol/L 乙酸铵水溶液，流动相 B：0.1%甲酸甲醇溶液。

c. 柱温：40℃。

d. 进样：20.0μL。

e. 梯度洗脱程序见表 5-1。

表 5-1　超高效液相梯度洗脱程序

时间/min	流速（mL/min）	流动相 A/%	流动相 B/%
0	0.4	80	20
0.2	0.4	80	20
3	0.4	40	60
3.5	0.4	50	50
4.0	0.4	50	50
5.0	0.4	60	40
5.5	0.4	80	20
8	0.4	80	20

②质谱条件

离子源：电喷雾离子源正离子（ESI+），多反应监测（MRM）模式。毛细管电压：5.5kV；气帘气：30L/h，脱溶剂温度：550℃，脱溶剂气流量：50L/h，需 2 个以上离子对进行定性。其他质谱参数见表5-2。

表5-2 3种鹅膏毒肽的质谱条件参数

目标物	保留时间/min	监测离子对（m/z）	锥孔电压/V	碰撞能量/eV
β-毒伞肽	2.97	920.0/259.0 *	53	53
		920.0/86.1	53	120
α-毒伞肽	3.01	919.0/259.0 *	45	60
		919.0/86.1	45	120
γ-毒伞肽	3.38	903.0/242.9 *	49	60
		903.0/86.1	49	121
二羟基毒肽	4.52	789.4/330.2	40	53
		789.4/157.2 *	40	79
羟基毒肽	4.76	847.4/330.1	41	60
		847.4/157.4 *	41	88

＊注：定量离子对

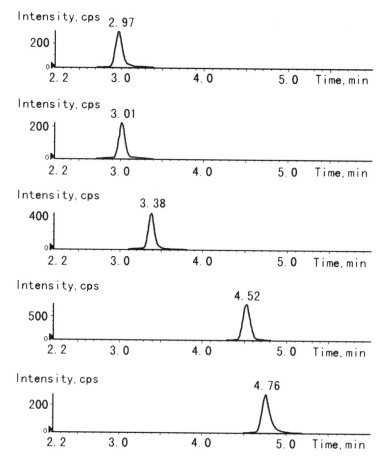

β-毒伞肽（2.97）、α-毒伞肽（3.01）、γ-毒伞肽（3.38）、二羟基毒肽（4.52）、羟基毒肽（4.76）

图5-4 5种毒肽和毒伞肽标准提取离子（XIC）图

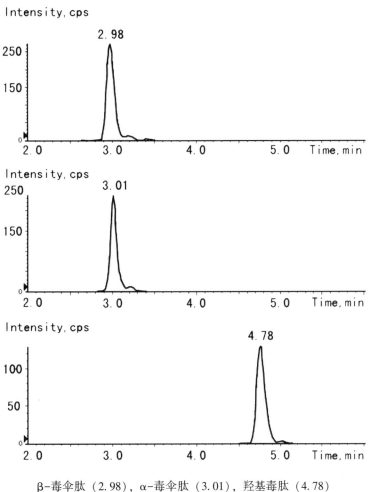

β-毒伞肽（2.98），α-毒伞肽（3.01），羟基毒肽（4.78）

图 5-5　云南致命鹅膏菌提取离子（XIC）图

（二）线性范围与检出限

5 种毒肽和毒伞肽的线性方程、线性范围和线性相关系数见表 5-3。以信噪比为 3 倍噪声估算检出限（LOD），5 种毒肽和毒伞肽的检出限为 20μg/kg。

表 5-3　5 种毒肽和毒伞肽线性方程、相关系数和检出限

分析物	线性方程	线性范围（μg/kg）	相关系数 r	检出限（μg/kg）
α-毒伞肽	$y=1.19x+63.6$	20~1000	0.9992	20
β-毒伞肽	$y=1.97x+46.7$	20~1000	0.9951	20
γ-毒伞肽	$y=2.11x+58.7$	20~1000	0.9968	20
二羟基毒肽	$y=5.08x+41.1$	20~1000	0.9983	20
羟基毒肽	$y=1.77x+14.0$	20~1000	0.9926	20

五、野生毒蘑菇中的毒蝇碱、毒蝇母毒素的检测方法

（一）材料与方法

1. 仪器

1290 超高效液相色谱仪（美国 Agilent 公司）\ AB3200 Q TRAP（美国 AB SCIEX 公司）；Nanopure 纯水机（美国 Barnstead 公司）；FLUCA 匀浆机（美国）；SIGMA 大容量高速离心机（美国）；Buchi 旋转蒸发仪（德国），1.0mL 微量注射器（美国 agilent 公司）。

2. 试剂

甲醇（Fisher 公司）：HPLC 级；甲酸（Fisher 公司）：HPLC 级；乙酸铵：进口标准品；毒蝇碱（muscarin）纯度 ≥90%（SIGMA‐ALDRICH 公司）；毒蝇母（muscimol）：≥90%（SIGMA‐ALDRICH 公司）。

3. 方法

（1）色谱条件：Waters BEH Amide 2.1mm×100mm，1.7μm 色谱柱；进样量 20μL；柱温为 20℃；流动相 A 为（5mmol/L 乙酸铵和 0.1%甲酸）水；B 为乙腈，流动相初始比率 A：B＝3：7 梯度洗脱 5min，流速 300μL/min。

表 5-4　梯度洗脱程序

时间/min	A%（5mmol/L 和 0.1%甲酸）水	B%乙腈
0.1	30	70
1.0	90	10
1.5	90	10
2.0	30	70
5.0	30	70

（2）质谱条件

离子化方式：电喷雾离子源（ESI）正离子模式；检测方式：多离子反应监测（MRM）；碰撞气（CAD）：Midium；气帘气（CUR）：20psi；雾化气（GS1）：60psi；加热气（GS2）：60psi；喷雾电压（IS）：5500V；去溶剂温度（TEM）：550℃；扫描时间：50ms，毒蝇碱、毒蝇母保留时间、离子对碰撞电压和去簇电压见表 5-5。

表 5-5　毒蝇碱、毒蝇母 MRM 监测参数

分析物	保留时间/min	离子对（m/z）	碰撞气能量 CE/eV	去簇电压 DP/eV
毒蝇碱	1.24	174.0/56.9/97.2	30.8/25.4	37.89
毒蝇母	1.46	115.2/68.1/98.1	24.1/15.2	27.70

（3）混合标准储备液的配制：分别取 1mg/mL 毒蝇碱、毒蝇母各 0.1mL 用甲醇定容至 10mL，相当于 10mg/L，避光，-20℃可保存 6 个月。

（4）标准使用液的配制：取 0.1mL 标准储备液，用甲醇定容至 10mL，相当于毒蝇碱 100μg/L，毒蝇母 1000μg/L，使用时用流动相稀释成：毒蝇碱标准系列 0，2，4，8，10，20，50μg/L；毒蝇母标准系列 0，20，40，80，100，200，500μg/L 的标准系列进行测定并绘制标准曲线。

（5）样品的前处理：准确称取 0.5g 新鲜小豹斑鹅膏菌，加 5mL 甲醇匀浆，超声 10min，过滤。取 1.0mL 滤液，过预先用纯水 2.0mL 和 2.0mL 甲醇活化的 SPE-C₁₈ 小柱，用 2.0mL 甲醇洗脱，收集甲醇洗脱液。定容至 2.0mL，待测。

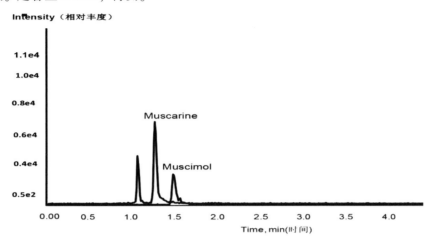

图 5-6　毒蝇碱、毒蝇母标准提取离子（XIC）图

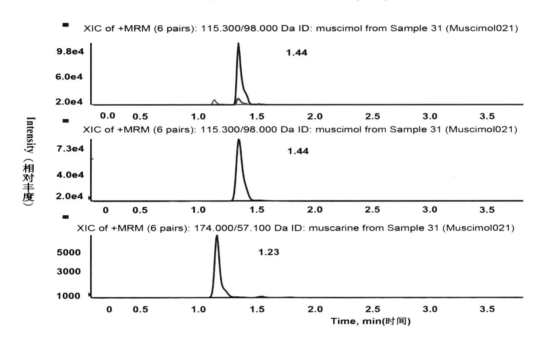

图 5-7　小豹斑鹅膏菌中毒蝇碱、毒蝇母样品提取离子（XIC）图

（二）样品前处理

1. 提取

将新鲜蘑菇样品干燥（干燥温度<50℃），称取干燥粉末 0.2g（干重）（新鲜蘑菇 5.0g），精密称定，置于 10mL 具塞离心管中，加入 10mL 甲醇，涡旋混匀，超声提取 10min，以 10000rpm 转速离心 10min，取上清液。残渣中再加入 5mL 甲醇，涡旋混匀，超声提取 10min，以 10000rpm 转速离心 10min，合并上清液。50℃ 旋转蒸发至近干，加 2mL 水溶解，得提取液。

2. 净化

预先分别用 2mL 甲醇和水淋洗活化 SPE-C$_{18}$ 固相萃取小柱（3mL，60mg），再将以上提取液过柱，用 1mL 含 5% 甲醇的氯仿液淋洗，最后用 2mL 甲醇洗脱；洗脱液在 50℃ 水浴中用氮气吹至近干，用甲醇 5mmol/L 乙酸铵水（20∶80，V/V）溶解定容至 1mL、震荡混匀后，0.22μm 滤膜过滤，进样。

3. 线性范围与检出限

毒蝇碱、毒蝇母的线性方程线性范围和线性相关系数见表 5-6。以信噪比为 5 倍噪声估算检出限（LOD），样品中毒蝇碱、毒蝇母的检出限分别为 0.1μg/kg，1μg/kg。

表 5-6　毒蝇碱、毒蝇母的线性方程、相关系数和检出限

分析物	线性方程	线性范围（μg/kg）	相关系数 r	检出限（μg/kg）
毒蝇碱	$y = 795x - 183$	1~100	0.9991	0.5
毒蝇母	$y = 47.2x - 340$	10~1000	0.9994	2.0

（林　佶）

第二节　乌头碱中毒的判断和检测

一、乌头的简述

乌头碱是存在于川乌、草乌、附子等植物中的主要有毒成分。它主要使迷走神经兴奋，对周围神经损害。中毒症状以神经系统和循环系统的为主，其次是消化系统症状。临床主要表现为口舌及四肢麻木，全身紧束感等，通过兴奋迷走神经而降低窦房结的自律性，引起易位起搏点的自律性增高而引起各心律失常，损害心肌。口服纯乌头碱 0.2mg 即可中毒，3~5mg 可致死。民间常用草乌、川乌等植物来泡制药酒，但在此警醒大家它们都具有足以致命的毒性。

二、乌头碱的理化性质

乌头碱的化学成分主要是乌头碱（aconitine）、中乌头碱（mesaconitine）、次乌头碱（hypaconitine）、异乌头碱（isoaconitine）、塔拉弟胺（talatisamine）、川乌碱甲、乙（chuan-wubaseA、B）。草乌含剧毒的双脂类生物碱：中乌头碱、次乌头碱、乌头碱等。

其中毒机理主要对神经和心脏 2 个方面，在神经方面主要是首先兴奋—麻痹感觉神经和中枢神经，有人认为温、痛触、压觉消失等机理可能是乌头直接或间接作用于无髓鞘的和较纤细的神经纤维，从而阻止了冲动的发生和传导。原因可能是乌头碱与钙离子争夺膜上磷脂的结合，使钠转运通道发生改变，阻止了产生动作电位所必需的钠离子的内流，从而阻断了神经冲动的传导，同时影响与疼痛有关的中枢内源性神经递质 5-羟色胺、儿茶酚胺、乙酰胆碱、内啡肽等致癌乌头碱中毒物质与相应受体的结合有关。据观察：3-乙酰乌头碱对神经—肌肉标本作用时，神经及肌肉动作电位。上升相都减慢，表明有机通道活化过程异常。其次是兴奋—麻痹胆碱能神经和呼吸中枢出现一系列胆碱能神经 M 样症状和 N 样症状，最后则由于呼吸麻痹和中枢抑制而死。由于乌头碱强烈兴奋迷走神经，使节后纤维释放大量的乙酰胆碱，从而降低了窦房结的自律性和传导性，延长其绝对和相对不应期，使心肌（心房和心室）内异位节律点兴奋性增强，产生了各种心律失常。另一方面，由于对心肌的直接作用，使心肌各部分兴奋、传导和不应期不一致，复极不同步而易形成折返，从而发生严重定性心律失常（包括扭转型室性心动过速），甚至室颤而死。大量事实表明，严重心律失常是乌头碱中毒死亡的常见原因，乌头碱可抑制血管运动中枢使血压下降，通过兴奋迷走神经抑制或直接抑制子宫使其收缩，同时由于血管运动中枢抑制和严重心律失常导致心输出量下降，又频繁呕吐致血容量减少而休克。

三、乌头碱中毒的原理及症状表现

纯乌头碱结晶成人口服 0.2mg 即中毒，2～4mg 致死。其毒理作用主要是：①兴奋迷走神经，表现为出汗、流涎、恶心、呕吐、腹痛、腹泻、心动过缓、血压下降、瞳孔缩小、大小便失禁及肺水肿等；②对周围神经的损害，临床表现为口、舌及全身麻木、紧束感，痛温觉减退或过敏，严重者运动失灵；③通过兴奋迷走神经降低窦房结自律性，异位起搏点的自律性升高而引起各种心律失常；④直接毒害心肌。这些损害多发生在服药后的 24h 内，乌头中毒症状主要为神经和心血管系统。其毒作用为引起中枢神经系统及周围神经先兴奋后麻痹；还可直接作用于心肌，并兴奋迷走神经中枢，致使心律失常及心动过缓等；由于延髓中枢被麻痹而产生血压下降、呼吸抑制，又因麻痹运动中枢致使肢体活动障碍。口服中毒先有口腔和咽喉黏膜烧灼感和疼痛，继而麻木。麻木逐渐波及四肢和全身。皮肤感觉先减退后消失。瞳孔先缩小后扩大，有复视。植物神经系统先兴奋后抑制。症状有恶心、呕吐、流涎、腹痛、腹泻。严重症状有牙关紧闭、四肢抽搐、呼吸肌痉挛，最终可窒息。心血管症状有心悸、胸闷、心动过缓、多源性和频发室性早搏、心房或心室颤动或阿斯综合征等多种心律失常和休克。

通过消化道中毒者，首先表现口腔及咽部黏膜刺痛及烧灼感、舌及口腔麻木，说话不流利。药物被吸收后半小时即可出现中毒。主要表现：①四肢麻木，有特异性刺痛及蚁行感，麻木常从指尖开始而后遍及上肢，继则口、舌及全身。重者尚有躁动不安、肢体发硬或肌肉强直而不能伸屈，偶可发生阵发性抽搐、耳鸣、复视和牙关紧闭。②迷走神经中枢受刺激表现先兴奋后麻痹。中毒后迅速出现恶心、呕吐、流涎、腹痛、腹泻。少数表现血样便，有里急后重酷似痢疾。因兴奋心脏迷走神经，表现心悸、气急、心动过缓及心律失常，可有结性心律、多源、频繁的过早搏动、二连律、房室脱节、窦性停搏等改变。少数患者有寒冷及体温下降。③呼吸先急促后迟缓，可因呼吸肌痉挛而发生窒息，甚至可发生呼吸及循环衰竭。

四、乌头碱中毒的治疗措施

在现代医学中，血液净化是急性乌头碱中毒最有效的抢救方案，特别是床旁血液灌流联合血液透析。血液灌流是通过离子交换树脂或活性炭以吸附的方式清除体内的毒素，适用于脂溶性已与血浆蛋白结合的毒物药物中毒；血液透析是通过弥散作用清除体内的毒素及适用于水溶性、未与血浆蛋白结合的毒物及药物中毒。二者联合应用，增加清除效果，扩大清除范围。乌头碱是亲脂性强的生物碱，不但可以被活性炭吸附血液灌流迅速清除，以减少乌头碱对脑组织和心肌细胞的直接作用，减轻心脏毒性，有助于心律失常的纠正，减轻肝脏的排毒负担，还可以清除炎性因子自由基等，保护重要脏器，减少多器官功能衰竭的发生，降低病死率。

我国传统医学对于救治川草乌中毒也有一定的认识，单味药解毒可用：黑大豆、绿豆、饴糖、远志肉、防风、甘草任一味煎汤解之，东壁土热汤泡搅，饮之，井华水也可频饮解毒。多味药排污解毒有：黄连、甘草各五钱、犀角二钱，入萝卜汁一大碗，煎饮；或甘草、人参、干姜相配，制其毒。炮制可用童便浸炒去毒，油炸存心等。

具体处理方法：①口服或外用含有草乌头或附子的中药或药酒者，应立即停止使用。②早期应即刻催吐、洗胃和导泻。洗胃液可用高锰酸钾及鞣酸溶液。导泻剂可在洗胃后从胃管中注入硫酸钠或硫酸镁，也可用2%盐水高位结肠灌洗。但如果是药酒，一般洗胃就没多大意义了。③大量补液，以促进毒物的排泄。④对心跳缓慢、心律失常者可皮下或肌肉注射阿托品1~2mg，4~6h可重复注射，重者可用阿托品0.5~1mg加入葡萄糖溶液中缓慢静注。⑤对症治疗经阿托品治疗后心律失常仍不能纠正者可用抗心律失常药物（如利多卡因）。出现严重心律失常，如室速、室颤时电击治疗，血压下降者可给予升压药。呼吸抑制、心力衰竭等均可采取相应措施治疗。

五、乌头碱的检测方法

1. 高效液相色谱法

（1）仪器

Waters 2695-2489 高效液相色谱仪（美国沃特世公司），XP205型电子天平 ［d=0.01mg，梅特勒-托利多仪器（上海）有限公司］；BS 110S型电子天平（d=0.1mg，北京赛多利斯仪器系统有限公司）；KQ-300DE型数控超声波清洗器（昆山舒美超声仪器有限公司）。

（2）试药

乌头碱对照品（批号：110720-201111，含量以98.8%计）、次乌头碱对照品（批号：110798-201609，含量以99.2%计）、新乌头碱对照品（批号10799-201608，含量以98.5%计）均购自中国食品药品检定研究院。

（3）方法与结果

①混合对照品溶液的制备：精密称定乌头碱对照品4.26mg、次乌头碱对照品6.88mg、新乌头碱10.06mg，置25mL量瓶中，加异丙醇-三氯甲烷（1:1）混合溶液至刻度，得混合对照品溶液，其中乌头碱浓度为0.1684mg/mL、次乌头碱浓度为0.4039mg/m、新乌头碱浓度为0.3964mg/mL。

②供试品溶液的制备：分别取本品粉末（过三号筛）约2g，精密称定，置具塞锥形瓶中，加氨试液润湿，精密加入异丙醇-乙酸乙酯（1:1）混合溶液50mL，称定重量，超声（300W，40kHz；水温在25℃以下）30min，放冷，称定重量，用异丙醇-乙酸乙酯（1:1）混合溶液补足重量，摇匀，滤过。取续滤液25mL，40℃以下减压回收溶剂至干，残渣精密加入异丙醇-三氯甲烷（1:1）混合溶液3mL溶解，密塞，摇匀，滤过，取续滤液，即得。

③色谱条件

色谱柱：SunFire ODS-C$_{18}$柱（250mm×4.6mm，5μm）；流动相：A为乙腈-四氢呋喃（25:15），B为0.1mol/L醋酸铵溶液（每1000mL加冰醋酸0.5mL），梯度洗脱（0~48min，15%→26%A；48~48.1min，26%→35%A；48.1~58min，35%A；58~65min，35%→15%A）；流速：1.0mL/min；柱温：30℃；检测波长：235nm；进样量；10μL。在上述色谱条件下，取混合对照品溶液及供试品溶液依法测定，记录色谱图。

2. 液相色谱-质谱法

（1）材料

①主要试剂乌头碱、次乌头碱和新乌头碱标准品。

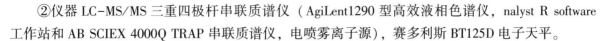

②仪器 LC-MS/MS 三重四极杆串联质谱仪（AgiLent1290 型高效液相色谱仪，nalyst R software 工作站和 AB SCIEX 4000Q TRAP 串联质谱仪，电喷雾离子源），赛多利斯 BT125D 电子天平。

（2）方法

①分析条件液相条件：Acquity UPLC RBEH C$_{18}$ 色谱柱（2.1mm×50mm，1.7μm）；流动相：A 为乙腈，B 为 0.1% 氨水溶液。梯度洗脱：0~2min，流动相 A 为 10%；2~3min，流动相 A 为由 10% 升到 50%；3~5min，流动相 A 为由 50% 升到 90%；5~6min，流动相 A 为由 90% 降到 10%；6~7min，流动相 A 为 10%。流速：0.4mL/min，柱温 25℃，进样体积：2μL。质谱条件：电喷雾离子源，正离子模式，三重四极杆检测器，MRM 检测模式；乌头碱的定量离子对 646.5/586.4；次乌头碱的定量离子对 616.3/556.3；新乌头碱的定量离子对 632.4/572.4。

②样品处理分别将前述草乌块根粉碎后过 3 号筛，精确称取 1.00g，经色谱级甲醇浸泡 17d 后，滤出浸泡液，再以甲醇涮洗草乌块根粉 2 次，得到 7mL 浸泡液. 各取 4 种浸泡液适量，分别用甲醇稀释 400 倍，经有机滤膜（13mm×0.22μm）过滤后，得到 4 种待测液 1，用于检测次乌头碱和新乌头碱成分。依次再取 4 种待测液 1，甲醇稀释 10 倍后，得到 4 种待测液 2，用于检测乌头碱成分。

参考文献

［1］凌珊. 草乌的研究进展［J］. 江西中医学院学报，2011，23（3）：91-94.

［2］刘陆，安玉芳. 中药川乌与草乌的研究进展［J］. 黑龙江中医药，2019（2）：175-177.

［3］宋贵禹，王佳茜，黎万寿. 不同生长年限草乌中 3 种乌头碱含量的比较［J］. 中国药师，2019，22（5）：951-954.

［4］钟达财. 乌头类药材中的生物碱质谱检测技术的研究进展［J］. 江西化工，2019（5）：59-62.

［5］李继印，张瑞林，方平，等. 液相色谱-质谱法测定云南草乌中双酯型生物碱的含量［J］. 昆明医科大学学报，2015，36（10）：5-8.

（李文廷）

第三节　四季豆中毒的判断和检测

一、四季豆简述

四季豆又称菜豆、豆角、芸豆等，是云南本地常见的鲜豆类蔬菜。营养丰富，叶酸和维生素 B$_6$ 含量较高，但如果食用未加工烹调彻底的四季豆易引起食物中毒事件。

四季豆的形态为：

（1）荚果条形，略膨胀，长 10~15cm，宽约 1cm，成熟前为绿色或浅黄色，成熟后一般为粉白、黄白、黄褐色。

（2）每荚含种子 4~10 粒，粒形有椭圆、肾形、扁圆、长圆等形。

（3）种皮有白、黄、褐、红、紫红、蓝、黑等色及各种花纹和花斑。

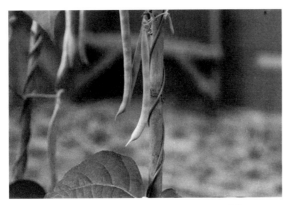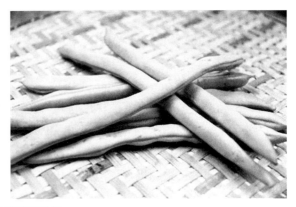

图 5-8　四季豆植株

二、四季豆中毒的原理及症状表现

1. 中毒机理

目前来看，四季豆中毒原因可能因四季豆中的胰蛋白酶抑制物、红细胞凝集素、皂苷等引起。胰蛋白酶抑制剂，能抑制体内蛋白酶的正常活性，引起消化不良、恶心、腹胀、腹痛等；红细胞凝集素，存在于种子中，能破坏红细胞，使人体红细胞发生凝血，能引起强烈呕吐；皂苷，存在于豆荚外皮中，对胃肠道黏膜有强烈的刺激性，引起胃肠道局部充血、肿胀甚至出血性炎症，还能破坏血红细胞的渗透性而发生溶血。高温处理可以破坏这些毒素，食用中毒，因煮沸时间不够，未彻底加热煮透，豆中还存有未被破坏的毒素所致，多见于供餐量大的集体食堂或公共就餐机构，目前我市已明令禁止学校、单位、建筑工地食堂、婚丧宴请、旅游团队接待单位、会议等涉及集体用餐时加工食用四季豆。

2. 症状表现

四季豆中毒一年四季均有发生，主要是由于吃了未熟透的四季豆所引起，以消化道症状为主要表现。吃了没熟透的四季豆，30min 至数小时之后可出现中毒症状。一般病情不是很严重，主要临床表现为恶心、呕吐、腹痛、腹泻等胃肠炎症状，同时伴有出冷汗、头晕、全身无力等神经系统症状。有部分还会出现心慌、胸闷、四肢麻木、胃烧灼感和背痛等症状。一般病程较短，数小时或一天内即可恢复。如属重症可出现全身虚弱痉挛、呼吸困难、休克等症状，但一般少见。

三、四季豆中毒的治疗措施

一旦发现四季豆中毒情况，立即进行催吐、导泻以排毒。症状较轻可以口服颠茄合剂、复方维生素 B 等药物及大量补充维生素 C，维生素 C 是强有力的还原剂，其作为氧自由基清除剂，保护并避免细胞生物膜进一步受损，8~12h 临床症状可消失。若重症及时送医院就医，加以保护肝功能、保护胃黏膜，预防感染。

四、四季豆中毒的检测方法

1. 四季豆生熟检测方法

检测四季豆生熟可采用脲酶定性试验，用脲酶含量多少来判断四季豆生熟程度。生四季豆中含有一定脲酶，高温中脲酶被破坏，如四季豆熟的程度不够，脲酶不能被完全破坏，则四季豆生熟试验出现阳性。

表 5-7 四季豆温度与脲酶定性试验的关系

加热温度	生四季豆	80~90℃	90~100℃	100℃以上
试验结果	强阳性（+++）	阳性（++）	弱阳性（+）	阴性（-）
脲酶定性显色情况	颜色鲜绿不熟烂	鲜绿色减少	鲜绿色大减	灰白柔软

2. 四季豆中检测方法

（1）检测意义

未煮熟、炒透的豆角中含有皂素及其他一些有害物质，对人体消化道有强烈刺激作用，可引起出血性炎症，并对红细胞有溶解作用，100℃加热 10min 以上，或更高温度时炒熟炒透可裂解皂素消除有害物质毒性。有毒豆角快速检测试剂盒，可在 10min 左右判别豆角是否煮熟、炒透。

（2）中毒表现

①潜伏期：短者 30min，长者 15h。一般多在食后 1~5h 发病。

②症状与病程：恶心、呕吐、腹痛等，有些人还伴有头晕、头痛、出冷汗、四肢麻木、背痛等。体弱者中毒后有死亡的报道，一般患者 1~2d 后可痊愈。

③检测方法：将豆角剪成 1mm 左右的细丝，称取约 2.5g 放入 10mL 比色管中，加 C 试液到 10mL，用力振摇 50 次左右，取 1mL 滤液于 1.5mL 透明离心管中，加入 2 滴 A 试液，盖盖后摇匀，再加 2 滴 B 试液，摇匀，2min 内观察结果。

④结果判断：生豆角呈青黑色，豆角加热的时间越长颜色越浅，煮熟、炒透的豆角溶液为溶剂本色，2min 后逐渐变为灰黑色。

⑤说明：检测时可将一份豆角将其于沸水中煮上 5min 以上，取此豆角作为阴性对照样比对检测更加有利于结果的判断。

⑥试剂配置：A、B 试液各 1 瓶，C 试液 2 瓶。

⑦试剂储藏：阴凉干燥处保存，有效期 12 个月。生产日期见包装。

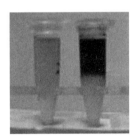 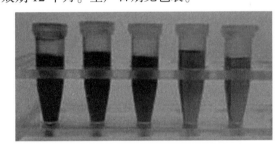

图 5-9 豆角煮制 0、1、2、3、4min 时的测试结果

★注：本方法试剂由北京中卫食品卫生科技公司提供。

（张瑞雨）

第四节 蓖麻毒素中毒的判断和检测

一、蓖麻的简介

蓖麻属大戟科植物，经济价值很高。蓖麻籽中含有 30%~35% 蓖麻油，0.2% 蓖麻碱，2.8%~

3%蓖麻毒素，是一种毒性蛋白质，对血液有凝集作用。蓖麻叶、茎中含蓖麻毒素也很多，特别是幼嫩的新鲜茎叶中含量为0.7%~1.0%。引起中毒作用的主要物质是蓖麻碱及蓖麻毒素。在一个多世纪以来，蓖麻毒素因具有来源广泛、毒性极高、易于提取、性质稳定等特点，已被作为武器化的一种毒素加以研究并被列入《禁止化学和生物武器公约》的控制清单中。尤其是在美国遭到9.11恐怖袭击后，多个恐怖组织和极端分子研制并携带蓖麻毒素惊现英国首都伦敦，使得蓖麻毒素成为最有可能被用作恐怖袭击的生物毒素之一，因此也引起了国际上广泛的关注。我市民间偶有误食或投毒蓖麻的食物中毒事件发生。

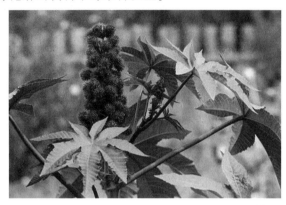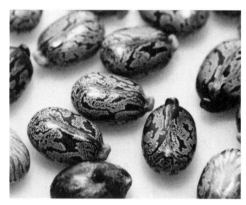

图5-10　蓖麻果实及种子

二、蓖麻毒素的理化性质

蓖麻毒素是一种糖蛋白，相对分子量约为66kDa，由作用不同的A链和B链通过二硫键连接而成。作为糖蛋白，蓖麻毒素含有共价结合的糖分子，糖的主要组成是甘露糖、葡萄糖和半乳糖。研究结果表明，A链由267个氨基酸残基组成，分子量为32kDa，是效应链，第10个残基Asn（天门冬酰胺）已糖基化，接有（Glc Nac）$_2$（Man）$_4$寡糖链。A链中只有2个Lys残基，1个位于N端第4位，1个位于C端附近，它们对A链的毒性作用至关重要。B链是由262个氨基酸残基组成的序列，含有2条寡糖链（Glc Nac）$_2$（Man）$_8$和（Glc Nac）$_2$（Man）$_7$，分别与第93位和第133位上2个Asn残基相连，分子量是34kDa，是结合链。不同品种的蓖麻及其变种的毒素蛋白的氨基酸序列不完全相同。

三、蓖麻毒素中毒的原理及症状表现

蓖麻毒素毒性极高，1kg约可毒死360万人，对所有哺乳动物真核细胞都有毒害作用。家兔通过肌肉注射半数致死剂量LD_{50}为4.1μg/kg，小鼠经腹腔注射LD_{50}为2.8~3.3μg/kg，成人经吸入或注射后致死量为350~700μg。

1. 中毒机理

蓖麻毒素作用机理主要是抑制蛋白质合成，一分子的蓖麻毒素A链每分钟可使1500个核糖体失活，失活速度远比细胞内合成新核糖体的速度要快，另外当B链与细胞膜表面的受体结合后，信号从膜受体到核的传导过程中，还能诱导细胞凋亡、细胞因子的产生和脂质体过氧化等毒性作用。平均一个毒素分子进入细胞内就足以使整个细胞的蛋白质合成完全停止而死亡。

2. 症状表现

误食蓖麻籽，会在6h以内即有中毒症状，典型临床症状会在4~36h内逐渐加重，由于毒素会

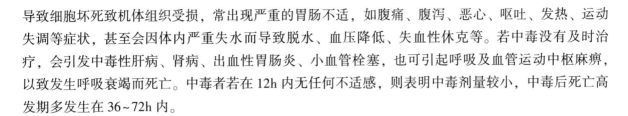

导致细胞坏死致机体组织受损，常出现严重的胃肠不适，如腹痛、腹泻、恶心、呕吐、发热、运动失调等症状，甚至会因体内严重失水而导致脱水、血压降低、失血性休克等。若中毒没有及时治疗，会引发中毒性肝病、肾病、出血性胃肠炎、小血管栓塞，也可引起呼吸及血管运动中枢麻痹，以致发生呼吸衰竭而死亡。中毒者若在 12h 内无任何不适感，则表明中毒剂量较小，中毒后死亡高发期多发生在 36~72h 内。

四、蓖麻毒素中毒的治疗措施

目前，蓖麻毒素中毒后还没有特效治疗方法或合适的解毒剂，以对症治疗和支持治疗为主，对中毒患者及时进行洗胃治疗，液体复苏救治、补充电解液，维持血压等。

五、蓖麻毒素的检测方法

1. 胶体金免疫层析方法

本试验可用于快速检验样品中有无蓖麻毒素。

（1）操作步骤

用微量移液器或刻度吸管吸取 120mL 处理后的样品液，加入检验卡的样品孔，10min 后观测结果，15min 观察终止。

（2）结果判定

①当控制线（C）出现紫红色沉淀线，而检验线（T）不出现紫红色沉淀线时为阴性，即无蓖麻毒素检出。

②当控制线（C）和检验线（T）均出现紫红色沉淀线时为阳性，表明样品中含有蓖麻毒素。

③当控制线（C）和检验线（T）均不出现紫红色沉淀线，或只有检验线（T）出现紫红色沉淀线，表示检验卡失效或实验失败。

具体判定模式见图 5-11。

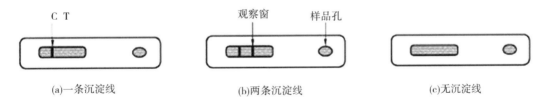

图 5-11　检验卡结果判断示意图

（3）注意事项：可使用等效的试剂盒进行本试验，操作步骤和结果判定应按试剂盒说明书进行。

2. ELISA 定性试验

（1）试验材料：聚苯乙烯 96 孔酶标板或酶标条，微量移液器 50μL、100μL、200μL，小烧杯 50mL，玻璃棒直径大于等于 5mm，试管 10~25mL，刻度吸管 5mL、10mL 和量筒 100mL。

（2）试剂

①碳酸钠（Na₂CO₃）、碳酸氢钠（NaHCO₃）、磷酸二氢钾（KH₂PO₄）、磷酸氢二钠（Na₂HPO₄·12H₂O）、氯化钠（NaCl）、氯化钾（KCl）、吐温-20（Tween-20）、牛血清白蛋白（BSA）、浓硫酸（98%）和四氨基联苯胺（TMB），上述试剂均为分析纯，存放于常温通风干燥处。蓖麻毒素单克隆

抗体、HRP 标记的抗蓖麻毒素单克隆抗体、阳性对照（重组蓖麻毒素）、阴性对照（PBS 溶液，0.01mol/L，pH7.2），均 -20℃保存。

②0.85%生理盐水，pH 6.5 0.15mol/L PBS 缓冲液，包被缓冲液，洗涤缓冲液，封闭液，终止液，A、B 底物反应液等溶液配制见 SN/T1763.1-2006 附录 A。

（3）操作步骤

①包被：每孔加入 100μL 蓖麻毒素 B 链免疫血清多抗（最佳稀释倍数为 1∶2000）到 40 孔酶标板中，4℃孵育过夜。

②洗涤：弃上清液，用洗涤缓冲液冲洗 3 次。

③封闭：每孔加入 100μL 封闭液，37℃封闭 30min，重复②步骤洗涤。

④加样：将 100μL 待检样品稀释液加入酶标板中，设同体积的阴性对照、阳性对照孔，并设置空白对照，37℃孵育 30min，重复步骤洗涤。

⑤加酶标抗体：每孔加入 100μL HRP 酶标蓖麻毒素 A 链单抗（最佳稀释倍数为 1∶1000），37℃孵育 15min，重复②步骤洗涤。

⑥加底物显色：每孔加入 A、B 底物缓冲液各 50μL，37℃显色 10min。

⑦终止反应：加入 2mol/L 硫酸终止液 50μL，终止反应 3min，测定 A_{450nm} 值。

（4）结果判定与计算

①肉眼直接观察：于白色背景上，直接肉眼观察。反应孔内黄色颜色越深，阳性程度越强，阴性反应为无色或极浅。

②用酶标仪检验样品的 A_{450nm} 值。以空白对照孔调零后测量。若大于阴性对照均值的 2.1 倍，即为阳性。

3. 蓖麻油快速检测法

（1）适用范围：本方法适用于食用油中污染、掺入及中毒残留油中蓖麻油的快速检测。

（2）方法原理：蓖麻油能与试剂以任何比例互相混合，而其他植物油（巴豆油除外）不易溶于试剂，故可根据这一差别检验食油中是否混入蓖麻油。检出限为 5%（油样中含有 5%以上的蓖麻油时可以检出）。

（3）操作方法：取油样 5mL，置于有 0.1mL 刻度的 10mL 离心管中（注意记住油样处于离心管中的刻度位置），加入 5mL 鉴别试剂，密塞剧烈振摇 2min，去塞，将离心管置于离心机中，以 1000r/min 的速度，离心 5min。取出离心管，静置 30min 后，读取离心管下部油层的体积数，如低于 5mL，则表示油中掺有蓖麻油。

（4）注意事项

①巴豆油检测结果与蓖麻油相同，需要进一步加以区别。

②发现阳性样品时，应采用其他方法进一步确证。

★注：本方法试剂由北京中卫食品卫生科技公司提供。

（张瑞雨）

第五节　霉甘蔗中毒的判断和检测

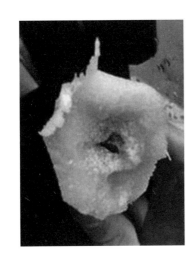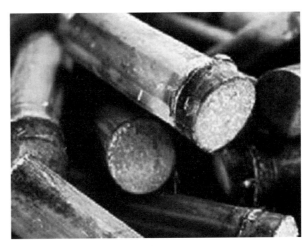

图5-12　霉变甘蔗

霉变甘蔗中毒是指食用了霉变甘蔗引起的急性食物中毒。霉变甘蔗外观缺少光泽，表皮有霉斑、质软，切开后剖面呈现浅黄色或浅褐色，有轻度霉变或酒精味，食用后可引起中毒，多见于儿童。目前认为引起甘蔗变质的霉菌为节菱孢菌，该菌为世界性分布的一种植物腐生菌，其产生的毒素为3-硝基丙酸。3-硝基丙酸为一种神经毒素，进入人体后吸收迅速，短时间内引起广泛性中枢神经系统损害，干扰细胞内酶的代谢，增强毛细血管的通透性，从而引起脑水肿、脑疝等，严重者导致缺血坏死。

一、临床表现

多在食用后15min至8h内发病，亦有长至48h发病。

1. 轻度中毒

表现为胃肠道功能紊乱（恶心、呕吐、腹痛等），并可出现神经系统症状（头痛、头晕、眼前发黑、复视），轻者很快恢复，较重者胃肠道症状加重，频繁恶心、呕吐、并可发生昏睡。

2. 重度中毒

上述轻度中毒症状发现后，很快会出现抽搐，昏迷。抽搐表现为阵发性痉挛性，每次发作1~2min，每日可多次发作。抽搐发作后便呈昏迷状态，且眼球向上看，瞳孔散大。也可能发生急性肺水肿和血尿，体温初期正常，3~5d后可升高。一般在5~10d后疾病开始恢复，可有神经系统后遗症如全身痉挛性瘫痪，去大脑皮质综合征等。

二、治疗方法

1. 早期中毒

应立即催吐，继之用0.2%高锰酸钾溶液洗胃，亦可用活性炭混悬液消化道灌入吸附毒素，硫酸钠或甘露醇导泻，必要时结肠灌洗。

2. 一般治疗

适当补充液体防治脱水，纠正酸中毒及电解质紊乱，并应用抗生素预防继发性感染。重症脑水肿者可应用高压氧疗法提高血氧含量，减轻症状。

3. 对症治疗

急性期消除脑水肿和改善脑循环，静脉给予20%甘露醇、呋塞米和50%葡萄糖交替使用，控制脑水肿的发展。恢复期可用促进脑细胞代谢及脑细胞活化剂保护脑组织，防治或减少后遗症。惊厥抽搐时，适当给予镇静剂苯巴比妥、安定等，小儿亦可用水合氯醛灌肠。

三、预防措施

（1）甘蔗必须成熟后收割，防止因不成熟而易霉变。

（2）甘蔗应随割随卖，尽量不存放。

（3）甘蔗在贮存过程中应通风、防潮，定期进行检查，一旦霉变禁止出售。

（4）加强卫生知识宣传，教育群众不买、不吃霉变甘蔗。

四、检测方法

（一）超高效液相–串联质谱法测定中毒样品中3–硝基丙酸

1. 仪器和试剂

（1）仪器：API QTRAP4500 串联三级四级杆质谱仪（美国 AB Sciex）；Shimadzu LC-20A 超快速液相色谱仪（日本 Shimadzu），配有 Turdo-V 源、蠕动泵以及 Analyst1.6.2 数据处理系统；Perkin Infinity 1031 氮气发生器；XS-205DU 十万分之一天平；KQ-250DV 超声清洗仪；Allegra X-22R 高速冷冻离心机；Turbo Vap Ⅱ型吹氮浓缩仪；MS3 型漩涡振荡器；BondElut-PSA 固相萃取柱（3mL/500mg）；Waters acquity BEH C_{18} 色谱柱；超纯水机；0.22μm 水系针筒式微孔滤膜过滤器（Dikma 公司）。

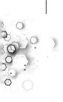

（2）试剂：3-NPA 标准品（美国 Sigma，纯度>97%）、乙腈、甲醇、正己烷、甲酸均为色谱纯，超纯水，其余试剂均为分析纯。

2. 样品制备

（1）甘蔗样品：将甘蔗去皮，用刀切成小块后用研磨机研磨打碎，称取 1.0g 置于 50mL 离心管，加入 10.0mL 乙腈混匀后加入 1.0g 氯化钠，振荡 2min 后超声提取 15min，8000r/min 离心 15min，取上清液 10mL，待净化。

（2）甘蔗渣样品：将甘蔗渣用均质仪均质，称取 5.0g 试样置于 50mL 离心管，加入乙腈混匀，定容至 20.0mL，加入 1.0g 氯化钠，振荡 2min 后超声提取 15min，8000r/min 离心 15min，用预先装有 5.0g 无水硫酸钠的定性滤纸过滤，滤液待净化。

（3）血清样品：准确吸取患者血清样品 1.0mL 置于 50mL 离心管，加入 10.0mL 乙腈，振荡 20min，加入 1.0g 氯化钠，振荡 2min 后超声提取 15min，8000r/min 离心 15min，用预先装有 5.0g 无水硫酸钠的定性滤纸过滤，滤液待净化。

（4）尿液样品：准确吸取患者尿液样品 5.0mL 置于 50mL 离心管，加入 10.0mL 乙腈，振荡 20min，加入 3g 氯化钠，振荡 2min 后超声提取 15min，8000r/min 离心 15min，取上清液 10.0mL，用预先装有 5.0g 无水硫酸钠的定性滤纸过滤，滤液待净化。

（5）呕吐物：称取患者呕吐物样品 5.0g 置于 50mL 离心管，加入 20.0mL 乙腈混匀，加入 3g 氯化钠，振荡 2min 后超声提取 15min，8000r/min 离心 15min，取上清液 20.0mL，加入 10mL 正己烷，混匀后放置分层，弃去上层正己烷层，再用 10mL 正己烷提取 1 次，弃去正己烷层，乙腈层用预先装有 5.0g 无水硫酸钠的定性滤纸过滤，滤液待净化。

（6）PSA 固相萃取柱预先用 6mL 乙腈活化，将上面处理的样品溶液过柱，加入 5mL10% 甲醇水溶液淋洗，吹干后用 10mL 10% 氨水-甲醇溶液洗脱，收集洗脱液，氮气吹至近干，0.4% 甲酸水溶液定容至 1.0mL，并用 0.22μm 水系微孔滤膜过滤，备用。

3. 标准溶液配制

分别精确称取 3-NPA 固体标准品 0.01g 于 10mL 容量瓶中，用乙腈溶解定容，混匀，配成浓度为 1000mg/L 的标准储备液，储存于棕色玻璃瓶，-20℃ 避光保存；准确移取 100μL 1000mg/L 标准储备液于 10mL 棕色容量瓶中，用乙腈定容至 10mL，制备成浓度为 1.0mg/L 的标准使用液。

4. 标准工作曲线的配制

根据样品基质不同选取不同的空白基质样品。甘蔗、甘蔗渣、呕吐物样品采用甘蔗样品作为基质匹配样品，血清和尿液用正常健康人血清作为基质匹配样品。称取 6 份经预实验证实不含 3-NPA 的空白甘蔗 1.0g 或血清样品 1.0mL，分别加入 1.0mg/L 标准使用液 0，1.0，2.0，5.0，10.0，20.0，50.0μg/L（血清和尿液样品单位为 μg/L）。

5. LC-MS/MS 分析条件

（1）液相色谱条件：流动相 A 为水，B 为乙腈；柱温 40℃；进样体积 5μL。梯度洗脱：0~3min，95%~50%A；3~4min，50%~10%A；4~5min，10%A；5~5.1min，10%~95%A；1~10min，95%A。

（2）质谱条件：喷雾电压-4500V、入口电压（EP）-10.0V、去簇电压（DP）-36.5V、碰撞气能量（CE）-15.0V、碰撞池出口电压（CXP）-10.0V、气帘气压力 0.2MPa、源内气 55L/min、辅助气 55L/min，碰撞气流速中等，离子源温度 550℃，驻留时间 100ms。离子源为 ESI⁻，采用多反应监测方式定量，利用保留时间盒定性与定量离子丰度比值进行定性。

（3）3-NPA 质谱条件：母离子（m/z）为 117.8，特征离子（m/z）为 45.9。

（二）固相萃取-离子色谱法测定甘蔗中 3-硝基丙酸

1. 仪器和试剂

（1）仪器：DIONEX ICS 1500 离子色谱仪，Biotage Turbo Vap 氮气浓缩仪，SUPELCO 固相萃取仪，MILLIPORE 公司 Milli-Q 超纯水仪，0.2μm 一次性微孔滤膜过滤器。

（2）试剂：3-硝基丙酸标准物质（纯度≥97%），氟、氯、硝酸根、硫酸银标准物质（浓度均为 1.00mg/mL），超纯水。

2. 离子色谱条件

色谱柱：Ion Pac AS₁₉ 阴离子交换分析柱（250mm×4mm），Ion Pac AG₁₉ 保护柱（50mm×4mm）；氢氧化钾梯度淋洗（10~20mmol/L）：0~15min，10mmol/L；15~20min，20mmol/L；25~40min，10mmol/L；流速：1.0mL/min，进样量：300μL。

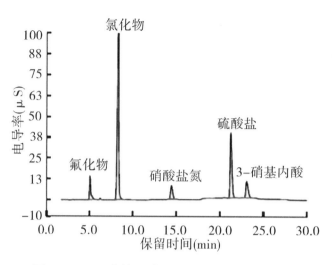

图 5-13　3-硝基丙酸和 4 种阴离子分离图谱

3. 标准曲线绘制

取 1.00mg/mL 3-硝基丙酸标准储备溶液，用纯水稀释至浓度分别为 0.1，0.2，0.5，1.0，5.0，10.0μg/mL 的标准系列溶液，直接上样检测。以质量浓度为横坐标，峰面积为纵坐标绘制标准曲线。

4. 样品制备

称取去皮后搅碎均匀甘蔗样品 2g，置于 15mL 离心管中，加入 10mL 乙腈，漩涡 2min，振荡 10min，10000r/min 高速离心 3min。取 5mL 上清液待净化。同时做样品空白试验。氨基固定萃取柱用 6mL 甲醇活化，5mL 上清液过柱，先用 10%水-甲醇溶液淋洗，再用 5mL15%甲醇-氨洗脱，收集洗脱液，30℃氮吹挥去甲醇，用纯水溶解至 5mL，0.2μm 滤膜过滤备用。

（三）毛细管电泳法测定甘蔗中 3-硝基丙酸

1. 仪器和试剂

（1）仪器：Beckman P/ACE MDQ 型毛细管电泳仪（配二极管阵列检测器）、酸度计（F-50A）、涡旋振荡器（英国 Bibby Sterilin 有限公司）、高速离心机（Universal 32，德国 Hettich 公司）、Milli-Elix/RiOs 超纯水仪（美国 Millipore 公司）、均质仪（A 11B S25，IKA）。

（2）试剂：3-硝基丙酸（纯度≥97%，Sigma 公司）、磷酸钠、磷酸及十六烷基三甲基溴化铵（均为分析纯）、硼酸及氢氧化钠（优级纯）、超纯水。

2. 标准溶液配制

（1）3-硝基丙酸标准储备液：称取 3-硝基丙酸标准品 10mg 于 1.5mL 塑料离心管中，加入 1mL 水溶解，配成 10.0mg/mL 储备溶液，于 4℃冰箱保存。

（2）3-硝基丙酸工作溶液：取 10.0mg/mL 标准储备液用样品提取液稀释成所需浓度的标准工作溶液，该工作溶液需每天配制。

3. 电泳条件

熔融石英毛细管（50μm×60.2cm，有效长度 50cm）、分离电压-7KV、进样时间 20s，检测波长为 228nm，负极端进样，进样压力 3.448kPa，工作电流 80μA、操作温度 25℃。分离缓冲溶液：100mmol/L 磷酸钠（pH 12.39）和 0.5mmol/L 十六烷基三甲基溴化铵。校正峰面积单点定量。

4. 实验方法

（1）毛细管的预处理：新的石英毛细管在使用前用 1mol/L 氢氧化钠溶液洗 20min，水洗 5min，分离缓冲溶液洗 5min。每次进样前，用 1mol/L 氢氧化钠溶液、水及分离缓冲溶液分别冲洗 2min，以保证迁移时间盒校正峰面积的重现性。

（2）样品的前处理：分别称取 0.5g 甘蔗试样 2 份（去皮后称取，1 份为正常的淡黄色样品，1 份为呈红棕色的样品），置于 10mL 离心管中，加入 2mL 样品提取液，涡旋，使样品充分分散在样品提取液中，9000r/min 离心 3min，取上清液直接进行测定。

参考文献

[1] 刘红河，刘桂华，康莉，等. 超高效液相色谱-串联质谱法测定中毒样品中 3-硝基丙酸 [J]. 卫生研究，2016，45（1）：56-60.

[2] 邵国健，姚建花，朱文涛. 固相萃取-离子色谱法测定甘蔗中 3-硝基丙酸 [J]. 中国卫生检验杂志，2016，26（15）：2154-2156.

[3] 解娜，丁晓静，张晶，等. 毛细管电泳法测定甘蔗中 3-硝基丙酸. 食品安全质量检测学报 [J]. 2013，4（3）：710-714.

（李　洁）

第六节　雷公藤中毒的判断和检测

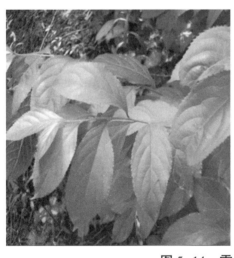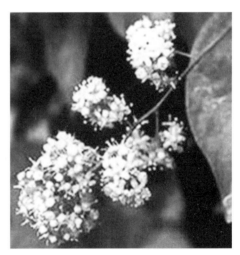

图 5-14　雷公藤植株及花

一、雷公藤简述

雷公藤（*Tripterygium wilfordii* Hook. f.），为卫矛科植物，又称红药、黄药、震龙根、蒸龙草、莽草、水莽子、水莽兜、黄藤、大茶叶、水莽、黄藤草、红柴根、菜虫药、断肠草、黄藤根、黄药、水脑子根、南蛇根、三棱花、早禾花、红紫根、黄腊藤、水莽草、红药、山砒霜、黄藤木、黄藤根、菜虫草、红紫根等，主要分布于长江流域以南各地区及西南地区。

雷公藤入药部位为根的木质部，味苦、辛、性凉、大毒。雷公藤根皮、茎干、叶、花及嫩芽均有毒性。服用过量可引起急性中毒，内服中毒致死量：嫩芽7个，根皮30~60g。含雷公藤的中成药制剂有雷公藤片、雷公藤多苷片等，广泛用于风湿、类风湿性关节炎、慢性肾炎、肾病综合征。

二、雷公藤中毒的临床表现

雷公藤中毒多因误食所致，以剧烈腹痛、指甲青紫等为主要表现。

（1）神经系统症状：眩晕，头昏头痛，全身疲乏，肢麻肌痛，痉挛甚而抽搐。

（2）循环系统症状：胸闷，心悸，心痛，气短，血压下降，心跳减弱，心律不整，紫绀，体温下降，休克。

（3）消化系统症状：恶心呕吐，口干，纳呆，腹胀腹痛，腹泻或便秘，全身黄疸。

上述中毒症状持续2~3日后出现急性肾功能衰竭，浮肿，腰痛，尿少，严重时可出现尿毒症而致死。

三、雷公藤中毒发病机理

雷公藤的有毒成分对胃肠道有强烈刺激作用，可引起胃黏膜充血、水肿、坏死；亦可引起肝脏、肾脏、心脏等脏器的出血、坏死，对心肌有直接损害作用。经胃肠道吸收进入血液后可造成中枢神经系统损害，抑制骨髓功能，引起进行性贫血。

四、雷公藤中毒的治疗措施

（1）清除毒物，服药4h内者应尽早催吐，并用高锰酸钾溶液洗胃，洗胃后由胃管注入导泻剂硫酸钠或硫酸镁20~30g。

（2）对症治疗：①如出现急性肾衰竭时，应用溶质性或渗透性利尿剂，如20%甘露醇或低分子右旋糖酐，快速输入，给药后仍无尿，可静脉滴注利尿合剂，也可用速尿。②如有急性溶血，可用碳酸氢钠碱化尿液。③如有继发感染，及时应用抗生素。

五、雷公藤活性成分

雷公藤的主要活性成分是雷公藤甲素、雷公藤碱、雷公藤次碱、雷公藤晋碱、雷公藤春碱等。主要活性成分的分子结构式如图5-15中所示。

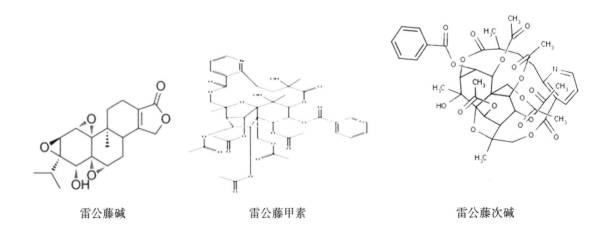

雷公藤碱　　　　　　　　雷公藤甲素　　　　　　　　雷公藤次碱

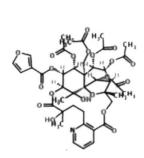
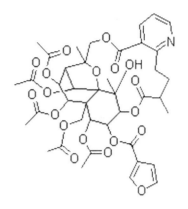

雷公藤春碱　　　　　　　　　　雷公藤晋碱

图 5-15　主要活性成分分子结构式

六、雷公藤的检测方法

（一）薄层色谱扫描法（Thin Layer Chromatograph Scanning，TLCS）

（1）色谱条件：硅胶 G-CMCNa 板氯仿-乙醚（2：1）为展开剂；2% 3，5-二硝基苯甲酸乙醇溶液与 2mol/L 氢氧化钠乙醇液。临用前按 1：3 混合，作为显色剂，喷雾显色，自然光下检视。

（2）对照品溶液的配制：准确称取雷公藤甲素对照品适量，加氯仿制成每毫升含 1.528mg 的溶液，作为对照品溶液。

（3）样品溶液的制备：精密称取干燥药材适量，加乙醇回流提取 3 次，每次 3h，合并提取液，回收乙醇至干，浸膏用乙酸乙酯溶解提取，至提取液薄层检查无雷公藤甲素存在，回收乙酸乙酯得提取物，精密称取 90℃ 干燥至恒重的提取物粉末 0.4g，用 5mL 二氯甲烷溶解，加 8g 中性氧化铝混匀，蒸去二氯甲烷，移入索氏提取器中，用石油醚（60~90℃）回流 3h，弃去石油醚，取出滤纸筒，挥去溶剂，再置于提取器中用氯仿 70mL 回流 5h，回收氯仿至干，放冷，精密加入氯仿 3mL 溶解，作为样品溶液。

（4）测定：精密吸取样品溶液 10μL，对照品溶液 2.7μL，点于同一块薄层板上。按上述色谱条件展开，取出，晾干，显色。覆盖同样大小的玻板，用胶布密封 4 周，10min 后，照薄层扫描法扫描。λS＝535nm，λR＝650nm；双波长反射法锯齿扫描；狭缝：1.25mm×1.25mm；灵敏度×5。测得样品及对照品的吸收度积分值，外标两点法计算含量。

精密称取干燥药材适量，加乙醇回流提取 3 次，每次 3h，合并提取液，回收乙醇至干，浸膏用乙酸乙酯溶解提取，至提取液薄层检查无雷公藤甲素存在，回收乙酸乙酯得提取物，精密称取 90℃ 干燥至恒重的提取物粉末 0.4g，用 5mL 二氯甲烷溶解，加 8g 中性氧化铝混匀，蒸去二氯甲烷，移入索氏提取器中，用石油醚（60~90℃）回流 3h，弃去石油醚，取出滤纸筒，挥去溶剂，再置于提取器中用氯仿 70mL 回流 5h，回收氯仿至干，放冷，精密加入氯仿 3mL 溶解，作为样品溶液。

（二）高效液相法测定雷公藤原料中雷公藤甲素的含量

（1）仪器和试剂：waters 2690 高效液相色谱仪，雷公藤甲素对照品，雷公藤药材、甲醇（色谱纯）、高纯水，其他试剂均为分析纯。

（2）色谱条件：Phenomenex C_{18}（4.6mm×250mm，5μm）；流动相 A：甲醇；流动相 B：甲醇-水（40：60）；流速：0.9mL/min，梯度洗脱。

表 5-8　雷公藤梯度洗脱条件

时间/min	A/%	B/%	时间/min	A/%	B/%
0	95	35	75	25	
25	5	95	36	5	95
26	75	25	50	5	95

检测波长为 218nm，柱温为 25℃，进样量为 10μL，分离度应不低于 1.5，理论塔板数按雷公藤甲素峰计算应不低于 2500。

（3）对照品溶液的制备：取雷公藤甲素对照品适量，精密称定，加甲醇溶解并制成每 1mL 含50μg 的溶液。

（4）供试品的制备：精密称取雷公藤药材 0.3g，置于 10mL 量瓶中，加适量乙酸乙酯，超声30min，放冷，以乙酸乙酯稀释至刻度，摇匀。精密吸取 5.00mL，置中性氧化铝柱上（3g，70~325目，内径 1cm，乙酸乙酯湿法装柱），以 30mL 乙酸乙酯洗脱，收集洗脱液，回收溶剂至干，残渣加甲醇分次洗至 5mL 量瓶中，加甲醇至刻度，摇匀，微孔滤膜过滤，取滤液作为供试品。

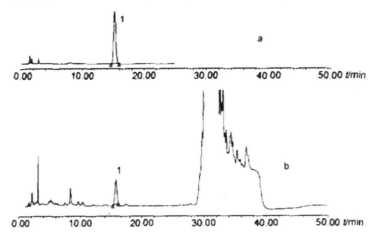

a. 对照品；b. 样品；1. 雷公藤甲素。

图 5-16　雷公藤甲素 HPLC 色谱图

（三）反相高效液相梯度洗脱法测定药材中雷公藤甲素含量

1. 仪器

Sumi P680ALPC-4 高效液相色谱仪，四元梯度低压泵，UVD170U 检测器（美国戴安公司），AgilentC$_{18}$柱（2.1mm×150mm，3μm）等。

2. 试剂

甲醇、乙腈、三氯甲烷、雷公藤甲素对照品、雷公藤药材、超纯水。

3. 测定步骤

（1）色谱条件

AgilentC$_{18}$柱（2.1mm×150mm，3μm）；流动相：乙腈-水溶液；梯度洗脱 0~8min（10:90~25:75，$V:V$），8~33min（25:75~33:65，$V:V$），33~40min（35:65~95~5，$V:V$），40~48min（95:5，$V:V$），48~55min（10:90，$V:V$）；流速：1.0mL/min；检测波长：220nm；柱温：室温。

（2）对照品的制备：精密称取雷公藤甲素适量，置 2mL 容量瓶中，用甲醇溶解，并稀释至刻度，配制成含雷公藤甲素 2mg/L 的对照品溶液，备用。

（3）雷公藤药材的处理：称取雷公藤药材适量，去皮，过 12 目筛。称取雷公藤药粉 100g，加 10 倍量浓度 95% 乙醇回流提取 3 次（第 1 次 2h，第 2，3 次 1.5h）合并提取液，过滤，浓缩，4000r/min，离心 15min，浓缩上清液，定容至 100mL。

（4）供试溶液的制备。精密吸取上述雷公藤提取液 10mL，过中性氧化铝柱（5g），用氯仿 100mL 洗脱，收集洗脱液，水浴蒸干，残余物用甲醇溶解，定容于 5mL 容量瓶中，摇匀，用 0.22μm 微孔滤膜过滤，取滤液作为供试品。

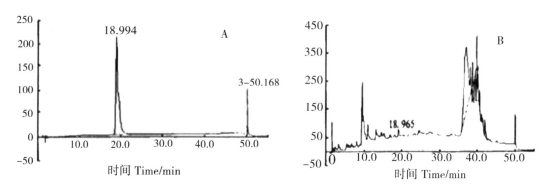

图 5-17　雷公藤对照品 HPLC 谱图

（四）高效液相法测定雷公藤内酯醇、雷公藤氯内酯醇含量

1. 雷公藤内酯醇提取

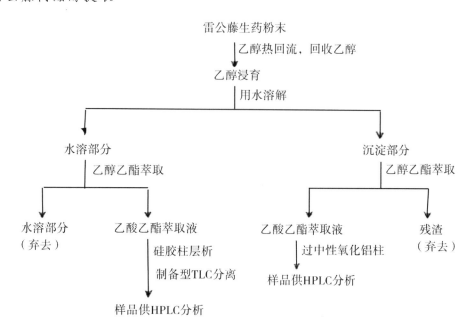

图 5-18　雷公藤内酯醇提取方法

2. 主要仪器和试剂

日本 JASCO 高效液相色谱仪，包括 PUMP-1586 高压恒流泵，UV-1570 紫外-可见检测器；甲醇、雷公藤内酯醇对照品，雷公藤生药、95% 乙醇、乙酸乙酯、石油醚、氯仿。

3. 样品预处理

雷公藤浸膏的制备：用乙醇提取生药中的有效成分，本实验采用热提法，将500g生药粉末与适量体积的乙醇放入回流装置中回流6h，倾出乙醇提取液，残渣继续用同体积的乙醇反复提取两次，合并乙醇提取液，浓缩回收乙醇，制成浸膏，60℃恒重后称量得50g浸膏。

4. 供试品的制备

将得到的50g乙醇浸膏用100mL水溶解，超声处理1h后，将上层清液倒出，同法处理3次后，进行抽滤，得到水相与沉淀2部分，分别用乙酸乙酯萃取后浓缩，并用TLC检测。

用乙酸乙酯萃取水相后得到的溶液用硅胶柱层析法进一步纯化。用石油醚和乙酸乙酯的混合液进行梯度洗脱。每10mL收集一试管，结合TLC检测合并同类部分后浓缩，选择 R_f 值在0.56左右显荧光斑点的浓缩液，在20cm×10cm左右的制备型薄层板上活化点样，晾干后置于乙酸乙酯：石油醚为7：4的展开剂中展开，将显荧光的部分从薄层板上刮下，用10mL甲醇溶解，经过0.45μm滤膜过滤后，用HPLC法进行分析。

沉淀部分用乙酸乙酯萃取后，合并乙酸乙酯萃取液并浓缩至小体积，再加入5mL氯仿超声溶解10min，加入3g中性氧化铝，过氧化铝柱，依次用乙酸乙酯：石油醚（1：9），乙酸乙酯：石油醚（1：1），乙酸乙酯：乙醇（24：1）洗脱，结合TLC实验，收集乙酸乙酯：石油醚（1：1）部分浓缩至干，加入10mL甲醇充分溶解，经过0.45μm滤膜过滤后，用HPLC法进行分析。

称取500g雷公藤生药，用乙酸乙酯浸泡3次，每次48h，合并乙酸乙酯萃取液并浓缩，按照沉淀部分样品的方法进行预处理后测定。

5. 雷公藤内酯醇对照品的制备

称取1mg雷公藤甲素对照品，以2mL甲醇溶解，经过0.45μm滤膜过滤后，用HPLC法进行分析。

（五）活性炭固相萃取/胶束电动色谱联用技术用于雷公藤3种有效成分测定

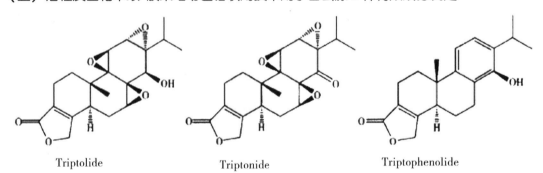

Triptolide　　Triptonide　　Triptophenolide

图5-19　3种雷公藤有效成分化学结构式

此法中测定的3种有效成分依次为：雷公藤甲素（Triptolide）、雷公藤内酯酮（Triptonide）、雷酚内酯（Triptophenolide）。

1. 仪器和试剂

（1）高效毛细管电泳仪袋带紫外检测器，未涂敷熔融石英毛细管。

（2）雷公藤甲素、雷公藤内酯酮、雷酚内酯（色谱纯）、雷公藤片。实验所用试剂未经指明均为分析纯，实验用水为二次蒸馏水。所有溶液均使用0.22μm纤维滤膜过滤且超声3min。

2. 溶液的配制

标准溶液配制：分别精密称取一定量的雷公藤内酯酮、雷公藤甲素、雷酚内酯标准品，溶于甲醇中，配成浓度为 $4.0×10^{-3}mol/L$ 的储备液。

实验时，工作溶液由储备液用甲醇稀释至所需浓度。

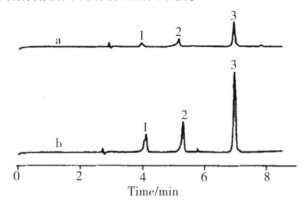

图 5-20　3 种雷公藤成分的标样电泳图
（图中 1 为雷公藤甲素；2 为雷公藤内酯酮；3 为雷酚内酯）

3. 实验方法

（1）活性炭固相萃取：在 10mL 离心管中加入 10mL Na_2HPO_4-KH_2PO_4 缓冲溶液（pH6.5），再取一定量样品溶液至离心管中，加入 30mg 活性炭后随即超声 15min，再以 3500r/min 离心 5min，弃去上层液体，固相中加入 2mL 乙醇，超声洗脱后，离心 5min，用注射器将管中液体吸取出来，经 0.22μm 微孔滤膜过滤至小试剂瓶中待用。

（2）MEKC 分离条件：实验前，毛细管依次用 1mol/L NaOH、无水乙醇、水、运行缓冲液冲洗 2min，以保证实验的重现性。实验所用溶液进样前均用 0.22μm 滤膜过滤，并经超声脱气约 3min。

（3）运行缓冲液：20mmol/L 硼酸-10mmol/L 硼砂-20mmol/L SDS 缓冲溶液（pH8.0），检测波长 214nm，分离电压 20kV，高度进样，进样高度约 9cm，进样时间 5s，为确保重复性，每个样品至少平行测定 3 次。

（4）样品溶液的测定：精确称取雷公藤片一片置于离心管中，用 1mL 甲醇浸泡 24h，再将混合物超声 30min 后，以 3500r/min 离心 20min。上层液体用 0.22μm 微孔滤膜过滤，所得清液用乙醇定容至 2.0mL。用所建立的方法进行 3 种有效成分含量的测定。

参考文献

［1］李杰，陈芳，刘桂芳，等．薄层扫描法测定复方雷公藤合剂中雷公藤甲素的含量［J］．实用医学杂志，2004，11（8）：1430.

［2］郑笑为，刘燕，鲁静．HPLC 法测定雷公藤原料中雷公藤甲素的含量［J］．中国药事，2008，22（6）：487-488，498.

［3］赵宁，冯锁民，马远涛，等．反相高效液相梯度洗脱法测定药材中雷公藤甲素含量［J］．安徽农业科学，2011，39（21）：12851-12852.

［4］白洁．雷公藤活性成分提取分离及改性方法的研究［D］．保定：河北大学，2004.

［5］蒋银燕，郭丽娟，崔小莹，等．活性炭固相萃取/胶束电动色谱联用技术用于雷公藤 3 种有效成分的测定［J］．分析测试学报，2015，34（02）：189-193.

（李　洁）

第七节　马钱子中毒的判断和检测

一、马钱子概述

马钱子又名番木鳖，是马钱科植物马钱或云南马钱的干燥成熟种子。马钱子始载于《本草纲目》，味苦、性寒、归肝、脾经，有大毒，功效为通络止痛，散结消肿。临床上用于风湿顽痹，麻木瘫痪，跌打损伤，痈疽肿痛，小儿麻痹后遗症，类风湿性关节炎等疾病；因有剧毒，属于有毒中草药管制品种。马钱子中含有吲哚类生物碱，主要是士的宁（又名番木鳖碱）和马钱子碱，含量约1.5%~3.5%；其中士的宁为马钱子的主要致毒物质。

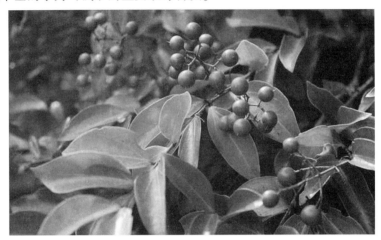

图 5-21　马钱子植株

二、士的宁的理化性质

士的宁（又称番木鳖碱、士的年等）是一种弱碱性的吲哚类生物碱（分子结构式见图5-22），分子式为 $C_{21}H_{22}N_2O_2$，相对分子量为334。士的宁纯品为无色带光泽的单斜柱晶体或白色结晶性粉末，熔点为268℃，无臭，味极苦；难溶于水（1：6400），溶于乙醇（1：256）和氯仿（1：180），几乎不溶于乙醚；分子中含有2个氮原子，只有1个氮原子有较强的碱性，可与酸成盐。研究表明其具有显著的镇痛、抗炎、抗肿瘤、中枢神经系统兴奋等作用。

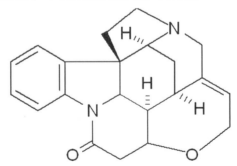

图 5-22　士的宁的分子结构式

三、马钱子的中毒原理及症状表现

（一）马钱子的中毒原理

马钱子的主要毒性成分是士的宁和马钱子碱，其中毒机制被认为是作用于脊髓，兴奋其反射功能，引起感觉器官敏感，调节大脑皮层兴奋性和抑制性过程，提高横纹肌、平滑肌和心肌的张力，终致强直性惊厥，最后可因呼吸麻痹而致死。一般来说，成人一次性口服约 2~10mg 士的宁可导致中毒，30mg 可导致死亡。马钱子碱未报道明显的毒性反应。

1. 对中枢神经系统的作用

马钱子中的士的宁对整个中枢神经系统都有兴奋作用，它首先兴奋脊髓的反射功能，其次兴奋延髓的呼吸中枢及血管运动中枢，并能提高大脑皮质的感觉中枢的功能。

脊髓对士的宁具有高度敏感性，动物注射硝酸士的宁后可见脊髓反射增强，剂量增加时可出现强直性惊厥。治疗剂量的士的宁可加速神经冲动在脊髓内的传导，并能提高脊髓反射兴奋性，因此可缩短脊髓反射的时间，增强反射强度，但不破坏脊髓中枢的交互抑制过程。中毒剂量的士的宁能破坏脊髓中枢的交互抑制过程，出现强直性惊厥。

士的宁也能提高延髓内血管运动中枢、呼吸中枢的兴奋性，使血压升高、呼吸加深加快。士的宁还可兴奋迷走神经中枢，出现心动过缓。

小剂量士的宁还能加强皮质的兴奋过程，促使处于抑制状态的患者苏醒。接近中毒剂量的士的宁在增强兴奋过程中，可迅速发生超限性抑制现象。

2. 对肾脏的作用

士的宁对肾脏可能有两方面的作用。首先，士的宁兴奋延髓呼吸中枢及血管运动中枢，使血管平滑肌张力增加，小动脉收缩，血压上升，肾小管上皮细胞可因缺血、缺氧而坏死。其次，生品过量服用也可直接损害肾脏，致近曲小管功能障碍，使肾缺血加剧，尿量减少。

3. 对心血管系统的作用

有报道指出过量服用士的宁会出现室性心动过速和心肌酶升高，表明马钱子对心肌有损伤作用。

（二）马钱子中毒的症状表现

马钱子中毒的严重程度与服药的剂量、药物炮制的优劣、服药至就诊的时间、个体体质差异等因素有关。轻度中毒症状：恶心、头痛、头晕、烦躁不安、舌麻、口唇发紧，全身肌肉轻度抽搐，精神神经轻度失常（好奇、醉酒感、恐惧）。中度及重度症状：可见全身肌肉强直性痉挛，呈角弓反张，咬肌痉挛而致牙关紧闭，面肌痉挛而见苦笑状，双目凝视，渐至呼吸肌痉挛，紫绀，瞳孔散大，脉搏加快，严重者可致心跳骤停而死亡。亚急性或慢性中毒的中毒症状常表现不一，有马钱子中毒致急性淋巴细胞白血病、急性肾功能衰竭、马钱子蓄积中毒致耳聋耳鸣的报告。

马钱子中毒属急危重症，应立即前往医院急诊科紧急救治。

四、马钱子中毒的治疗措施

（1）镇静。首先，立即将病人安置在黑暗安静的环境中，避免外界刺激（如声音、光线等）引起反射性惊厥发作；其次，尽快使用中枢抑制药以制止惊厥，如戊巴比妥钠 0.3~0.5g，或安定 10~20mg 静注。亦可用乙醚做轻度麻醉，或立即用 10% 水合氯醛 30mL 灌肠。

（2）洗胃。可用高锰酸钾液（1∶2000）注入胃中，用洗胃法将胃内容物洗出。

（3）排毒。灌入50%硫酸镁40~50mL导泻以加速肠道残留毒物排泄；也可以静推速尿，每次40~80mL，以促进毒物从尿液排出，必要时可进行血液透析治疗。

（4）呼吸麻痹者及时行气管插管、人工机械呼吸，肌肉痉挛难以控制者应用肌肉松弛剂。

（5）除以上措施之外，还应注意保持水、电解质平衡，纠正酸中毒，保持充足的尿量，保护肾功能。

五、士的宁的检测方法

（一）士的宁的显色反应

士的宁的化学性质稳定，不易受热、潮及光照等因素而发生变化，具有较为典型的生物碱性质，能与多种生物碱沉淀试剂发生反应。

药材粉末可用氨水湿润后，用氯仿浸取其中的生物碱，浸取液用0.5mol/L硫酸反提，酸性水液可碱化后再用氯仿萃取，萃取液挥干供检验。复杂药材中的士的宁，可先用酸性醇处理，滤取醇液，浓缩，加水溶解，碱化后用氯仿萃取。必要时再进行反提净化。

1. Mandelin试剂（0.5%钒酸铵的硫酸溶液）反应

萃取物加试剂1滴，若含有士的宁，则立即生成蓝色至蓝紫色，最后变成红橙色。灵敏度约0.05μg。注意其他一些含氮有机碱性化合物也可与此试剂反应显色，有些所生成的颜色与士的宁相似，如伯氨喹、土霉素、四环素，由紫色变为橙色；阿米替林、安乃近、多虑平等显棕色；先锋霉素、潘生丁等显紫色。

2. 重铬酸钾-硫酸反应

试样或萃取液挥干物用1~2滴硫酸溶解，加入1小粒重铬酸钾晶体。若含有士的宁，则重铬酸钾周围立即显现带紫堇色的线状条纹逐渐延伸，放置片刻后溶液转变为紫红色，最终为橙黄色，加水则迅速变黄。灵敏度约5μg。此反应较有特殊性，可用于马钱子中毒的初筛定性。

3. 硝酸反应

士的宁遇硝显淡黄色，在100℃加热蒸干后，残渣遇氨气立即转变为紫红色。

（二）薄层色谱法测定马钱子制剂中士的宁和马钱子碱的含量

在许多马钱子制剂中，马钱子是主药，同时又是剧毒药，为了使其充分发挥药效而不至于出现中毒现象，须对其中的士的宁和马钱子碱进行定量测量。

1. 仪器和试剂

薄层扫描仪，超声提取仪，士的宁和马钱子碱标准品（中国药品生物制品检定所），硅胶GF$_{254}$，氨水，氯仿，硫酸等。

2. 实验方法与条件

（1）样品溶液的制备：精确称量样品1.2g，置于100mL具塞三角瓶中，加入氨水0.5mL使其润湿，精确加入氯仿30mL密塞，超声提取40min，充分振摇，0.5μm微孔滤膜滤过，量取滤液10mL，置于分液漏斗中，以0.5mol/L稀硫酸提取4次，每次10mL，合并提取液，置水浴浓缩至近干，残渣加氯仿溶解并定容至10mL，作为样品溶液待测。

（2）标准溶液的制备：精密称取士的宁标准品10.1mg及马钱子碱标准品5.12mg，置于10mL容量瓶中，加入氯仿溶解并稀释至刻度，作为标准品溶液。

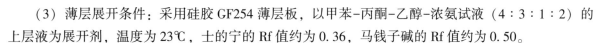

（3）薄层展开条件：采用硅胶 GF254 薄层板，以甲苯-丙酮-乙醇-浓氨试液（4:3:1:2）的上层液为展开剂，温度为 23℃，士的宁的 Rf 值约为 0.36，马钱子碱的 Rf 值约为 0.50。

（4）薄层扫描条件：波长的选择根据标准品的全波长扫描图谱，选择士的宁 λs＝258nm，λ_R＝310nm；马钱子碱 λs＝301nm，λ_R＝335nm。在此条件下，以反射式锯齿扫描方式进行测定。

3. 实验测定

（1）标准品系列测定：精确吸取标准品溶液 1.0，2.0，3.0，4.0，5.0μL 点于同一硅胶 GF254 薄层板上，照"薄层展开条件"和"薄层扫描条件"项下操作。以斑点面积积分值（Y）对点样量（X）进行线性回归，绘制标准曲线。

（2）样品测定：分别吸取样品溶液 10μL 点于硅胶 GF_{254} 薄层板上，同标准品系列测定步骤测定，带入标准曲线外标法计算样品含量。

4. 样品百分含量计算

$$W = \frac{A \times C \times V}{M \times 1000} \times 100\%$$

W——样品中士的宁（马钱子碱）的百分含量（%）；

A——样品的稀释倍数；

C——相当于士的宁（马钱子碱）标准品的质量浓度，单位（mg/mL）；

V——样品提取液体积，单位（mL）；

M——样品称样重量，单位（g）。

（三）气相色谱法测定马钱子及其制剂中的士的宁

1. 仪器和试剂

GC-9A 型气相色谱仪（日本岛津），C-R3A 型数据处理机，氯仿，浓氨水，士的宁标准品。

2. 仪器条件

日本岛津 GC-9A 型气象色谱仪，3% OV-101 固定液，Gas Chrom Q 担体，0.5m×3mm 不锈钢柱。氢火焰离子化检测器，进样口温度 290℃。柱温采用程序升温，初温 70℃保持 4min，以 10℃/min 速率升至 265℃，保持 10min。氮气流速 40mL/min，氢气流速 40mL/min，空气流速 40mL/min。

3. 士的宁标准溶液的配制

精确称取士的宁标准品适量，用氯仿作为溶剂，配制成每 1mL 溶液中含 1mg 士的宁，士的宁标准储备液浓度为 1mg/mL。配制成 0.1，0.2，0.3，0.4，0.5，0.6mg/mL 的标准系列，分别进样测量，以浓度为横坐标，峰面积为纵坐标，绘制标准曲线。

4. 样品处理

精确称量马钱子粉末或制剂约 0.4g，准确加入 20mL 氯仿与浓氨溶液 0.3mL，密塞，称定重量，超声提取 40min，称重，氯仿补至原重量，用 0.5μm 微孔滤膜滤过，滤液待测。

5. 样品测定

取样品待测液注入气相色谱仪，测定。

6. 样品百分含量计算

$$W = \frac{A \times C \times V}{M \times 1000} \times 100\%$$

W——样品中士的宁的百分含量（%）；

A——样品的稀释倍数；

C——相当于士的宁标准品的质量浓度，单位（mg/mL）；

V——样品提取液体积，单位（mL）；

M——样品称样重量，单位（g）。

（四）固相萃取 GC/MS 分析药酒中的士的宁

1. 试验方法与条件

（1）仪器和试剂

Finnigan Trace GC/HS 色质联机、WA-TERS 公司 HLB 型固相萃取小柱 1cc/30mg、二氯甲烷、乙醇、氨水、乙醚、纯水、士的宁标准品。

（2）仪器条件

Trace2000 气相色谱仪条件：色谱柱 J&W 公司 30m×0.25mm DB-5MS 石英毛细柱。柱温采用程序升温 200℃，4min，10℃/min，280℃保持 20min，进样温度 280℃，分流进样分流比 10∶1。载气流量 1mL/min 高纯氦气恒流模式。Trace MS 质谱条件：离子源采用 EI⁺，离子源温度 250℃，传输线温度 250℃，检测器电压 450V，发射电流 150μA。数据采集方式，全扫描方式，扫描速度 2.8/s，采集范围 100~450amu，溶剂延时 10min。

（3）士的宁标准系列溶液的配制

用二氯甲烷作溶剂，称取 20.07mg 士的宁标准品，定容至 10mL，标准储备液浓度为 2.05mg/mL。配成 0.2、0.4、0.6、0.8、1.0mg/mL 的标准系列，各进样 1μL。以浓度为横坐标，峰面积为纵坐标，绘制标准曲线。

2. 样品处理

取一支 HLB 型固相萃取小柱（1cc/30mg）用 1mL 甲醇清洗活化小柱。精确吸取 1mL 中毒药酒样品，用 1∶1 的氨水调至 pH=9 左右上样。然后用 2mL 纯水淋洗，再用 1mL 乙醚淋洗，最后用 3mL 三氯甲烷洗脱样品。挥干后用 0.2mL 二氯甲烷溶解样品，待测。

3. 结果计算

$$P = p_1 \times V_1 \times 1000/M \times 1000$$

试中：

P——样品中士的宁的质量浓度，单位 mg/mL；

p_1——相当于标准士的宁的质量浓度，单位 μg/mL；

V_1——样品浓缩后的体积，单位 mL；

M——样品体积，单位 mL。

（五）高效液相色谱法测定化妆品中马钱子碱和士的宁（GB/T 24800.7—2009）

1. 原理

试样经溶剂提取，离心过滤后，用高效液相色谱测定，外标法定量，液相色谱-质谱确认。

2. 试剂和材料

★注：除非另有说明，所用试剂均为分析纯，水为 GB/T 6682 规定的一级水。

（1）甲醇：色谱纯。

（2）四氢呋喃：色谱纯。

（3）甲酸铵溶液（0.01mol/L）：准确称取 0.6306g 甲酸铵于 1L 容量瓶中，加入约 980mL 水溶解，用甲酸调节 pH 至 3.0 后，定容至 1L 备用。

（4）甲醇水溶液：准确量取 64mL 甲醇和 36mL 水，混匀后备用。

（5）马钱子碱和士的宁标准品：纯度不小于 97%。

（6）马钱子碱和士的宁的标准储备液：准确称取马钱子碱和士的宁的标准物质各 100mg，分别置于 100mL 棕色容量瓶中，用甲醇溶解并定容至刻度，摇匀，配制成浓度分别为 1000μg/mL 的标准储备液，于 4℃ 避光保存，可使用 3 个月。

（7）马钱子碱和士的宁的混合标准储备液：分别准确移取马钱子碱和士的宁的标准储备液各 25mL 于 50mL 棕色容量瓶中，用甲醇定容至刻度，该溶液中的马钱子碱和士的宁的浓度均为 500μg/mL。

3. 仪器和设备

（1）高效液相色谱（HPLC）仪：配有紫外检测器或二极管阵列检测器。

（2）高效液相色谱-质谱联用（LC-MS/MS）仪：配有点喷雾离子源（ESI）。

（3）分析天平：感量 0.0001g 和 0.001g。

（4）离心机：转速不低于 5000r/min。

（5）超声波水浴。

（6）具塞比色管：10mL。

（7）具塞塑料离心管：10mL。

（8）微孔滤膜：0.45μm，有机相。

4. 分析步骤

（1）测定条件

高效液相色谱测定条件如下：①色谱柱：Kromasil C_{18}，5μm，250mm×4.6mm（内径），或者相当。②流动相：甲酸铵溶液（0.01mol/L）、甲醇（64+36，V/V）。③流速：1.0 mL/min。④柱温：25℃。⑤波长：264nm。⑥进样量：20μL。

（2）标准曲线的绘制

用甲醇将马钱子碱和士的宁的混合标准储备液逐级稀释得到的 0.1，0.5，1，5，10，20，50，100μg/mL 的混合标准工作液，按 4.2 的测定条件浓度由低到高进样测定，以峰面积-浓度作图，得到标准曲线回归方程。

（3）样品处理

①膏霜、水剂、香波类样品：称取 1g（精确至 0.001g）试样于 10mL 具塞比色管中，加甲醇水溶液至刻度，超声波提取 20min。取部分溶液转移至 10mL 具塞塑料离心管中，以不低于 5000r/min 离心 15min，上清液经 0.45μm 微孔滤膜过滤，滤液作为待测样液。

★注：如离心难以获得上清液可加适量氯化钠破乳。

②散粉类样品：称取 1g（精确至 0.001g）试样于 10mL 具塞比色管中，加入 6mL 甲醇，超声提取 20min。取部分溶液转移至 10mL 具塞塑料离心管中，以不低于 5000r/min 离心 15min，上清液经 0.45μm 微孔滤膜，取滤液 0.6mL，加入 0.4mL 水，混合经 0.45μm 微孔滤膜过滤，滤液作为待测样液。

③唇膏类样品：称取 1.0g（精确至 0.001g）试样于 10mL 具塞比色管中，加入 2mL 四氢呋喃和 1mL 甲醇，超声提取 10min。取部分溶液转移至 10mL 具塞塑料离心管中，以不低于 5000r/min

离心 15min，上清液经 0.45μm 微孔滤膜过滤，滤液作为待测样液。

（4）测定：按测定条件对待测样液进行测定，用外标法定量。待测样液中马钱子碱和士的宁的响应值应在标准曲线的线性范围，超过线性范围则应稀释后再进样分析。必要时，阳性样品需用液相色谱-质谱进行确认实验。

（5）空白试验：除不称取样品外，均按上述测定条件和步骤进行。

5. 结果计算

结果按下式计算：

$$W = \frac{1000 \times c \times V}{m} \times f$$

式中：

W——试样中马钱子碱和士的宁的含量，单位 mg/kg；

c——从标准工作曲线上查出的样液中马钱子碱和士的宁的浓度，单位 μg/mL；

V——样液最终定容体积，单位 L；

m——试样的质量，单位 g；

f——稀释倍数。

★注：结果保留 2 位小数；（计算结果应扣除空白值）。

参考文献

[1] 江泰. 法医毒物分析 [M]. 北京：人民卫生出版社，1998：115-118.

[2] 云南省疾病预防控制中心. 云南省常见食物中毒·检验技术手册（上册）[M]. 昆明：云南科技出版社，2018：28-31.

[3] 中华人民共和国国家质量监督检验检疫总局，中国国家标准化管理委员会. 化妆品中马钱子碱和士的宁的测定·高效液相色谱法：GB/T 24800.7-2009 [S]. 北京：国家标准出版社，2009.

[4] 许凤全，冯兴华. 马钱子中毒及其安全使用 [J]. 药物不良反应杂志，2008，10（6）：326-331.

[5] 韩广乾. 马钱子的毒性及防治 [C]. 2010 年家畜环境与生态学术研讨会论文集，2010：494-496.

[6] 牛晓峰，李维凤，歧林，等. 用薄层色谱法测定骨康片中士的宁和马钱子碱含量 [J]. 西安医科大学学报，2000，21（5）：476-478.

[7] 高海，孙文基，沙振方. 马钱子及其制剂中士的宁和马钱子碱 GC 法测定 [J]. 中国中药杂志，1990，15（11）：670-671.

（刘银权）

第八节　马桑中毒的判断和检测

一、马桑简述

马桑（拉丁学名：*Coriaria nepalensis* Wall.），别称：千年红、马鞍子、水马桑、野马桑（云南），马桑柴（贵阳），乌龙须、醉鱼儿、闹鱼儿（成都），黑龙须、黑虎大王（云南曲靖），紫桑（云南文山）。马桑性味辛、苦、寒。我国中医药书籍对其毒性均有记载，《贵州民间药草》称马桑有大毒，《重庆草药》记载其有小毒，《贵州草药》则称其有毒。研究显示马桑全株有毒，尤以嫩叶及未成熟的果实毒性最大。人误食马桑青果 15~60g 可致中毒。马桑含有的毒性成分主要为马桑内酯（马桑毒素）、吐丁内酯、马桑宁、马桑亭等倍半萜内酯类物质。

二、马桑的理化性质

马桑的毒性成分主要有马桑内酯（马桑毒素，coriamyrtin）、羟基马桑内酯（吐丁内酯，tutin）、马桑亭（coriatin）、马桑宁（corianin）等倍半萜内酯类化合物。马桑亭及马桑宁化学结构见图 5-23。

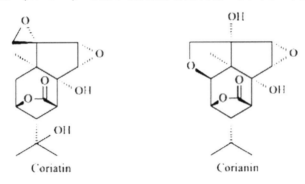

图 5-23　马桑亭和马桑宁的化学结构

三、马桑中毒

发病初期表现为恶心、呕吐、流涎、头晕、头痛、胸闷、乏力、腹部不适、腹痛等症状，偶有腹泻，少数患者出现全身瘙痒。病情较重者还可出现精神萎靡、烦躁、血压升高、呼吸加快、四肢及全身抽搐等症状。严重中毒患者可出现频繁抽搐、癫痫持续状态、高热、昏迷、瞳孔对光反射迟钝或消失、窦性心动过速或过缓、呼吸道分泌物增多，肺内可闻及湿啰音，甚至出现呼吸心跳骤停而导致死亡。部分患者还可出现肝、肾功能损害。

四、马桑中毒的治疗方案

迅速彻底清除毒物：催吐、洗胃、导泻、利尿以彻底清除体内毒物，防止毒素吸收，是抢救马桑中毒的首要措施。为了争取将尚未被吸收的马桑毒物残渣从消化道彻底清除，立即采取催吐、插管洗胃、导泻等方法。

1. 催吐

对于食入较少、神志清楚、年龄较大的患儿可采取口服催吐洗胃，一般口服温开水或 1∶5000~1∶10000 的高锰酸钾溶液 100~200mL/次后，用压舌板压舌根或刺激咽部致呕吐，反复进行直至呕吐物中无果实残渣为止。

2. 洗胃

立即插管洗胃，一般采用鼻插管。年龄较小的患儿采用人工洗胃，用 50mL 注射器，1∶5000~1∶10000 高锰酸钾溶液，每次 50~100mL 反复冲洗。每次注入液与抽吸液应相等。年龄较大的，用自动洗胃机，按不同年龄调节液量大小，反复洗胃，直至洗出液内无果实残渣为止。洗胃时患儿应取侧卧位，以保持呼吸道通畅。对惊厥、抽搐患儿洗胃前要先用镇静剂，洗胃过程中应严密观察病情，出现持续抽搐时，停止洗胃，先抗惊厥，待抽搐停止后再继续洗胃。

3. 导泻

洗胃后经胃管注入 25% 硫酸镁溶液 0.4~0.5mL/kg 体重导泻，促进毒物排出。

4. 利尿

用呋塞米静脉注射，可促进毒素的排出。

5. 镇静及有效控制抽搐

可选用地西泮和苯巴比妥抗惊厥，前者作用于 GABA 调质，使 GABA 与受体结合增加，后者增强 GABA 作用，但应注意短时间内不要过多重复给药，以免出现呼吸抑制。亦有文献报道维生素 B_6 是 GABA 合成过程中的辅酶，苯巴比妥促进 GABA 功能，二者合用，可使抑制性神经递质 GABA 合成增多，因而达到良好的止惊作用。如一般镇静药物效果不佳，可选用静脉麻醉药物予以止痉，但一定要在保证呼吸道通畅的情况下进行。禁用吗啡类镇痛药物、尼可刹米等中枢兴奋剂及其他乙醇的药物。

6. 对症支持治疗

应加强对症支持治疗，如有紫绀、呼吸困难等缺氧症状时，应及时给予吸氧。对于心率减慢者，可用阿托品阻断心脏 M 胆碱受体解除迷走神经对心脏的抑制。患儿频繁呕吐时，要注意维持水、电解质及酸碱平衡，防止其他并发症的发生。

五、马桑的检测方法

1. 仪器与试剂

超高效液相色谱仪（美国 Waters 公司）；MS3 旋涡混旋器（德国 IKA-WERKE 公司）；24 孔 N-EVAP氮吹仪（美国 Organomation 公司）；Gradi-entA10Milli-Q 超纯水器（法国 Millipore 公司）。甲醇、乙腈和叔丁基甲醚（液相色谱溶剂级，德国 Merck 公司），乙酸乙酯（液相色谱溶剂级，美国 Tedia 公司）。Cleanert SLE 固相支持液液萃取柱（200mg/3mL，天津博纳艾杰尔科技有限公司），亲水聚四氟乙烯滤膜针式过滤器（直径 13mm，孔径 0.22μm，上海安谱实验科技股份有限公司）。羟基-马桑内酯、马桑亭和马桑宁标准物质（纯度≥98%，云南西力生物技术公司），氟苯尼考标准物质（纯度≥98%，德国 Dr. Ehrenstorfer 公司），溶于甲醇制成 100mg/L 的标准物质储备液，临用时用甲醇稀释至所需浓度的混合标准溶液，-35℃保存。

2. 方法

（1）样品前处理

吸取 1mL 血浆或尿液于 2mL Eppendrof 管中，加入 10μL0.1mg/L 氟苯尼考内标标准溶液和

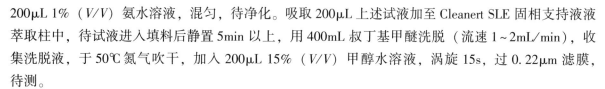

200μL 1%（V/V）氨水溶液，混匀，待净化。吸取 200μL 上述试液加至 Cleanert SLE 固相支持液液萃取柱中，待试液进入填料后静置 5min 以上，用 400mL 叔丁基甲醚洗脱（流速 1~2mL/min），收集洗脱液，于 50℃氮气吹干，加入 200μL 15%（V/V）甲醇水溶液，涡旋 15s，过 0.22μm 滤膜，待测。

（2）色谱条件

Cortecs C₁₈ 色谱柱（100mm×2.0mm，1.6μm）和 Cortecs C₁₈ 保护柱（5mm×2.1mm，1.6μm）（美国 Waters 公司）。流动相 A：甲醇；流动相 B：水。梯度洗脱程序：0~3.5min，15%A~54%A；3.5~3.6min，54%A~54%A；3.6~5.5min，95%A；5.5~5.6min，95%A~15%A；5.6~7.5min，15%A；流速：0.25mL/min；柱温 45℃；进样体积 10μL。乙腈作为清洗溶剂（Washsol-vent），15%（V/V）甲醇溶液作为消除溶剂（Purge solvent）。

（3）质谱条件

电喷雾离子源负离子多反应监测（MRM）模式检测。离子化电压（IS）：-4500V，离子源温度（TEM）：350℃，气帘气（CUR）压强：277Kpa（40psi），喷雾气（GS1）压强：345kPa（50psi），辅助加热气压强（GS2）：345kPa（50psi），碰撞器（CAD）：Medium。其他参数见表 5-9。

表 5-9 马桑亭、马桑宁及内标物氟苯尼考的质谱参数

Compound	Precusorion（m/z）	Production（m/z）	DP/V	CE/eV
Coriatin	295.1	201.0*	-100	-17
		219.0.	-100	-14
Corianin	293.1	160.9*	-40	-29
		205.0	-40	-16
Florfenicol	356.1	185.0*	-90	-25

注 DP：去簇电压；CE：碰撞能量；*量子滴定离子。

3. 色谱图

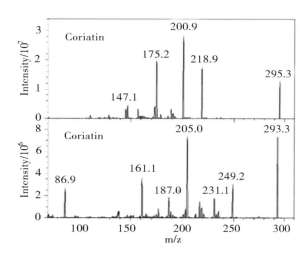

图 5-24 马桑亭和马桑宁的子离子扫描谱图

（栾 杰）

第九节　椰毒假单胞菌酵米面亚种中毒的判断和检测

一、米酵菌酸的概述

椰毒假单胞菌酵米面亚种（*Psedomonas cocovenenans* subsp. *farino fermentans*）是我国发现的一种新的食物中毒菌，它存在于发酵的玉米、糯玉米、黄米、高粱米、变质银耳以及周围环境中，它是酵米面及变质银耳中毒的病原菌。椰毒假单胞菌酵米面亚种在1999年被划为唐菖蒲伯克霍尔德氏菌的一个病原型。椰毒假单胞菌酵米面亚种的代谢产物为米酵菌酸。米酵菌酸的毒素，生在夏、秋季节。潮湿、阴雨的天气，再加上储存不好，椰毒假单胞菌在食物中大量地生长繁殖，损害人的肝、脑、肾等器官。米酵菌酸耐热，一般烹调方法不能破坏其毒性，但日晒两日后可去除94%以上变质银耳中的毒素。椰毒假单胞菌酵米面亚种食物中毒多发地，吃了这种食物就会发生中毒。

二、米酵菌酸的理化性质，中文名称：米酵菌酸

英文名称：BONGKREKIC ACID，分子式：$C_{28}H_{38}O_7$，分子量：486.6。分子结构见图5-25。

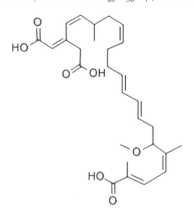

图5-25　米酵菌酸的分子结构式

三、米酵菌酸的中毒症状

进食后2~24h出现上腹不适，恶心、呕吐（呕吐为胃内容物，重者呈咖啡色样物），轻微腹泻、头晕、全身无力等。重者可出现皮肤黄染、肝脾肿大、皮下出血、呕血、血尿、少尿、意识不清、烦躁不安、惊厥、抽搐、休克等，体温一般不升高，病死率高达40%~100%。

四、米酵菌酸中毒的治疗措施

（一）紧急处理

立即手法或药物催吐，催吐后口服活性炭，并尽快到医院治疗。凡与患者吃过同种食物的人，不论是否发病，一律送往医院观察、治疗。

（二）中毒预防

严禁用浸泡、霉变的玉米制作食品。家庭制备发酵谷类食品时要勤换水，保持卫生，要保证食

物无异味产生，最好的预防措施是不制作、不食用酵米面。禁止出售发霉变质的鲜银耳。学会正确辨别银耳的质量。正常干银耳水泡发后，朵形完整、较大，菌片呈白色或微黄，弹性好，无异味；变质银耳不成形、发黏、无弹性，菌片呈深黄至黄褐色，有异臭味。发好的银耳要充分漂洗，食用前要摘除银耳的基底部。

五、米酵菌酸的检测

1. 主要仪器

1290 超高效液相色谱仪（美国 Agilent）。

2. 试剂

甲醇（CH_3OH）：色谱纯，冰乙酸（CH_3COOH），氨水（$NH_3 \cdot H_2O$），甲酸（CH_2O_2），盐酸（HCl），磷酸（H_3PO_4），碳酸氢钠（$NaHCO_3$），石油醚（$C_5H_{12}O_2$）：沸程 30~60℃，无水乙醚（$C_4H_{10}O$），三氯甲烷（$CHCl_3$）。

试剂配制：磷酸溶液（45.4%）：量取 45.4mL 磷酸于 100mL 容量瓶中，用水稀释定容至刻度。碳酸氢钠溶液（40g/L）：称取 40g 碳酸氢钠加水溶解，转移至 1000mL 容量瓶中定容至刻度。盐酸溶液（6mol/L）：量取 50mL 盐酸于 100mL 容量瓶中，用水稀释定容至刻度。甲醇-氨水溶液：量取 80mL 甲醇，加入 1.0mL 氨水，加水定容到 100mL，混匀。甲酸-甲醇溶液（2%）：吸取 2.0mL 甲酸于 100mL 容量瓶中，用甲醇稀释定容至刻度。

3. 方法

（1）仪器条件

仪器条件为色谱柱：Agilent C_{18} 柱 4.6mm×250mm，5μm 不锈钢柱；流动相：甲醇+水 = 75+25，水用冰乙酸调 pH 至 2.5；检测器：DAD 检测器，波长 267nm；流速：1.0mL/min；柱温：30℃。

（2）分析步骤

称取一定量的粉末（精确至 0.0001g）样品，置于锥形瓶中，加入 100mL 甲醇-氨水溶液，混匀，室温下避光浸泡 1h，置于超声波震荡，过滤。置 80℃ 水浴中浓缩至 3mL。

（3）试样的净化

将浓缩后的试样全部转移到已经活化的固相萃取柱（阴离子交换柱 60mg/3mL 或等效品）中，依次用 5mL 水和 5mL 甲醇淋洗，弃去流出液，抽干萃取柱，用 6mL 甲酸-甲醇液洗脱，收集洗脱液，于 40℃ 水浴中氮吹至干，然后加入 1mL 甲醇，混匀，经微孔滤膜过滤后进行 HPLC 分析。

上机测定，据保留时间定性，外标峰面积法定量。

4. 计算公式

$$W = \frac{\frac{C}{V_i} \times V \times 2}{M} \times f$$

W——试样中米酵菌酸的含量，μg/kg；

C——试样中米酵菌酸的含量，μg；

V——样品定容的体积，mL；

M——试样称取量，g；

V_i——仪器的进样体积，μL；

f——稀释倍数。

5. 色谱图

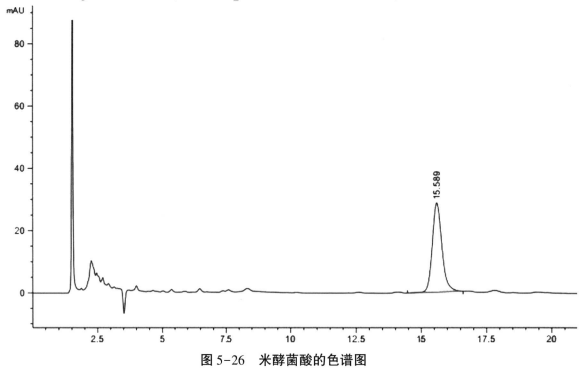

DAD1 A, Sig=267.4 Ref=360.100 (米酵菌酸\DEF_LC 2018-06-07 16-28-32\1EC-0501.D)

图 5-26 米酵菌酸的色谱图

（栾 杰）

第六章　化学性毒物

第一节　氰化物中毒的判断和检测

一、氰化物的理化性质

氰化物为剧毒物，特指带有氰基（CN）的化合物，常见的有氰化钾和氰化钠。氰化物可分为无机氰化物，如氢氰酸、氰化钾（钠）、氯化氰等；有机氰化物，如乙腈、丙烯腈、正丁腈等均能在体内很快析出离子，均属高毒类。很多氰化物，凡能在加热或与酸作用后或在空气中与组织中释放出氰化氢或氰离子的都具有与氰化氢同样的剧毒作用。

工业中使用氰化物很广泛。如从事电镀、洗注、油漆、染料、橡胶等行业人员接触机会较多。日常生活中，桃、李、杏、枇杷、木薯等也含氢氰酸。

二、氰化物中毒的原理及症状表现

1. 氰化物中毒的原理

职业性氰化物中毒主要是通过呼吸道，其次在高浓度下也能通过皮肤吸收。生活性氰化物中毒以口服为主，口腔黏膜和消化道能充分吸收。

氰化物进入人体后析出氰离子，与细胞线粒体内氧化型细胞色素氧化酶的三价铁结合，阻止氧化酶中的三价铁还原，妨碍细胞正常呼吸，组织细胞不能利用氧，造成组织缺氧，导致机体陷入内窒息状态。另外某些腈类化合物的分子本身具有直接对中枢神经系统的抑制作用。中枢神经系统对缺氧最敏感，故大脑首先受损，导致中枢性呼吸衰竭而死亡。此外，氰化物在消化道中释放出的氢氰离子具有腐蚀作用。吸入高浓度氰化氢或吞服大量氰化物者，可在 2~3min 内呼吸停止，呈"电击样"死亡。

口服氢氰酸致死量为 0.7~3.5mg/kg；吸入的空气中氢氰酸浓度达 0.5mg/L 氰化物即可致死；口服氰化钠、氰化钾的致死量为 1~2mg/kg。成人一次服用苦杏仁 40~60 粒、小儿 10~20 粒可发生中毒乃至死亡。未经处理的木薯致死量为 150~300g。此外很多含氰化合物（如氰化钾、氰化钠和电镀、照相染料所用药物常含氰化物）都可引起急性中毒。

2. 氰化物中毒的症状表现

初期中毒症候为头晕、头痛、呼吸速率加快、后期为发绀（由于缺氧而血液呈暗紫色）和昏迷现象；中毒的病患呼吸之间有些人可闻到氰化物特有的杏仁味道。暴露在高剂量下，在很短时间下可伤害脑及心脏，造成昏迷及死亡；如低剂量长期暴露，可能导致呼吸困难、心口痛、呕吐、血液变化（血红素上升、淋巴球数目上升），头痛和甲状腺肿大。眼睛接触后会有刺激、烧伤、视力模糊，过量或延时性接触会造成眼睛永久性伤害。

大剂量中毒常发生闪电式昏迷和死亡。摄入后几秒钟即发出尖叫声、发绀、全身痉挛，立即呼吸停止。小剂量中毒可以出现 15~40min 的中毒过程：口腔及咽喉麻木感、流涎、头痛、恶心、胸闷、呼吸加快加深、脉搏加快、心律不齐、瞳孔缩小、皮肤黏膜呈鲜红色、抽搐、昏迷，最后意识丧失而死亡。

3. 急性中毒的四期临床表现

（1）前驱期：口服中毒者有口、咽部灼热感，恶心呕吐、呕吐物有苦杏仁味，同时伴有头痛、头昏、乏力、耳鸣、胸闷、大便紧迫感等。吸入中毒时可有眼、咽喉及上呼吸道刺激症状。

（2）呼吸困难期：呼吸困难、脉快、两侧瞳孔先缩小后扩大，此后神志迅速模糊、昏迷。

（3）惊厥期：强直性或阵发性惊厥，甚至角弓反张、大小便失禁、意识丧失。

（4）麻痹期：全身肌肉松弛，反射消失，呼吸浅慢，最后呼吸、心跳停止。

三、氰化物中毒的治疗措施

急性氰化物中毒的病情发展迅速，故急性中毒的抢救应分秒必争，强调就地应用解毒剂。

（1）口服中毒者，可用 1∶2000 高锰酸钾溶液洗胃，并刺激咽后壁诱导催吐洗胃。

（2）吸入中毒者，应立即撤离现场、移至空气新鲜、通风良好的地方休息。

（3）用亚硝酸异戊酯 1~2 支击碎后倒入手帕，放在中毒者的口鼻前吸入，每 2min 一次，连用5~6 次。

（4）对症抢救。发生循环、呼吸衰竭者给予强心剂、升压药，呼吸兴奋剂，吸氧，人工呼吸等。皮肤烧伤者，可用高锰酸钾溶液冲洗，然后用硫化铵溶液洗涤。

（5）经上述现场急救之后，应立即送医院救治，切不可延误。

四、氰化物的检测方法

（一）GB 5009.36—2016 食品安全国家标准 食品中氰化物的测定：第一法 分光光度法

1. 原理

木薯粉、包装饮用水和矿泉水中的氰化物在酸性条件下蒸馏出的氰氢酸用氢氧化钠溶液吸收，在 pH＝7.0 条件下，馏出液用氯胺 T 将氰化物转变为氯化氰，再与异烟酸-吡唑啉酮作用，生成蓝色染料，与标准系列比较定量。

蒸馏酒及其配制酒在碱性条件下加热除去高沸点有机物，然后在 pH＝7.0 条件下，用氯胺 T 将氰化物转变为氯化氰，再与异烟酸-吡唑啉酮作用，生成蓝色染料，与标准系列比较定量。

2. 试剂和材料

（1）甲基橙指示剂（0.5g/L）：称取 50mg 甲基橙，溶于水中，并稀释至 100mL。

（2）氢氧化钠溶液（20g/L）：称取 2g 氢氧化钠，溶于水中，并稀释至 100mL。

（3）氢氧化钠溶液（10g/L）：称取 1g 氢氧化钠，溶于水中，并稀释至 100mL。

（4）乙酸锌溶液（100g/L）：称取 10g 乙酸锌，溶于水中，并稀释至 100mL。

（5）氢氧化钠溶液（2g/L）：量取 10mL 氢氧化钠溶液，用水稀释至 100mL。

（6）氢氧化钠溶液（1g/L）：量取 5mL 氢氧化钠溶液，用水稀释至 100mL。

（7）乙酸溶液（1+24）：将乙酸和水按 1：24 的体积比混匀。

（8）酚酞-乙醇指示液（10g/L）：称取 1g 酚酞试剂，用无水乙醇溶解，并定容至 100mL。

（9）磷酸盐缓冲溶液 [（0.5mol/L）pH 7.0]：称取 34.0g 无水磷酸二氢钾和 35.5g 无水磷酸氢二钠，溶于水并稀释至 1000mL。

（10）异烟酸-吡唑啉酮溶液：称取 1.5g 异烟酸溶于 24mL 氢氧化钠溶液中，加水至 100mL，另称取 0.25g 吡唑啉酮，溶于 20mL 无水乙醇中，合并上述两种溶液，摇匀。临用时配制。

（11）氯胺 T 溶液（10g/L）：称取 1g 氯胺 T 溶于水中，并稀释至 100mL。临用时配制。

（12）水中氰成分分析标准物质（50μg/mL）。

（13）氰离子标准中间液（1μg/mL）：取 2mL 水中氰成分分析标准物质，用氢氧化钠溶液定容至 100mL。

3. 仪器与设备

（1）可见分光光度计。

（2）分析天平：感量为 0.001g。

（3）具塞比色管：10mL。

（4）恒温水浴锅：37℃±1℃。

（5）电加热板：120℃±1℃。

（6）500mL 水蒸气蒸馏装置。

4. 分析步骤

（1）木薯粉

①称取 20g（精确到 0.001g）试样于 500mL 水蒸气蒸馏装置中，加水约 200mL，塞严瓶口，在室温下磁力搅拌 2h。然后加入 20mL 乙酸锌溶液和 2.0g 酒石酸，迅速连接好蒸馏装置，将冷凝管下端插入盛有 10mL 20g/L 氢氧化钠溶液的 100mL 锥形瓶的液面下。进行水蒸气蒸馏，收集蒸馏液接近 100mL 时，取下锥形瓶；同时将冷凝管下端插入盛有 10mL 20g/L 氢氧化钠溶液的 100mL 锥形瓶的液面下，重复蒸馏至收集蒸馏液约 80mL 时，停止加热，继续收集蒸馏液近 100mL，取下锥形瓶；取下蒸馏瓶并将其内容物充分搅拌、混匀，再将冷凝管下端插入盛有 10mL 20g/L 氢氧化钠溶液的 100mL 锥形瓶的液面下，进行水蒸气蒸馏，至锥形瓶收集蒸馏液约 50mL，取下锥形瓶。将上述 3 个锥形瓶收集的蒸馏液完全转移至 250mL（V_1）容量瓶中，用水定容至刻度。量取 10mL 溶液（V_2）置于 25mL 比色管中，作为试样溶液。

②用移液管分别量取 0.0，0.3，0.6，0.9，1.2，1.5mL 氰离子标准中间液置于 25mL 比色管中，加水至 10mL。

③试样溶液及标准系列溶液中各加 1mL 10g/L 氢氧化钠溶液和 1 滴酚酞指示液，用乙酸溶液缓慢调至红色褪去，然后加 5mL 磷酸盐缓冲溶液，在 37℃恒温水浴锅中保温 10min，再分别加入 0.25mL 氯胺 T 溶液，加塞振荡混合均匀，放置 5min。然后分别加入 5mL 异烟酸-吡唑酮溶液，加水至 25mL，混匀。在 37℃恒温水浴锅中放置 40min，用 2cm 比色杯，以零管调节零点，于波长 638nm 处测吸光度。

（2）蒸馏酒及其配制酒

①吸取 1.0mL 试样于 50mL 烧杯中，加入 5mL 2g/L 氢氧化钠溶液，放置 10min，然后放于

120℃电加热板上加热至溶液剩余约1mL，取下放至室温，用2g/L氢氧化钠溶液转移至10mL具塞比色管中，最后加2g/L氢氧化钠至5mL。

②若酒样浑浊或有色，取25.0mL试样于250mL蒸馏瓶中，加入100mL水，滴加数滴甲基橙指示剂，将冷凝管下端插入盛有10mL 2g/L氢氧化钠溶液比色管的液面下，再加1~2g酒石酸，迅速连接蒸馏装置进行水蒸气蒸馏，收集蒸馏液约50mL，然后用水定容至50mL，混合均匀。取2.0mL馏出液按测定方法操作。

③用移液管分别吸取0、0.4、0.8、1.2、1.6、2.0mL氰离子标准中间液于10mL具塞比色管中，加2g/L氢氧化钠至5mL。

④于试样及标准管中分别加入2滴酚酞指示剂，然后加入乙酸溶液调至红色褪去，再用2g/L氢氧化钠溶液调至近红色，然后加2mL磷酸盐缓冲溶液（如果室温低于20℃即放入25~30℃水浴锅中10min），再加入0.2mL氯胺T溶液，摇匀放置3min，加入2mL异烟酸-吡唑啉酮溶液，加水稀释至刻度，加塞振荡混合均匀，在37℃恒温水浴锅中放置40min，取出用1cm比色杯以空白管调节零点，于波长638nm处测吸光度。

（3）饮用水、矿泉水

①量取250mL水样（氰化物含量超过20μg时，可取适量水样，加水至250mL）置于500mL水蒸气蒸馏装置中，加入1~2滴甲基橙指示剂，再加入5mL乙酸锌溶液，加入1~2g酒石酸，溶液由橙黄色变成橙红，迅速连接好蒸馏装置，将冷凝管下端插入盛有10mL 20g/L氢氧化钠液的50mL具塞比色管的液面下。通过调节温度将蒸馏速度控制在2~3mL/min，收集蒸馏液约50mL，然后用水定容至50mL，混合均匀。取10.0mL馏出液置于25mL具塞比色管中。

②另取25mL具塞比色管，分别加入氰离子标准中间液0、0.10、0.20、0.40、0.60、0.80、1.00、1.50、2.00mL，加1g/L氢氧化钠溶液至10.0mL。

③于试样和标准管中各加5.0mL磷酸盐缓冲液。置于37℃恒温水浴中，再加入0.25mL氯胺T溶液，加塞混合，放置5min，然后加入5.0mL异烟酸-吡唑酮溶液，加水至25mL，混匀，在37℃恒温水浴锅中放置40min，用3cm比色杯，以纯水做参比，于波长638nm处测吸光度。绘制标准曲线，从曲线上查出样品管中氰化物质量。

5. 分析结果的计算

（1）木薯粉结果计算

试样中氰化物（以CN-计）的含量按下式计算：

$$X=\frac{A\times1000}{m\times V_2/V_1\times1000}$$

式中：

X——试样中氰化物含量（以CN-计），单位为毫克每千克（mg/kg）；

A——测定试样溶液氰化物质量（以CN-计），单位为微克（μg）；

1000——换算系数；

m——试样质量，单位为克（g）；

V_2——测定用蒸馏液体积，单位为毫升（mL）；

V_1——试样蒸馏液总体积，单位为毫升（mL）。

★注：计算结果保留3位有效数字。

（2）蒸馏酒及其配制酒结果计算

①按测定方法操作时试样中氰化物（以 CN-计）的含量按下式计算：

$$X = \frac{m \times 1000}{V \times 1000}$$

式中：

X——试样中氰化物含量（以 CN-计），单位为毫克每升（mg/L）；

m——测定用试样中氰化物的质量，单位为微克（μg）；

1000——换算系数；

V——试样体积，单位为毫升（mL）。

②按测定方法操作时试样中氰化物（以 CN-计）的含量按下式计算：

$$X = \frac{m \times 50 \times 1000}{V \times 2 \times 1000}$$

式中：

X——试样中氰化物含量（以 CN-计），单位为毫克每升（mg/L）；

m——测定用试样馏出液中氰化物的质量，单位为微克（μg）；

50，2，1000——换算系数；

V——试样体积，单位为毫升（mL）。

★注：计算结果保留 2 位有效数字。

（3）包装饮用水、矿泉水结果计算

试样中氰化物（以 CN-计）的含量按下式计算：

$$X = \frac{m \times V_1}{V \times V_2}$$

式中：

X——水样中氰化物含量（以 CN-计），单位为毫克每升（mg/L）；

m——从标准曲线上查得样品管中氰化物的质量，单位为微克（μg）；

V_1——馏出液总体积，单位为毫升（mL）；

V——水样体积，单位为毫升（mL）；

V_2——比色所用馏出液体积，单位为毫升（mL）。

★注：计算结果保留 2 位有效数字。

●说明：重复性条件下获得的 2 次独立测定结果的绝对差值不超过算术平均值的 10%。

（二）GB 5009.36—2016 食品安全国家标准 食品中氰化物的测定：第二法 气相色谱法

1. 原理

在密闭容器和一定温度下，食品中的氰化物在酸性条件下用氯胺 T 将其衍生为氯化氰，氯化氰在气相和液相中达到平衡，将气相部分导入气相色谱法进行分离，电子捕获检测器检测，以外标法定量。

2. 试剂和材料

（1）氯胺 T 溶液（10g/L）：称取 0.1g 氯胺 T，用水溶解定容至 10mL（现用现配）。

（2）磷酸溶液（1+5）：量取 10mL 浓磷酸，加入到 50mL 水中，混合均匀。

（3）0.1% 氢氧化钠溶液：称取 1.0g 氢氧化钠，用水溶解定容至 1L。

（4）水中氰成分分析标准物质（50μg/mL）。

（5）氰离子（以 CN-计）标准中间溶液：准确移取 2.00mL 的水中氰成分分析标准物质于 10mL 的容量瓶，用 0.1%氢氧化钠溶液定容，此溶液浓度为 10mg/L，在 0~4℃冰箱中保存可使用 3 个月。

（6）氰离子（以 CN-计）标准工作溶液。移取适量氰离子（以 CN-计）标准中间溶液（用水稀释配制成浓度为 0，0.001，0.002，0.010，0.050，0.100mg/L 的工作溶液。

3. 仪器与设备

（1）气相色谱：配有电子捕获检测器（ECD）。

（2）顶空进样器。

（3）顶空瓶：20mL。

（4）涡旋振荡器。

（5）分析天平：感量为 0.0001g。

（6）离心机：转速≥4000r/min。

（7）超声波清洗器。

4. 仪器参考条件

（1）顶空分析条件：①顶空平衡温度：50℃；②取样针温度：55℃；③传输线温度：100℃；④顶空加热时间：30min；⑤进样时间：0.03min；⑥加压时间：1min；⑦载气：25.5psi。

（2）气相色谱参考条件

①色谱柱：WAX 毛细管柱，30m×0.25mm（内径）×0.25μm（膜厚），或性能相当者。

②色谱柱温度：40℃保持 5min，以 50℃/min 速率升至 200℃保持 2min。

③载气：氮气，纯度≥99.999%。

④进样口温度：200℃。

⑤检测器温度：260℃。

⑥分流比：5∶1。

⑦柱流速：2.0mL/min。

5. 分析步骤

（1）试样制备

取固体试样约 500g，用样品粉碎装置将其制成粉末，装入洁净容器，密封，于 0~4℃条件下保存。

取液体试样约 500mL，充分混匀，装入洁净容器中，密封，于 0~4℃条件下保存。

（2）标准曲线制作

分别准确移取 10.0mL 氰离子标准工作溶液于 6 个顶空瓶中，加入 0.2mL 磷酸溶液，涡旋混合，然后加入 0.2mL 氯胺 T 溶液，立即加盖密封，涡旋混合，待测。

（3）试样溶液的测定

①蒸馏酒及其配制酒：准确移取 0.2mL 试样于顶空瓶中，加入蒸馏水 9.8mL，加入 0.2mL 磷酸溶液，涡旋混合，然后加入 0.2mL 氯胺 T 溶液，立即加盖密封，涡旋混合，待测。

②粮食：准确称取试样 1g（精确至 0.0001g），用蒸馏水定容至 100mL，超声提取 20min，4000r/min 离心 5min，然后准确移取 10mL 提取液于顶空瓶中，加入 0.2mL 磷酸溶液，涡旋混合，然后加入 0.2mL 氯胺 T 溶液，立即加盖密封，涡旋混合，待测。

③包装饮用水、矿泉水：准确移取 10mL 试样于顶空瓶中，加入 0.2mL 磷酸溶液，涡旋混合，然后加入 0.2mL 氯胺 T 溶液，立即加盖密封，涡旋混合，待测。

④样品空白测定：按照试样溶液的检测步骤加入 0.2mL 磷酸溶液，涡旋混合后，通入氮气在 50℃水浴中吹扫15min，然后加入 0.2mL 氯胺 T 溶液，立即加盖密封，涡旋混合，待测，测定结果即为样品空白。

（4）气相色谱检测

标准溶液及样液均按仪器规定的条件进行测定，根据氰化物保留时间定性，测量样品溶液的峰面积（或峰高）响应值，采用外标法定量。样品溶液中氰化物衍生物的响应值应在标准线性范围内，若超出范围，在加磷酸溶液前用水稀释至范围内。

6. 分析结果的计算

（1）蒸馏酒及其配制酒、包装饮用水和矿泉水中氰化物（以 CN-计）结果计算

试样中氰化物（以 CN-计）含量按下式计算：

$$X = \frac{\rho - \rho_0}{V} \times 10$$

式中：

X——试样中氰化物（以 CN-计）的含量，单位为毫克每升（mg/L）；

ρ——由标准曲线得到的样液中氰化物的浓度，单位为毫克每升（mg/L）；

ρ_0——由标准曲线得到的样品空白中氰化物的浓度，单位为毫克每升（mg/L）；

V——样品体积，单位为毫升（mL）；

10——加酸衍生前顶空瓶中溶液体积，单位为毫升（mL）。

★注：计算结果保留 3 位有效数字。

（2）粮食、木薯粉中氰化物（以 CN-计）结果计算

试样中氰化物（以 CN-计）含量用色谱数据处理机或按下式计算：

$$X = \frac{(\rho - \rho_0) \times V \times 1000}{m \times 1000}$$

式中：

X——试样中氰化物（以 CN-计）的含量，单位为毫克每升（mg/L）；

ρ——由标准曲线得到的样液中氰化物的浓度，单位为毫克每升（mg/L）；

ρ_0——由标准曲线得到的样品空白中氰化物的浓度，单位为毫克每升（mg/L）；

V——样品定容体积，单位为毫升（mL）；

1000——换算系数；

m——样品质量，单位为克（g）。

★注：计算结果保留 3 位有效数字。

●说明：重复性条件下获得的 2 次独立测定结果的绝对差值不超过算术平均值的 15%。

（三）GB 5009.36—2016 食品安全国家标准　食品中氰化物的测定：第三法　定性法

1. 原理

氰化物遇酸产生氢氰酸，氢氰酸与苦味酸钠作用，生成红色异氰酸紫酸钠。

2. 试剂和材料

（1）苦味酸（$C_6H_3N_3O_7$）。

（2）酒石酸（$C_4H_6O_6$）。

（3）碳酸钠（Na_2CO_3）。

（4）乙醇（C_2H_6O）。

（5）碳酸钠溶液（100g/L）：称取10.0g碳酸钠用水溶解定容至100mL。

（6）饱和苦味酸乙醇溶液。

（7）苦味酸试纸：取定性滤纸剪成长7cm、宽0.3~0.5cm的纸条，浸入饱和苦味酸-乙醇溶液中，数分钟后取出，在空气中阴干，储存备用。

3. 仪器与设备

（1）取100mL锥形瓶，配备一适宜的弹孔橡皮塞，孔内塞以直径0.4~0.5cm，长5cm的玻璃管，管内悬1条苦味酸试纸，临用时，试纸条以碳酸钠溶液湿润。

（2）恒温水浴锅：温度可控制至40~50℃。

4. 分析步骤

（1）粮食：称取5g试样，置于100mL锥形瓶中，加入20mL水及0.5g酒石酸，迅速塞上悬有苦味酸并以碳酸钠湿润的试纸条的橡皮塞，轻轻摇动使酒石酸溶解，置40~50℃水浴中，加热30min，观察试纸颜色变化。如试纸不变色，表示氰化物为负反应或未超过规定；如试纸变色，需再作定量试验。

（2）酒：迅速称取20mL试样，置于100mL锥形瓶中，加入0.5g酒石酸，立即塞上悬有苦味酸并以碳酸钠湿润的试纸条的橡皮塞，轻轻摇动使酒石酸溶解，置40~50℃水浴中，加热30min，观察试纸颜色变化。如试纸不变色，表示氰化物为负反应或未超过规定；如试纸变色，需再作定量试验。

参考文献

[1] 中华人民共和国国家卫生和计划生育委员会，国家食品药品监督管理总局。食品安全国家标准 食品中氰化物的测定：GB 5009.36-2016 [S] . 北京：中国标准出版社，2016.

（陈俊秀）

第二节　亚硝酸盐中毒的判断和检测

一、亚硝酸盐的理化性质

亚硝酸盐，是一类无机化合物的总称，主要指亚硝酸钠和亚硝酸钾，为白色至淡黄色粉末或颗粒状，味微咸，易溶于水。硝酸盐和亚硝酸盐广泛存在于人类环境中，是自然界中最普遍的含氮化合物。人体内硝酸盐在微生物的作用下可还原为亚硝酸盐，N-亚硝基化合物的前体物质。亚硝酸盐在外观及滋味都与食盐相似，并在工业、建筑业中广为使用，肉类制品中也允许作为发色剂限量使用。

二、亚硝酸盐中毒的原理及症状表现

（一）亚硝酸盐中毒

亚硝酸盐类食物中毒又称肠原性青紫病、紫绀症、乌嘴病。亚硝酸盐中毒在食物中毒案例中非

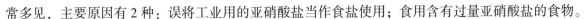

常多见，主要原因有 2 种：误将工业用的亚硝酸盐当作食盐使用；食用含有过量亚硝酸盐的食物。

亚硝酸盐为强氧化剂，进入人体后，可将血液中血红蛋白的二价铁离子氧化为三价铁离子，使正常的血红蛋白转化为高铁血红蛋白而失去携氧能力。最初皮肤黏膜可出现青紫，如 20% 以上的血红蛋白已转化成高铁血红蛋白，就会引起人体组织缺氧，若时间过长可引起呼吸困难、循环衰竭、中枢神经损害等严重病情。成人摄入 0.2~0.5g 即可引起中毒，3g 即可致死。

（二）亚硝酸盐的致癌性

亚硝酸盐本身不是直接致癌物，但在特定条件下可生成强致癌物亚硝胺。据研究，食道癌与患者摄入的亚硝酸盐量呈正相关性，在胃酸等环境下亚硝酸盐与食物中的仲胺、叔胺和酰胺等反应生成强致癌物 N-亚硝胺。亚硝胺还能够透过胎盘进入胎儿体内，对胎儿有致畸作用。

（三）亚硝酸盐中毒的症状表现

（1）头痛、头晕、无力、胸闷、气短、心悸、恶心、呕吐、腹痛、腹泻及口唇、指甲、全身皮肤、黏膜紫绀等。

（2）全身皮肤及黏膜呈现不同程度青紫色（高铁血红蛋白血症引起的紫绀）。

（3）严重中毒者可昏迷、抽搐、呼吸麻痹等。

三、亚硝酸盐中毒的治疗措施

1. 口头医嘱

对于急性中毒事件，应先口头医嘱作常规处理，如吸氧、留取静脉通道、送检等，然后再了解亚硝酸钠病史、检查病人，建立病历，以赢得抢救时间。切忌按常规顺序慢慢问病史、书写病历，确诊后才开始作处理往往会延误时间。

2. 吸氧

观察所见病人面色发青、口唇紫绀、静脉血呈蓝紫色都是缺氧的表现，应立即给予吸氧处理。

3. 美蓝（亚甲蓝）的应用

美蓝（亚甲蓝）是亚硝酸盐中毒的特效解毒剂，能还原高铁血红蛋白，恢复正常输氧功能。用量以每千克体重 1~2mg 计算。同时高渗葡萄糖可提高血液渗透压，能增加解毒功能并有短暂利尿作用。

4. 对症处理

对于有心肺功能受影响的患者还应对症处理，如用呼吸兴奋剂、纠正心律失常药等。

5. 营养支持

病情平稳后，给予能量合剂、维生素 C 等支持疗法。

6. 洗胃

如果中毒时间短，还应及时予以洗胃处理。

四、亚硝酸盐的检测方法

（一）GB 5009.33—2016 食品安全国家标准　食品中亚硝酸盐与硝酸盐的测定：第一法　离子色谱法

1. 原理

试样经沉淀蛋白质、除去脂肪后，采用相应的方法提取和净化，以氢氧化钾溶液为淋洗液，阴离子交换柱分离，电导检测器或紫外检测器检测。以保留时间定性，外标法定量。

2. 试剂和材料

（1）超纯水：电导率>18.2 MΩ·cm。

（2）乙酸（CH_3COOH）：分析纯。

（3）氢氧化钾（KOH）：分析纯。

（4）乙酸（CH_3COOH）溶液（3%）：量取乙酸 3mL 于 100mL 容量瓶中，以水稀释至刻度，混匀。

（5）氢氧化钾溶液（1mol/L）：称取 6g 氢氧化钾，加入新煮沸过的冷水溶解，并稀释至 100mL，混匀。

（6）亚硝酸盐标准溶液（NO_2^-）：100mg/L，水基体。

（7）亚硝酸盐标准中间液：准确移取亚硝酸根离子（NO_2^-）标准储备液各 1mL 于 100mL 容量瓶中，用水稀释至刻度，此溶液每升含亚硝酸根离子 1.0mg。

（8）亚硝酸盐标准使用液：移取亚硝酸盐标准中间液，加水逐级稀释，制成系列混合标准使用液，亚硝酸根离子浓度分别为 0.02，0.04，0.06，0.08，0.10，0.15，0.20mg/L。

3. 仪器和设备

（1）离子色谱仪：配电导检测器及抑制器，高容量阴离子交换柱，50μL 定量环。

（2）食物粉碎机。

（3）超声波清洗器。

（4）分析天平：感量为 0.1mg 和 1mg。

（5）离心机：转速≥10000r/min，配 50mL 离心管。

（6）0.22μm 水性滤膜针头滤器。

（7）净化柱：包括 C_{18} 柱、Ag 柱和 Na 柱或等效柱。

（8）注射器：1.0mL 和 2.5mL。

4. 仪器参考条件

（1）色谱柱：氢氧化物选择性，可兼容梯度洗脱的二乙烯基苯-乙基苯乙烯共聚物基质，烷醇基季铵盐功能团的高容量阴离子交换柱，4mm×250mm（带保护柱 4mm×50mm），或性能相当的离子色谱柱。

（2）淋洗液

①一般试样：氢氧化钾溶液，浓度为 6~70mmol/L；洗脱梯度为 6mmol/L 30min，70mmol/L 5min，6mmol/L 5min；流速 1.0mL/min。

②粉状婴幼儿配方食品：氢氧化钾溶液，浓度为 5~50mmol/L；洗脱梯度为 5mmol/L 33min，50mmol/L 5min，5mmol/L 5min；流速 1.3mL/min。

（3）抑制器连续自动再生膜阴离子抑制器或等效抑制装置。

（4）检测器：电导检测器，检测池温度为 35℃。

（5）进样体积：50μL（可根据试样中被测离子含量进行调整）。

5. 分析步骤

（1）试样预处理

①蔬菜、水果：将新鲜蔬菜、水果试样用自来水洗净后，用水冲洗，晾干后，取可食部分切碎混

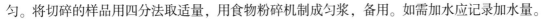

匀。将切碎的样品用四分法取适量，用食物粉碎机制成匀浆，备用。如需加水应记录加水量。

②粮食及其他植物样品：除去可见杂质后，取有代表性试样50~100g，粉碎后，过0.30mm孔筛，混匀，备用。

③肉类、蛋、水产及其制品：用四分法取适量或取全部，用食物粉碎机制成匀浆，备用。

④乳粉、豆奶粉、婴儿配方粉等固态乳制品（不包括干酪）：将试样装入能够容纳2倍试样体积的带盖容器中，通过反复摇晃和颠倒容器使样品充分混匀直到使试样均一化。

⑤发酵乳、乳、炼乳及其他液体乳制品：通过搅拌或反复摇晃和颠倒容器使试样充分混匀。

⑥干酪：取适量的样品研磨成均匀的泥浆状。为避免水分损失，研磨过程中应避免产生过多的热量。

（2）提取

①蔬菜、水果等植物性试样：称取试样5g（精确至0.001g，可适当调整试样的取样量，以下相同），置于150mL具塞锥形瓶中，加入80mL水，1mL 1mol/L氢氧化钾溶液，超声提取30min，每隔5min振摇1次，保持固相完全分散。于75℃水浴中放置5min，取出放置至室温，定量转移至100mL容量瓶中，加水稀释至刻度，混匀。溶液经滤纸过滤后，取部分溶液于10000r/min离心15min，上清液备用。

②肉类、蛋类、鱼类及其制品等：称取试样匀浆5g（精确至0.001g），置于150mL具塞锥形瓶中，加入80mL水，超声提取30min，每隔5min振摇1次，保持固相完全分散。于75℃水浴中放置5min，取出放置至室温，定量转移至100mL容量瓶中，加水稀释至刻度，混匀。溶液经滤纸过滤后，取部分溶液于10000r/min离心15min，上清液备用。

③腌鱼类、腌肉类及其他腌制品：称取试样匀浆2g（精确至0.001g），置于150mL具塞锥形瓶中，加入80mL水，超声提取30min，每隔5min振摇1次，保持固相完全分散。于75℃水浴中放置5min，取出放置至室温，定量转移至100mL容量瓶中，加水稀释至刻度，混匀。溶液经滤纸过滤后，取部分溶液于10000r/min离心15min，上清液备用。

④乳：称取试样10g（精确至0.01g），置于100mL具塞锥形瓶中，加水80mL，摇匀，超声30min，加入3%乙酸溶液2mL，于4℃放置20min，取出放置至室温，加水稀释至刻度。溶液经滤纸过滤，滤液备用。

⑤乳粉及干酪：称取试样2.5g（精确至0.01g），置于100mL具塞锥形瓶中，加水80mL，摇匀，超声30min，取出放置至室温，定量转移至100mL容量瓶中，加入3%乙酸溶液2mL，加水稀释至刻度，混匀。于4℃放置20min，取出放置至室温，溶液经滤纸过滤，滤液备用。

⑥取上述备用溶液约15mL，通过0.22μm水性滤膜针头滤器、C_{18}柱，弃去前面3mL（如果氯离子大于100mg/L，则需要依次通过针头滤器、C_{18}柱、Ag柱和Na柱，弃去前面7mL），收集后面洗脱液待测。

⑦固相萃取柱使用前需进行活化，C_{18}柱（1.0mL）、Ag柱（1.0mL）和Na柱（1.0mL），其活化过程为：C_{18}柱（1.0mL）使用前依次用10mL甲醇、15mL水通过，静置活化30min。Ag柱（1.0mL）和Na柱（1.0mL）用10mL水通过，静置活化30min。

（3）测定

①标准曲线的制作：将标准系列工作液分别注入离子色谱仪中，得到各浓度标准工作液色谱图，测定相应的峰面积，以标准工作液的浓度为横坐标，以峰面积为纵坐标，绘制标准曲线。

②试样溶液的测定：将空白和试样溶液注入离子色谱仪中，得到空白和试样溶液的峰面积，根据

标准曲线得到待测液中亚硝酸根离子的浓度。

6. 分析结果的计算

试样中亚硝酸离子的含量按下式计算：

$$X = \frac{(\rho - \rho_0) \times V \times f \times 1000}{m \times 1000}$$

式中：

X——试样中亚硝酸根离子的含量，单位为毫克每千克（mg/kg）；

ρ——测定用试样溶液中的亚硝酸根离子浓度，单位为毫克每升（mg/L）；

ρ_0——试剂空白液中亚硝酸根离子的浓度，单位为毫克每升（mg/L）；

V——试样溶液体积，单位为毫升（mL）；

f——试样溶液稀释倍数；

1000——换算系数；

m——试样取样量，单位为克（g）。

●说明：试样中测得的亚硝酸根离子含量乘以换算系数1.5，即得亚硝酸盐（按亚硝酸钠计）含量。结果保留2位有效数字。

在重复性条件下获得的2次独立测定结果的绝对差值不得超过算术平均值的10%。

（二）GB 5009.33—2016 食品安全国家标准　食品中亚硝酸盐与硝酸盐的测定：第二法　分光光度法

1. 原理

采用盐酸萘乙二胺法测定。试样经沉淀蛋白质、除去脂肪后，在弱酸条件下，亚硝酸盐与对氨基苯磺酸重氮化后，再与盐酸萘乙二胺偶合形成紫红色染料，外标法测得亚硝酸盐含量。

2. 试剂

（1）亚铁氰化钾 [$K_4Fe(CN)_6 \cdot 3H_2O$]。

（2）乙酸锌 [$Zn(CH_3COO)_2 \cdot 2H_2O$]。

（3）冰乙酸（CH_3COOH）。

（4）硼酸钠（$Na_2B_4O_7 \cdot 10H_2O$）。

（5）盐酸（HCl，$\rho = 1.19g/mL$）。

（6）氨水（$NH_3 \cdot H_2O$，25%）。

（7）对氨基苯磺酸（$C_6H_7NO_3S$）。

（8）盐酸萘乙二胺（$C_{12}H_{14}N_2 \cdot 2HCl$）。

（9）亚铁氰化钾溶液（106g/L）：称取106.0g亚铁氰化钾，用水溶解，并稀释至1000mL。

（10）乙酸锌溶液（220g/L）：称取220.0g乙酸锌，先加30mL冰醋酸溶解，用水稀释至1000mL。

（11）饱和硼砂溶液（50g/L）：称取5.0g硼酸钠，溶于100mL热水中，冷却后备用。

（12）对氨基苯磺酸溶液（4g/L）：称取0.4g对氨基苯磺酸，溶100mL 20%（V/V）盐酸中，置棕色瓶中混匀，避光保存。

（13）盐酸萘乙二胺溶液（2g/L）：称取0.2g盐酸萘乙二胺，溶于100mL水中，混匀后，置棕色瓶中，避光保存。

（14）亚硝酸盐标准溶液：100mg/L。取5.0mL标准溶液定容至100mL容量瓶中，使浓度为

5.0mg/L。

3. 仪器与设备

（1）天平：感量为 0.1mg 和 1mg。

（2）组织捣碎机。

（3）超声波清洗器。

（4）恒温干燥箱。

（5）分光光度计。

4. 分析步骤

（1）试样的预处理，同第一法。

（2）提取

①干酪：称取试样 2.5g（精确至 0.001g），置于 150mL 具塞锥形瓶中，加水 80mL，摇匀，超声 30min，取出放置至室温，定量转移至 100mL 容量瓶中，加入 3%乙酸溶液 2mL，加水稀释至刻度，混匀。于 4℃放置 20min，取出放置至室温，溶液经滤纸过滤，滤液备用。

②液体乳样品：称取试样 90g（精确至 0.001g），置于 250mL 具塞锥形瓶中，加 12.5mL 饱和硼砂溶液，加入 70℃左右的水约 60mL，混匀，于沸水浴中加热 15min，取出置冷水浴中冷却，并放置至室温。定量转移上述提取液至 200mL 容量瓶中，加入 5mL 106g/L 亚铁氰化钾溶液，摇匀，再加入 5mL 220g/L 乙酸锌溶液，以沉淀蛋白质。加水至刻度，摇匀，放置 30min，除去上层脂肪，上清液用滤纸过滤，滤液备用。

③乳粉：称取试样 10g（精确至 0.001g），置于 150mL 具塞锥形瓶中，12.5mL 50g/L 饱和硼砂溶液，加入 70℃左右的水约 150mL，混匀，于沸水浴中加热 15min，取出置冷水浴中冷却，并放置至室温。定量转移上述提取液至 200mL 容量瓶中，加入 5mL 106g/L 亚铁氰化钾溶液，摇匀，再加入 5mL 220g/L 乙酸锌溶液，以沉淀蛋质。加水至刻度，摇匀，放置 30min，除去上层脂肪，上清液用滤纸过滤，弃去初滤液 30mL，滤液备用。

④其他样品：称取 5g（精确至 0.001g）匀浆试样（如制备过程中加水，应按加水量折算），置于 250mL 具塞锥形瓶中，加 12.5mL 50g/L 饱和硼砂溶液，加入 70℃左右的水约 150mL，混匀，于沸水浴中加热 15min，取出置冷水浴中冷却，并放置至室温。定量转移上述提取液至 200mL 容量瓶中，加入 5mL 106g/L 亚铁氰化钾溶液，摇匀，再加入 5mL 220g/L 乙酸锌溶液，以沉淀蛋白质。加水至刻度，摇匀，放置 30min，除去上层脂肪，上清液用滤纸过滤，弃去初滤液 30mL，滤液备用。

（3）测定

吸取 40.0mL 上述滤液于 50mL 带塞比色管中，另吸取 0.00、0.20、0.40、0.60、0.80、1.00、1.50、2.00、2.50mL 亚硝酸盐标准使用液（相当于 0.0、1.0、2.0、3.0、4.0、5.0、7.5、10.0、12.5μg 亚硝酸钠），分别置于 50mL 带塞比色管中。于标准管与试样管中分别加入 2mL 4g/L 对氨基苯磺酸溶液，混匀，静置 3~5min 后各加入 1mL 2g/L 盐酸萘乙二胺溶液，加水至刻度，混匀，静置 15min，用 1cm 比色杯，以零管调节零点，于波长 538nm 处测吸光度，绘制标准曲线比较。同时做试剂空白。

5. 分析结果的计算

$$X=\frac{m_2\times1000}{m_3\times\dfrac{V_1}{V_0}\times1000}$$

式中：

X——试样中亚硝酸盐的含量，单位为毫克每千克（mg/kg）；

m_3——试样质量，单位为克（g）；

m_2——测定用样液中亚硝酸盐的质量，单位为微克（μg）；

V_1——测定用样液体积，单位为毫升（mL），

V_0——试样处理液总体积，单位为毫升（mL）。

●说明：结果保留 2 位有效数字。在重复性条件下获得的 2 次独立测定结果的绝对差值不得超过算术平均值的 10%。

（三）其他检验方法

GB/T 6912—2008 锅炉用水和冷却水分析方法　亚硝酸盐的测定。

QB/T 4446—2012 制盐工业通用检测方法　亚硝酸盐的测定。

QB/T 5013—2016 食糖中亚硝酸盐的测定。

参考文献

[1] 卓先义. 毒（药）物中毒鉴定理论与实践 [M]. 北京：中国检察出版社，2001：126-127.

[2] GB 5009.33-2016 食品安全国家标准：食品中亚硝酸盐与硝酸盐的测定.

（陈俊秀）

第三节　甲醇中毒的判断和检测

一、甲醇概述

甲醇因在干馏木材中首次发现，故又称"木醇"或"木精"。现在可用化学合成法合成。在用粮食或甘蔗渣酿造酒精时也可以产生一定量的甲醇。甲醇是重要的化工原料，是具有蓄积作用的剧烈毒物。工业酒精中大约含有 4% 的甲醇，若被不法分子当作食用酒精制作假酒，饮用后，会产生甲醇中毒。国家卫生部 2004 年第 5 号公告中指出："摄入甲醇 5～10mL 可引起中毒，30mL 可致死。"如果按某一酒样甲醇含量 5% 计算，一次饮入 100mL（约二两酒），即可引起人体急性中毒。我国发生的多次大范围酒类中毒，酒中甲醇含量 2.4～41.1g/100mL。

二、甲醇的理化性质

甲醇（CH_3OH）是结构最为简单的饱和一元醇，分子量为 32，沸点为 64.7℃，是无色、透明、易燃、易挥发的有毒液体，具有和乙醇相似的气味。

三、甲醇中毒的原理及症状表现

甲醇的毒性对人体的神经系统和血液系统影响最大，它经消化道、呼吸道或皮肤摄入都会产生毒性反应，甲醇蒸气能损害人的呼吸道黏膜和视力。在进入人体之后，甲醇多分布在高含水量的组织中，如：肝、肾、眼睛、血液等。

（1）身体危害：对中枢神经系统有麻醉作用；对视神经和视网膜有特殊选择作用，引起病变；可致代谢性酸中毒。

（2）急性中毒：短时大量吸入，出现轻度眼、上呼吸道刺激症状（口服有胃肠道刺激症状）；经一段时间潜伏期后出现头痛、头晕、乏力、眩晕、酒醉感、意识蒙眬、谵妄，甚至昏迷。视神经及视网膜病变，可有视物模糊、复视等，重者失明。代谢性酸中毒时出现二氧化碳结合力下降、呼吸加速等。

（3）慢性影响：神经衰弱综合征，植物神经功能失调，黏膜刺激，视力减退等。皮肤出现脱脂、皮炎等。

（4）甲醇的中毒机理：甲醇经人体代谢产生甲醛和甲酸（俗称蚁酸），然后对人体产生伤害。常见的症状是，先是产生喝醉的感觉，数小时后头痛、恶心、呕吐，以及视线模糊。严重者会失明，乃至丧命。失明的原因：甲醇的代谢产物甲酸累积在眼睛部位，破坏视觉神经细胞。脑神经也会受到破坏，而产生永久性损害。甲酸进入血液后，会使组织酸性越来越强，损害肾脏导致肾衰竭。

四、甲醇中毒的治疗措施

皮肤接触甲醇，脱去污染的衣着，用肥皂水和清水彻底冲洗皮肤。

眼睛接触到甲醇，提起眼睑，用流动清水或生理盐水冲洗，就医。

吸入甲醇，应迅速脱离现场至空气新鲜处。保持呼吸道通畅。如呼吸困难，给输氧。如呼吸停止，立即进行人工呼吸，就医。食入甲醇，应饮足量温水，催吐或用清水或1%硫代硫酸钠溶液洗胃，就医。

甲醇中毒，通常可以用乙醇解毒法。其原理是，甲醇本身无毒，而代谢产物有毒，因此可以通过抑制代谢的方法来解毒。甲醇和乙醇在人体的代谢是同一种酶，而这种酶和乙醇更具亲和力。因此，甲醇中毒者，可以通过饮用烈性酒（酒精度通常在60度以上）的方式来缓解甲醇代谢，进而使之排出体外。而甲醇已经代谢产生的甲酸，可以通过服用小苏打（碳酸氢钠）的方式来中和。

五、甲醇的常用检测方法

（一）GB/T5009.48—2003 蒸馏酒及配制酒卫生标准的分析方法甲醇（品红亚硫酸显色法）

1. 适用范围

本方法适用于蒸馏酒中甲醇的检测。

2. 原理

甲醇经氧化成甲醛后，与品红亚硫酸作用生成蓝紫色化合物，与标准系列比较定量。

3. 试剂

（1）草酸-硫酸溶液：称取5g无水草酸或7g草酸（$NaOOCCOONa \cdot 2H_2O$）溶于100mL硫酸（1∶1）中。

（2）高锰酸钾-磷酸溶液：称取分析纯 $KMnO_4$ 3g加入15mL磷酸85%，然后倒入70mL水中，使其完全溶解，加水至100mL。贮于棕色瓶内，防止氧化力下降，保存时间不宜过长。

（3）品红亚硫酸溶液：称取品红（$C_{20}H_{19}N_3$，分子量301.38）0.1g，经过充分研磨后，分次加入60mL约80℃的水中，使其充分溶解，溶液经滤纸过滤于100mL容量瓶中，冷却后加入10%亚硫酸钠溶液 10mL，盐酸 1mL，用纯水定容，摇匀，放置过夜。如果有颜色，可加入活性炭少量，搅拌后过滤，储于棕色试剂瓶中，置于暗处备用。溶液变成红色时，需重新配置。

（4）甲醇标液（10mg/mL）：准确称取甲醇 1.000g 于 100mL 容量瓶中，用纯水定容至刻度，摇匀，置于低温保存。

（5）甲醇标准使用液：吸取 10.0mL 甲醇标准溶液，置于 100mL 容量瓶中，加水稀释至刻度。再取 25.0mL 稀释液置于 50mL 容量瓶中，加水至刻度，该溶液浓度为 0.50mg/mL。

（6）无甲醇的乙醇溶液：取 0.3mL 按操作步骤检测，不应显色。如显色需进行处理。取 300mL 乙醇（95%），加高锰酸钾少许，蒸馏，收集馏出液。在馏出液中加入硝酸银溶液（取 1g 硝酸银溶于少量水中）和氢氧化钠溶液（取 1.5g 氢氧化钠溶液少量水中）摇匀，取上清液蒸馏，弃去最初 50mL 馏出液，收集中间馏出液约 200mL，用酒精比重计测其浓度，然后加水配成无甲醇的乙醇（体积分数为 60%）。

（7）亚硫酸钠溶液（100g/L）。

（8）标准曲线的配制：吸取 0，0.1，0.2，0.4，0.6，0.8，1mL 甲醇标准使用液（相当 0，0.05，0.1，0.2，0.3，0.4，0.5mg 甲醇）分别置于 25mL 具塞比色管中，并加入 0.5mL 无甲醇的乙醇（体积分数为 60%）。

4. 仪器

分光光度计。

5. 分析步骤

（1）根据试样中乙醇浓度适当取样（乙醇浓度：30%，取 1mL；40%，取 0.8mL；50%，取 0.60mL；6%，取 0.5mL），置于 25mL 具塞比色管中。

（2）着色或浑浊的蒸馏酒和配制酒的处理取 100mL 试样于 250mL 或 500mL 全玻璃蒸馏器中，加 50mL 水，再加入玻璃珠数粒，蒸馏，用 100mL 容量瓶收集馏出液 100mL。

（3）将蒸馏后的试样倒入量筒中，将洗净擦干的酒精计缓缓沉入量筒中，静止后再轻轻按下少许，待其上升静止后，从水平位置观察其与液面相交处的刻度，为乙醇浓度，同时测定温度，按测定的温度与浓度，换算成温度为 20℃时的乙醇浓度（%体积分数）。

（4）样品检测：于试样管和标准管中各加水至 5mL，再依次各加入 2.0mL 高锰酸钾-磷酸溶液，混匀，放置 10min，各加 2.0mL 草酸-硫酸溶液，混匀使之褪色，再各加 5mL 品红-亚硫酸溶液，混匀，于 20℃以上静置 0.5h，用 2cm 比色杯，以零管调节零点，于波长 590nm 处测吸光度，绘制标准曲线比较，或于标准系列目测比较。

6. 计算

试样中甲醇含量按下式进行计算：

$$X = \frac{100 \times m}{V \times 1000}$$

式中：

X——试样中甲醇的含量，单位每克每百毫升（g/100mL）；

m——测定试样中甲醇的质量，单位为毫克（mg）；

V——试样体积，单位为毫升（mL）。

★注：计算结果保留 2 位有效数字。

7. 甲醇样品定性检测方法

（1）定性检测方法

取样液或蒸馏液 1.0mL，加水 5.0mL，再加入 2.0mL 高锰酸钾-磷酸溶液，混匀，放置 10min，再加入 2.0mL 草酸-硫酸溶液，混匀后使其褪色，再加入 5.0mL 品红-亚硫酸溶液，混匀，于 20℃以上静置 30min，如溶液显紫色证明有甲醇存在。

（2）注意事项

①乙醇浓度对显色影响较大。显色灵敏度随乙醇浓度的改变而改变，以 5%～6%（V/V）时乙醇浓度显色灵敏度高。

②加入草酸-硫酸溶液褪色时，要产生热量，此时应适当冷却后，再加入显色剂。

③本方法在一定的酸度下，甲醇所生成的蓝紫色不褪色，其他醇类产生的色泽则很容易消失。

（二）GB 5009.266—2016 食品安全国家标准　食品中甲醇的测定

1. 范围

本方法规定了酒精、蒸馏酒、配制酒及发酵酒中甲醇的测定方法。

本方法适用于酒精、蒸馏酒、配制酒及发酵酒中甲醇的测定。

2. 原理

蒸馏除去发酵酒及其配制酒中不挥发性物质，加入内标（酒精、蒸馏酒及其配制酒直接加入内标），经气相色谱分离，氢火焰离子化检测器检测，以保留时间定性，外标法定量。

3. 试剂和材料

★注：除非另有说明，本方法所用试剂均为分析纯，水为 GB/T6682 规定的二级水。

（1）试剂：乙醇（C_2H_6O）：色谱纯。

（2）试剂配制：乙醇溶液（40%，体积分数）：量取 40mL 乙醇，用水定容至 100mL，混匀。

（3）标准品

①甲醇（CH_4O，CAS 号：67-56-1）：纯度≥99%。或经国家认证并授予标准物质证书的标准物质。

②叔戊醇（$C_5H_{12}O$，CAS 号：75-85-4）：纯度≥99%。

（4）标准溶液配制

①甲醇标准储备液（5000mg/L）：准确称取 0.5g（精确至 0.001g）甲醇至 100mL 容量瓶中，用乙醇溶液定容至刻度，混匀，0～4℃低温冰箱密封保存。

②叔戊醇标准溶液（20000mg/L）：准确称取 2.0g（精确至 0.001g）叔戊醇至 100mL 容量瓶中，用乙醇溶液定容至 100mL，混匀，0～4℃低温冰箱密封保存。

③甲醇系列标准工作液：分别吸取 0.5，1.0，2.0，4.0，5.0mL 甲醇标准储备液，于 5 个 25mL 容量瓶中，用乙醇溶液定容至刻度，依次配制成甲醇含量为 100，200，400，800，1000mg/L 系列标准溶液，现配现用。

4. 仪器和设备

（1）气相色谱仪，配氢火焰离子化检测器（FID）。

（2）分析天平：感量为 0.1mg。

5. 分析步骤

（1）试样前处理

①发酵酒及其配制酒：吸取 100mL 试样于 500mL 蒸馏瓶中，并加入 100mL 水，加几颗沸石（或玻璃珠），连接冷凝管，用 100mL 容量瓶作为接收器（外加冰浴），并开启冷却水，缓慢加热蒸馏，收集馏出液，当接近刻度时，取下容量瓶，待溶液冷却到室温后，用水定容至刻度，混匀。吸取 10.0mL 蒸馏后的溶液于试管中，加入 0.1mL 叔戊醇标准溶液，混匀，备用。

②酒精、蒸馏酒及其配制酒：吸取试样 10.0mL 于试管中，加入 0.10mL 叔戊醇标准溶液，混匀，备用；当试样颜色较深，按照①操作。

（2）仪器参考条件

仪器参考条件如下：

①色谱柱：聚乙二醇石英毛细管柱，柱长 60m，内径 0.25mm，膜厚 0.25μm，或等效柱。

②色谱柱温度：初温 40℃，保持 1min，以 4.0℃/min 升到 130℃，以 20℃/min 升到 200℃，保持 5min。

③检测器温度：250℃。

④进样口温度：250℃。

⑤载气流量：1.0mL/min。

⑥进样量：1.0μL。

⑦分流比：20∶1。

（3）标准曲线的制作

分别吸取 10mL 甲醇系列标准工作液于 5 个试管中，然后加入 0.10mL 叔戊醇标准溶液，混匀，测定甲醇和内标叔戊醇色谱峰面积，以甲醇系列标准工作液的浓度为横坐标，以甲醇和叔戊醇色谱峰面积的比值为纵坐标，绘制标准曲线（见甲醇及内标叔戊醇标准的气相色谱图）。

（4）试样溶液的测定

将制备的试样溶液注入气相色谱仪中，以保留时间定性，同时记录甲醇和叔戊醇色谱峰面积的比值，根据标准曲线得到待测液中甲醇的浓度。

6. 分析结果的表述

（1）试样中甲醇的含量按下式计算：

$$X = \rho$$

式中：

X——试样中甲醇的含量，单位为毫克每升（mg/L）；

ρ——从标准曲线得到的试样溶液中甲醇的浓度，单位为毫克每升（mg/L）。

★注：计算结果保留 3 位有效数字。

（2）试样中甲醇含量（测定结果需要按 100% 酒精度折算时）按下式计算：

$$X = \rho / (C \times 1000)$$

式中：

X——试样中甲醇的含量，单位为克每升（g/L）；

ρ——从标准曲线得到的试样溶液中甲醇的浓度，单位为毫克每升（mg/L）；

C——试样的酒精度；

1000——换算系数。

★注：计算结果保留 3 位有效数字。试样的酒精度按照 GB 5009.225 测定。

7. 精密度

在重复性测定条件下获得的 2 次独立测定结果的绝对差值不超过其算术平均值的 10%。

8. 其他

方法检出限为 7.5mg/L，定量限为 25mg/L。

（三）GA/T 1073—2013 生物样品血液、尿液中乙醇、甲醇、正丙醇、乙醛、丙酮、异丙醇和正丁醇的顶空-气相色谱检验方法

1. 范围

本标准规定了生物样品血液、尿液中乙醇、甲醇、正丙醇、乙醛、丙酮、异丙醇和正丁醇的顶空-气相色谱（HS-GC）检验方法。

本标准适用于生物样品血液、尿液中乙醇、甲醇、正丙醇、乙醛、丙酮、异丙醇和正丁醇的定性和定量分析。

2. 原理

利用此类化合物的易挥发性，用顶空-气相色谱/氢火焰离子化检测器（HS-GC/FID）进行检测；经与平行操作的对照品比较，以保留时间进行定性分析；以峰面积为依据，采用内标法或外标法进行定量测定。

3. 试剂

★注：本标准所有试剂除另有说明外均为色谱纯，试验用水为二级纯水。

（1）乙醇。

（2）甲醇。

（3）正丙醇。

（4）乙醛。

（5）丙酮。

（6）异丙醇。

（7）正丁醇。

（8）叔丁醇。

（9）乙醇（甲醇、正丙醇、乙醛、丙酮、异丙醇和正丁醇）对照品标准溶液：分别精密称取对照品乙醇（甲醇、正丙醇、乙醛、丙酮、异丙醇和正丁醇）适量，用水配成 10.0mg/mL 乙醇（甲醇、正丙醇、乙醛、丙酮、异丙醇和正丁醇）对照品标准储备溶液，置冰箱中冷藏保存，保存时间为 6 个月。试验中所用其他浓度的对照品标准溶液均从上述储备液用水稀释而得。

（10）内标物叔丁醇对照品标准溶液：精密称取叔丁醇适量，用水配制成 5.0mg/mL 叔丁醇对照品标准储备溶液，置冰箱中冷藏保存，保存时间为 6 个月。将储备液用水稀释得 0.04mg/mL 叔丁醇内标工作液，置冰箱中冷藏保存，保存时间为 3 个月。

4. 仪器和材料

（1）气相色谱仪：配有氢火焰离子化检测器（FID）。

（2）分析天平：感量 0.1mg。

（3）顶空自动进样器。

（4）精密移液器。

（5）顶空小瓶。

5. 检验

（1）定性分析

①案件样品制备：取待测血液（或尿液）100μL 及叔丁醇内标工作液 500μL 置于顶空小瓶内，盖上硅橡胶垫。用密封钳加封锅帽，混匀，待测。

②添加样品及空白样品：取 0.01mg/mL 乙醇（或甲醇、正丙醇、乙醛、丙酮、异丙醇、正丁醇）标准溶液 100μL 及叔丁醇内标工作液 500μL 作为检测限添加样品，另取空白血液（或尿液）100μL 及叔丁醇内标工作液 500μL 作为空白样品。按上述操作与案件样品平行提取和分析。

③气相色谱仪参考条件

以下为参考条件，可根据不同品牌仪器和不同样品等实际情况进行调整：

a. 色谱柱：DB-ALCI（30m×0.32mm，1.8μm）或等效色谱柱，如 DB-624（30m×0.32mm，1.8μm）DB-ALCI（色谱柱 2）（30m×0.32mm，1.2μm）或等效色谱柱；b. 色谱柱：恒温 40℃；c. 检测器温度：250℃。

（2）进样

①顶空自动进样器进样：将样品置于顶空自动进样器样品架上，顶空自动进样器自动加热、进样。顶空自动进样器参考条件：

a. 加热箱温度：65℃；b. 定量环温度：105℃；c. 传输线温度：110℃；d. 气相循环时间：3.5min；e. 样品瓶加热平衡时间：10.0min；f. 样品瓶加压时间：0.10min；j. 定量环充满时间：0.10min；h. 定量环平衡时间：0.05min；i. 进样时间：1.00min。

②顶空手动进样

将样品置于 65℃恒温水浴中加热 10min，用 1.0mL 注射器吸取加热后瓶内液面上气体 0.4mL，进样。

③记录：记录各种样品中叔丁醇、乙醇和可疑色谱峰的保留时间。

（3）定量分析

①样品制备

a. 取案件血液（或尿液）100μL 2 份，样品制备同定性分析中的①。

b. 配置系列浓度的乙醇（或甲醇、正丙醇、乙醛、丙酮、异丙醇、正丁醇）或单点浓度的对照品标准溶液，取以上标准溶液 100μL 各 2 份，样品制备同定性分析中的①。

c. 案件样品中乙醇的浓度应在校准曲线的线性范围内。配置单点浓度的对照标准溶液时，案件中乙醇（或甲醇、正丙醇、乙醛、丙酮、异丙醇、正丁醇）浓度需在该对照品溶液浓度的±30%内。

d. 若以外标法定量，样品制备时以水代替叔丁醇内标工作液即可。

②气相色谱仪参考条件：同上。

③进样：分别取案件样品、系列浓度的标准溶液样品或单点浓度标准溶液样品，按上述的条件进行进样分析。

（4）记录

记录案件样品、系列浓度的标准溶液样品或单点浓度标准溶液样品中乙醇及内标物叔丁醇的峰面积值，然后计算含量。

（5）计算案件样品中乙醇含量

①内标标准曲线法

在系列浓度的标准溶液样品中，以乙醇（或甲醇、正丙醇、乙醛、丙酮、异丙醇、正丁醇）与内标叔丁醇的峰面积比（Y）为纵坐标、乙醇（或甲醇、正丙醇、乙醛、丙酮、异丙醇、正丁醇）质量浓度（C）为横坐标进行线性回归，得线性方程。

根据案件样品中乙醇（或甲醇、正丙醇、乙醛、丙酮、异丙醇、正丁醇）及内标叔丁醇锋面积值，按下式计算案件样品中乙醇（或甲醇、正丙醇、乙醛、丙酮、异丙醇、正丁醇）的质量浓度。

$$C = \frac{Y-a}{b}$$

式中：

C——案件样品中乙醇（或甲醇、正丙醇、乙醛、丙酮、异丙醇、正丁醇）的质量浓度，单位为毫克每毫升（mg/mL）；

Y——案件样品中乙醇（或甲醇、正丙醇、乙醛、丙酮、异丙醇、正丁醇）；

a——线性方程的截距；

b——线性方程的斜率。

②内标-单点校正法

根据案件样品和标准溶液样品中乙醇（或甲醇、正丙醇、乙醛、丙酮、异丙醇、正丁醇）及内标物的峰面积值，按下式计算出案件样品中乙醇（或甲醇、正丙醇、乙醛、丙酮、异丙醇、正丁醇）的质量浓度。

$$C = \frac{A \times A_i' \times c}{A' \times A_i}$$

式中：

C——案件样品中乙醇（或甲醇、正丙醇、乙醛、丙酮、异丙醇、正丁醇）的质量浓度，单位为毫克每毫升（mg/mL）；

A——案件样品中乙醇（或甲醇、正丙醇、乙醛、丙酮、异丙醇、正丁醇）的峰面积；

A'——标准溶液样品中乙醇（或甲醇、正丙醇、乙醛、丙酮、异丙醇、正丁醇）的峰面积；

A_i——案件样品中内标物的峰面积；

A_i'——标准溶液样品中内标物的峰面积；

c——标准溶液中乙醇（或甲醇、正丙醇、乙醛、丙酮、异丙醇、正丁醇）的质量浓度，单位为毫克每毫升（mg/mL）。

③外标-标准曲线法

在系列浓度的标准溶液样品中，以乙醇（或甲醇、正丙醇、乙醛、丙酮、异丙醇、正丁醇）的峰面积（Y）为纵坐标，乙醇（或甲醇、正丙醇、乙醛、丙酮、异丙醇、正丁醇）质量浓度（C）为横坐标进行线性回归，得线性方程。

根据案件样品中乙醇（或甲醇、正丙醇、乙醛、丙酮、异丙醇、正丁醇）的峰面积。按下式计算出乙醇（或甲醇、正丙醇、乙醛、丙酮、异丙醇、正丁醇）的质量浓度。

$$C = \frac{Y-a}{b}$$

式中：

C——案件样品中乙醇（或甲醇、正丙醇、乙醛、丙酮、异丙醇、正丁醇）的质量浓度，单位为毫克每毫升（mg/mL）；

Y——案件样品中乙醇（或甲醇、正丙醇、乙醛、丙酮、异丙醇、正丁醇）的峰面积；

a——线性方程的截距；

b——线性方程的斜率。

④外标–单点校正法

根据案件样品和标准溶液样品中乙醇（或甲醇、正丙醇、乙醛、丙酮、异丙醇、正丁醇）的峰面积，按下式计算出乙醇（或甲醇、正丙醇、乙醛、丙酮、异丙醇、正丁醇）的质量浓度。

$$C = (A \times c) / A'$$

式中：

C——案件样品中乙醇（或甲醇、正丙醇、乙醛、丙酮、异丙醇、正丁醇）的质量浓度，单位为毫克每毫升（mg/mL）

A——案件样品中乙醇（或甲醇、正丙醇、乙醛、丙酮、异丙醇、正丁醇）的峰面积；

A'——标准溶液样品中乙醇（或甲醇、正丙醇、乙醛、丙酮、异丙醇、正丁醇）的峰面积；

c——标准溶液中乙醇（或甲醇、正丙醇、乙醛、丙酮、异丙醇、正丁醇）的质量浓度，单位为毫克每毫升（mg/mL）。

★注：本标准各化合物的检出限均为 0.01mg/mL；本标准中各化合物的定量下限均为 0.05mg/mL。

参考文献

［1］李红洲，彭小东，谈晓君，等．白酒中甲醇检测方法研究进展［J］．酿酒科技，2017（7）：99-101.

［2］刘倩倩，刘杨，陈二芳等．气相色谱法检测食用酒精中甲醇含量不确定度分析评定［J］．酿酒科技，2019，（5）：117-118.

［3］狄红梅，李艳敏，张立严．气相色谱内标法测定白酒中甲醇含量的确认及应用［J］．酿酒科技，2018（2）：62-64.

［4］罗玥，陈祥贵，艾涛波，等．气相色谱内标法及外标法测定酒中甲醇方法的比较［J］．食品安全质量检测学报，2018，9（16）：4308-4313.

［5］中华人民共和国公安部．生物样品血液、尿液中乙醇、甲醇、正丙醇、乙醛、丙酮、异丙醇和正丁醇的顶空—气相气谱检验方法：GA/T 1073-2013［S］．北京：中国标准出版社，2013.

（赵　丽）

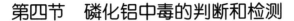

第四节　磷化铝中毒的判断和检测

一、磷化铝的理化性质

磷化铝为带有白色斑点的灰黑色固体，粉剂外观呈灰绿色，由赤磷和铝粉烧制而成。因杀虫效率高、经济方便而应用广泛，常用作粮仓熏蒸。磷化铝毒性主要为遇水、酸时则迅速分解，放出吸收很快、毒性剧烈的磷化氢气体。

二、磷化铝中毒的原理及症状表现

磷化铝在干燥条件下对人畜较安全，吸收空气中的水分后，分解放出高效剧毒磷化氢气体，吸入磷化氢气体引起头晕、头痛、恶心、乏力、食欲减退、胸闷及上腹部疼痛等。严重者有中毒性精神症状，脑水肿，肺水肿，肝、肾及心肌损害，心律紊乱等。每克磷化铝片剂能产生大约1g磷化氢气体，当空气中每升含0.01mg磷化氢就对害虫有致死作用。无味，易潮解。不溶于冷水，溶于乙醇、乙醚。

三、磷化铝中毒的治疗措施

（1）皮肤接触：立即脱去被污染的衣着，用肥皂水和清水彻底冲洗皮肤。
（2）眼睛接触：提起眼睑，用流动清水或生理盐水冲洗。就医。
（3）吸入：迅速脱离现场至空气新鲜处。保持呼吸道通畅。如呼吸困难，给输氧。如呼吸停止，立即进行人工呼吸。就医。
（4）食入：饮足量温水，催吐，洗胃。就医。

四、磷化铝的检测方法

因磷化铝遇水后生成磷化氢，所以国标方法中一般为磷化氢的检测方法。

（一）SN/T 4395—2015 出口食品中磷化氢残留量的检测方法：气相色谱法

1. 原理

样品中磷化氢残留采用顶空提取，采用毛细管气相色谱法检测食品中磷化氢残留量，以保留时间定性，多点外标法定量。

2. 试剂和材料

（1）氯化汞（$HgCl_2$）。
（2）氢氧化钠（NaOH）。
（3）乙醇（C_2H_5OH）。
（4）磷化铝片剂。
（5）1.5%的氯化汞溶液：称取1.5g氯化汞，加水溶解后并稀释至100mL。
（6）0.05mol/L氢氧化钠溶液：准确称取0.2g氢氧化钠加水溶解后，放冷，并稀释至100mL。
（7）95%乙醇溶液：乙醇和水的比例为95∶5。

（8）草酸溶液：将草酸放在干燥器内过夜，准确称取 78.75mg（准确到 0.00001g）3 份，各加 25mL 蒸馏水，加酚酞指示剂 1~2 滴，用 0.05mol/L 氢氧化钠溶液滴定到溶液出现浅红色 30s 不退即为终点，计算出氢氧化钠溶液的准确浓度。

（9）甲基红溶液：称取 0.05g 甲基红溶解于 50mL 95% 的酒精溶液。

（10）酚酞溶液：称取 0.1g 酚酞溶解于 50mL 95% 的酒精溶液。

（11）磷化氢标准气体制备：在一个 1000mL 的试剂瓶中放 1 片磷化铝片剂，加 10mL 水，用橡胶塞密封（以便用气体进样针取气），室温下放置 2d，磷化氢气体会完全释放出来。

（12）磷化氢气体含量的测定：在一个 50mL 带橡胶垫圈的螺旋盖密封的试剂瓶中预先加 10mL 95% 乙醇 20mL，再加 1.5% 的氯化汞溶液 20mL，从 1000mL 瓶中用注射器取 5mL 磷化氢气体注射到此瓶中，充分摇动瓶子使其反应，并把瓶口倒置约 30s 即可反应完全。然后以甲基红作指示剂，用 0.05mol/L 的氢氧化钠标准溶液滴定所生成的盐酸，用下式计算出大瓶中磷化氢的浓度。

$$\rho = \frac{V \times c \times 34}{3 \times 5 \times 1000}$$

式中：

ρ——磷化氢的浓度，单位为微克每毫升（μg/mL）；

V——氢氧化钠的体积，单位为毫升（mL）；

c——氢氧化钠溶液的浓度，单位为摩尔每升（mol/L）；

34——PH_3 气体的相对分子质量；

3——1 个 mol 的磷化氢气体相当于 3 个 mol 的盐酸；

5——从 1000mL 瓶里取出 5mL 气体；

1000——从 mg 换算成 Hg。

（13）标准曲线的制备：将 1000mL 瓶中已测出准确浓度的气体进行稀释。用 20mL 顶空瓶充满氮气，再用 100μL 气体进样针注射到 20mL 顶空瓶中，即为稀释后的 PH_3 气体；如果浓度过高，可以照此办法继续稀释，取稀释后 PH_3 气体不同的浓度在 60℃ 恒温 20min 后，进行气相色谱分析。用峰高 PH_3 浓度制作标准曲线。

3. 仪器和设备

（1）气相色谱仪：配有火焰光度检测器（FPD）。

（2）分析天平：感量为 0.01g 和 0.00001g。

（3）组织捣碎机。

（4）恒温水浴振荡器。

（5）100μL 气体进样针。

（6）20mL 顶空进样瓶。

（7）50mL 带橡胶垫圈的螺旋盖密封的试剂瓶。

（8）1000mL 带橡胶垫圈的螺旋盖密封的试剂瓶。

4. 仪器参考条件

气相色谱参考条件如下：

（1）色谱柱：1701 型毛细管气相色谱柱，30m×0.32mm，0.25μm，或相当者。

（2）进样口：200℃，分流比 10：1。

（3）柱温和柱流量：100℃ 保持 10min，柱流量恒流 2.0mL/min。

（4）检测器：250℃，尾吹气60mL/min，氢气75mL/min，空气100mL/min。

5. 分析步骤

（1）制样要求：在制样的操作过程中，应防止样品受到污染或发生残留物含量的变化。

（2）试样的制备：样品经粉碎机粉碎，混匀，分成3份，分别装入洁净容器内，1份作为试样供检测用，另1份作为留样保存并做好标识，于−18℃冰箱内保存。

（3）顶空提取：称取试样约5g（精确到0.01g）于20mL顶空瓶中，干果和粮食在60℃水浴中加热30min，鲜果在60℃水浴中加热60min，吸取样品上层的气体进样测定。

（4）制作标准工作曲线：配制1.0，5.0，10.0，20.0，50.0ng/mL标准气体以各浓度的峰面积平均值Y对含量X做线性拟合，得到磷化氢气体线性关系。

（5）测定：在仪器最佳状态下，进样量50L。试样中待测物的响应值应在仪器检测的线性范围内，若其响应值超过线性范围，可调整定容体积使之满足定量测定线性范围的要求。

（6）空白实验：除不称取样品外，均按上述测定条件和步骤进行。

6. 分析结果的计算

试样中磷化氢残留的含量利用数据处理系统按外标法计算或按下式计算：

$$X = \rho \times \dfrac{V}{m \times 1000}$$

式中：

X——试样中被测组分含量，单位为微克每千克（μg/kg）；

ρ——从基质标准工作曲线得到的被测组分溶液浓度，单位为纳克每毫升（ng/mL）；

V——试样溶液定容体积，单位为毫升（mL）；

m——试样的质量，单位为克（g）。

（二）其他检测方法

SN/T 4332—2015 新鲜水果中磷化氢熏蒸气体残留测定方法气相色谱法。

（陈俊秀）

第五节　硫化物中毒的判断和检测

一、硫化物的理化性质

硫化物（sulfides）及其类似化合物是指包括一系列金属、半金属元素与S、Se、Te、As、Sb、Bi结合而成的物质。依据成分中硫离子价态的不同和络阴离子的存在与否，硫化物相应分为3类：单硫化物：硫以S^{2-}形式与阳离子结合而成，绝大多数为黑色；双硫化物，硫以哑铃状对阴离子$[S_2]^{2-}$形式与阳离子结合而成；硫盐矿物，硫与半金属元素砷、锑或铋组成锥状络阴离子$[AsS_3]^{3-}$、$[BiS_3]^{3-}$，以及由这些锥状络阴离子相互联接组成复杂形式的络阴离子与阳离子结合而成。

二、硫化物中毒的原理及症状表现

硫化物中毒主要有硫化氢、二氧化硫、二硫化碳中毒等。

（一）硫化氢中毒

硫化氢（hydrogensulfide）是具有刺激性和窒息性的无色气体，低浓度接触仅有呼吸道及眼的局部刺激作用，高浓度时全身作用较明显，表现为中枢神经系统症状和窒息症状，硫化氢具有"臭鸡蛋样"气味，但极高浓度很快引起嗅觉疲劳而不觉其味。采矿、冶炼、甜菜制糖、制造二硫化碳、有机磷农药，以及皮革、硫化染料，颜料、动物胶等工业中都有硫化氢产生；有机物腐败场所如沼泽地、阴沟、化粪池、污物沉淀池等处作业时均可有大量硫化氢逸出，作业工人中毒并不罕见。

硫化氢通过呼吸道进入机体，与呼吸道内水分接触后很快溶解，并与钠离子结合成硫化钠，对眼和呼吸道黏膜产生强烈的刺激作用，硫化氢吸收后主要与呼吸链中细胞色素氧化酶及二硫键（-S-S-）起作用，影响细胞氧化过程，造成组织缺氧，吸入极高浓度时，强烈刺激颈动脉窦，反射性地引起呼吸停止；也可直接麻痹呼吸中枢而立即引起窒息，产生"电击样"死亡。

按吸入硫化氢浓度及时间不同，临床表现轻重不一，轻者主要是刺激症状，表现为流泪、眼刺痛、流涕、咽喉部灼热感，或伴有头痛、头晕、乏力、恶心等症状，检查可见眼结膜充血，肺部可有干啰音，脱离接触后短期内可恢复；中度中毒者黏膜刺激症状加重，出现咳嗽、胸闷、视物模糊、眼结膜水肿及角膜溃疡；有明显头痛、头晕等症状，并出现轻度意识障碍，肺部闻及干性或湿性啰音，X线胸片显示肺纹理增强或有片状阴影；重度中毒出现昏迷，肺水肿，呼吸循环衰竭，吸入极高浓度（1000mg/m³以上）时，可出现"闪电型死亡"，严重中毒可留有神经、精神后遗症。

（二）二氧化硫中毒

二氧化硫吸入后，在呼吸道黏膜表面与水作用生成亚硫酸，再经氧化而成硫酸，因此，它对呼吸道黏膜具有强烈的刺激作用。动物试验证明：二氧化硫从呼吸道吸收，在组织中分布量以气管为最高，肺、肺门淋巴结及食道次之，肝、脾、肾较少。同时发现二氧化硫可使动物的呼吸道阻力增加，其原因可能是由于刺激支气管的神经末梢，引起反射性的支气管痉挛；也可能因二氧化硫直接作用于呼吸道平滑肌，使其收缩或因直接刺激作用使细胞坏死，分泌增加。吸入大量高浓度二氧化硫后，可使深部呼吸道和肺组织受损，引起肺部充血、肺水肿或产生反射性喉头痉挛而导致窒息致死。二氧化硫还能与血液中的硫胺素结合破坏酶的过程，导致糖及蛋白质的代谢障碍，从而引起脑、肝、脾等组织发生退行性病变。

（三）二硫化碳中毒

急性中毒呈麻醉样作用，多见于生产事故，轻者酒醉状态，步态不稳及精神症状，并有感觉异常；重者脑水肿，出现兴奋、谵妄、昏迷，可因呼吸中枢麻痹死亡，个别可留有中枢及周围神经损害。慢性中毒主要损害神经和心血管系统，神经系统早期为精神症状，随后出现多发性神经炎、脑神经病变，严重的可有椎体外系损害，精神症状不一，轻者为情绪、性格改变，重者有躁狂抑郁型精神病，多发性神经炎早期呈手套、袜套型，沿桡、尺、坐骨及外腓神经疼痛，以后骨间肌和鱼际肌萎缩，甚至步态不稳，跟腱反射消失，如基底受损可发生震颤麻痹综合征，心血管系统可有脑、视网膜、肾和冠状动脉类似粥样硬化的损害，血液中胆固醇可增高。

三、硫化物中毒的治疗措施

（1）院前处理：发现硫化物中毒者，立即将其移至新鲜空气处，施救者应戴防毒面具。密切观察其呼吸功能：呼吸道阻塞者予以气道清理，呼吸停止者应予人工呼吸。

（2）吸氧：最好用高压氧治疗。

（3）大剂量使用细胞色素 C，每日剂量可大于 60mg，用前需做皮试，谨防过敏。

（4）对症治疗：糖皮质激素可用于预防肺水肿、脑水肿，谷胱甘肽等药物有解毒的作用；眼部受到刺激者常用 2% 小苏打水、4% 硼酸水、醋酸可的松滴眼液等治疗，伴发其他症状者应分别给予相应的治疗。

四、硫化物的检测方法

（一）GB 5009.34—2016 食品安全国家标准：食品中二氧化硫的测定

1. 原理

在密闭容器中对样品进行酸化、蒸馏，蒸馏物用乙酸铅溶液吸收。吸收后的溶液用盐酸酸化，碘标准溶液滴定，根据所消耗的碘标准溶液量计算出样品中的二氧化硫含量。

2. 试剂和材料

（1）盐酸溶液（1+1）：量取 50mL 盐酸，缓缓倾入 50mL 水中，边加边搅拌。

（2）硫酸溶液（1+9）：量取 10mL 硫酸，缓缓倾入 90mL 水中，边加边搅拌。

（3）淀粉指示液（10g/L）：称取 1g 可溶性淀粉，用少许水调成糊状，缓缓倾入 100mL 沸水中，边加边搅拌，煮沸 2min，放冷备用，临用现配。

（4）乙酸铅溶液（20g/L）：称取 2g 乙酸铅，溶于少量水中并稀释至 100mL。

（5）标准品重铬酸钾（$K_2Cr_2O_7$，优级纯，纯度 ≥99%）。

（6）硫代硫酸钠标准溶液（0.1mol/L）：称取 25g 含结晶水的硫代硫酸钠或 16g 无水硫代硫酸钠于 1000mL 新煮沸放冷的水中，加入 0.4g 氢氧化钠或 0.2g 碳酸钠，摇匀，贮存于棕色瓶内，放置 2 周后过滤，用重铬酸钾标准溶液标定其准确浓度或购买有证书的硫代硫酸钠标准溶液。

（7）碘标准溶液 $[c(1/2I_2) = 0.10mol/L]$：称取 13g 碘和 35g 碘化钾，加水约 100mL，溶解后加入 3 滴盐酸，用水稀释至 1000mL，过滤后转入棕色瓶。使用前用硫代硫酸钠标准溶液标定。

（8）重铬酸钾标准溶液 $[c(1/6K_2Cr_2O_7) = 0.1000mol/L]$：准确称取 4.9031g 于 120℃±2℃ 电烘箱中干燥至恒重的重铬酸钾，溶于水并转移至 1000mL 量瓶中，定容至刻度。或购买有证书的重铬酸钾标准溶液。

（9）碘标准溶液 $[c(1/2I_2) = 0.01000mol/L]$：将 0.1000mol/L 碘标准溶液用水稀释 10 倍。

3. 仪器与设备

（1）全玻璃蒸馏器：500mL，或等效的蒸馏设备。

（2）酸式滴定管：25mL 或 50mL。

（3）剪切式粉碎机。

（4）碘量瓶：500mL。

4. 分析步骤

（1）样品制备：果脯、干菜、米粉类、粉条和食用菌适当剪成小块，再用剪切式粉碎机剪碎，搅均匀，备用。

（2）样品蒸馏：称取 5g 均匀样品（精确至 0.001g，取样量可视含量高低而定），液体样品可直接吸取 5.00~10.00mL 样品，置于蒸馏烧瓶中。加入 250mL 水，装上冷凝装置，冷凝管下端插入预先备有 25mL 乙酸铅吸收液的碘量瓶的液面下，然后在蒸馏瓶中加入 10mL 盐酸溶液，立即盖塞，加热蒸馏。当蒸馏液约 200mL 时，使冷凝管下端离开液面，再蒸馏 1min。用少量蒸馏水冲洗插入乙酸铅溶液的装置部分。同时做空白试验。

（3）滴定：向取下的碘量瓶中依次加入 10mL 盐酸、1mL 淀粉指示液，摇匀之后用碘标准溶液滴定至溶液颜色变蓝且 30s 内不褪色为止，记录消耗的碘标准滴定溶液体积。

5. 分析结果的计算

试样中二氧化硫的含量按下式计算：

$$X = \frac{(V-V_0) \times 0.032 \times c \times 1000}{m}$$

式中：

X——试样中的二氧化硫总含量（以 SO_2 计），单位为克每千克（g/kg）或克每升（g/L）；

V——滴定样品所用的碘标准溶液体积，单位为毫升（mL）；

V_0——空白试验所用的碘标准溶液体积，单位为毫升（mL）；

0.032——1mL 碘标准溶液 $[c(1/2I_2)=1.0mol/L]$ 相当于二氧化硫的质量，单位为克（g）；

c——碘标准溶液浓度，单位为摩尔每升（mol/L）；

m——试样质量或体积，单位为克（g）或毫升（mL）。

★注：计算结果以重复性条件下获得的 2 次独立测定结果的算术平均值表示，当二氧化硫含量 ≥1g/kg（L）时，结果保留 3 位有效数字；当二氧化硫含量<1g/kg（L）时，结果保留 2 位有效数字。在重复性条件下获得的两次独立测试结果的绝对差值不得超过算术平均值的 10%。

（二）GB 23200.44—2016 食品安全国家标准　粮谷中二硫化碳、四氯化碳、二溴乙烷残留量的检测方法

1. 原理

试样在蒸馏提取器中与异辛烷和硫酸溶液加热共沸。二硫化碳、四氯化碳、二溴乙烷与异辛烷、水蒸气一起蒸出，经冷却，在蒸馏提取器的收集管中将异辛烷提取液与水分离。提液经脱水后定容。用配有电子俘获检测器的气相色谱仪测定，外标法定量。

2. 试剂和材料

（1）蒸馏水：用前煮沸 20min，冷却备用。取 300mL 蒸馏水置于蒸馏提取器的烧瓶内，加入 15mL 异辛烷，按提取步骤操作。在规定的色谱条件下，取异辛烷提取液 1μL 进行色谱测定，应无异辛烷以外的色谱峰。

（2）异辛烷（C_8H_{18}）：分析纯，在与测定相同的色谱条件下，进样 1μL 进行色谱测定，应无异辛烷以外的色谱峰。

★注：异辛烷的纯化：在 1000mL 烧瓶内加入 500mL 异辛烷，再加入金属钠片 5~10g，接上磨口冷凝器，回流 6~8h，然后用全玻璃蒸馏器蒸馏，收集 97.5~99.5℃ 之间的馏分。

（3）无水硫酸钠（Na_2SO_4）：分析纯，650℃灼烧 4h，冷却后贮于密闭容器中。

（4）浓硫酸（H_2SO_4）：分析纯。

（5）硫酸水溶液：10%（V/V）。

（6）二硫化碳（CS_2）：分析纯（$d_4^{20} 1.263$）。

（7）四氯化碳（CCl_4）：分析纯（$d_4^{20} 1.594$）。

（8）二溴乙烷（$C_2H_4Br_2$）：分析纯（$d\frac{20}{4}2.177$）。

（9）标准储备液：准确地分别量取二硫化碳、四氯化碳、二溴乙烷的适当体积，并用其密度进行重量计算，用异辛烷分别配成浓度各为1.00mg/ml的标准贮备溶液。

（10）标准工作溶液根据需要，将标准贮备液用异辛烷定量稀释配成混合标准工作液制作工作曲线。

3. 仪器与设备

（1）气相色谱仪：配有电子俘获检测器。

（2）蒸馏提取器。

（3）微量注射器：10μL或5μL。

（4）容量瓶：25mL。

（5）无水硫酸钠柱：筒形漏斗，22mm（内径）内装5cm高的无水硫酸钠。

（6）电热套：调温型，500mL，200W。

（7）全玻璃系统蒸馏装置。

（8）分析天平：感量0.01g和0.0001g。

4. 仪器参考条件

（1）色谱柱：玻璃柱，1.6m×3.2mm（内径），填充物为25%（m/m）DC-200涂于Chromosorb W AW-DMCS（60~80目）。

（2）色谱柱温度：75℃。

（3）进样口温度：150℃。

（4）检测器温度：150℃。

（5）氮气，纯度≥99.99%，25mL/min。

5. 分析步骤

（1）试样制备：将所取样品，取样部位按GB 2763附录A执行，用分样器或四分法缩分至1kg，全部磨碎并通过20目筛，混匀，均分成2份，立即装入清洁容器内，密封，标明标记。

（2）试样保存：将试样在0℃以下保存。

★注：缩分样品时，操作尽量要快，以防止熏蒸剂的散失。在制样的操作过程中，必须防止样品受到污染或发生残留物含量的变化。

（3）提取：从蒸馏提取器的接收管与气体吸收阱的连接口处向接收管加入硫酸水溶液（10%，V/V）至回流口。连接好冷凝器和气体吸收阱，从冷凝器上口向气体吸收阱加入5mL的异辛烷。通入冷却水。快速称取混匀的试样50.0g（精确至0.1g）置于烧瓶内，连接好烧瓶和提取器。从烧瓶的加液口加入12mL异辛烷和300mL硫酸水溶液（10%，V/V）。关闭加液口并用少量硫酸水溶液（10%，V/V）封住加液口。用电热套将烧瓶加热，使异辛烷提取液缓缓蒸出，直至异辛烷提取液基本蒸出后，继续加热蒸馏5min左右。停止加热，使烧瓶降温。将接收管内的水层从下口放出，然后使异辛烷提取液通过无水硫酸钠小柱，收集于25mL容量瓶中。从冷凝器上口，用约7mL异辛烷分数次冲洗冷凝器、气体吸收阱、接收管和无水硫酸钠柱，洗液并入容量瓶中，用异辛烷定容，供气相色谱测定。

（4）测定：根据样液中二硫化碳、四氯化碳、二溴乙烷含量情况，选定峰高相近的标准工作溶液。标准工作溶液和样液中二硫化碳、四氯化碳、二溴乙烷响应值均应在仪器检测线性范围内。对标准工作溶液和样液等体积参差进样测定。

6. 分析结果的计算

用色谱数据处理机或按以下公式计算：

$$X = \frac{h \times c \times V}{h_0 \times m}$$

式中：

X——试样中二硫化碳或四氯化碳或二溴乙烷残留量，mg/kg；

h——样液中二硫化碳或四氯化碳或二溴乙烷的峰高，mm；

h_0——标准工作液中二硫化碳或四氯化碳或二溴乙烷峰高，mm；

c——标准工作溶液中二硫化碳、四氯化碳、二溴乙烷的浓度，μg/mL；

V——样液最终定容体积，mL；

M——称取的试样量，g。

★注：计算结果须扣除空白值，测定结果用平行测定的算术平均值表示，保留2位有效数字。

（陈俊秀）

第六节　甲醛中毒的判断和检测

一、概述

甲醛污染问题主要集中于居室、纺织品和食品中。居室装饰材料和家具中的胶合板、纤维板、刨花板等人造板材中含有大量以甲醛为主的脲醛树脂，各类油漆、涂料中都含有甲醛。

服装的面料生产方面，为了达到防皱、防缩、阻燃等作用，或为了保持印花、染色的耐久性，或为了改善手感，就需在助剂中添加甲醛。用甲醛印染助剂比较多的是纯棉纺织品，因为纯棉纺织品容易起皱，使用含甲醛的助剂能提高棉布的硬挺度。含有甲醛的纺织品，在人们穿着和使用过程中，会逐渐释放出游离甲醛，通过人体呼吸道及皮肤接触引发呼吸道炎症和皮肤炎症，还会对眼睛产生刺激。甲醛能引发过敏，还可诱发癌症。

食品加工生产中，甲醛为国家明文规定的禁止在食品中使用的添加剂，在食品中不得检出，但不少食品中都不同程度检出了甲醛的存在。存在于水发食品中。由于甲醛可以保持水发食品表面色泽光亮，可以增加韧性和脆感，改善口感，还可以防腐，如果用它来浸泡海产品，可以固定海鲜形态，保持鱼类色泽。因此，甲醛已经被不法商贩广泛用于泡发各种水产品中。市场上已经检出甲醛的水发食品主要有：鸭掌、牛百叶、虾仁、海参、鱼肚、鲳鱼、章鱼、墨鱼、带鱼、鱿鱼头、蹄筋、海蜇、田螺肉、墨鱼仔等，其中虾仁、海参和鱿鱼中的甲醛含量较高。存在于面食、蘑菇或豆制品中。甲醛可以增白，改变色泽，故甲醛常被不法商贩用来熏蒸或直接加入到面食、蘑菇或豆制品中，不法商贩用"吊白块"熏蒸有关食品增白时，也可以在食品中残留甲醛。已经检出甲醛的有关食品有：香菇、花菇、米粉、粉丝、腐竹等。

二、甲醛的理化性质

甲醛，又称蚁醛，化学式 HCHO，分子量 30.03。气体相对密度 1.067（空气＝1），液体密度 0.815g/cm³（-20℃）。熔点-92℃，沸点-19.5℃，是无色有刺激性气味气体，易溶于水和乙醇。水溶液的浓度最高可达 55%，通常是 40%，称做甲醛水，俗称福尔马林（formalin）。具有强还原性，尤其是在碱性溶液中，还原能力更强。能燃烧，蒸气与空气形成爆炸性混合物，爆炸极限7%～73%（体积），燃点约 300℃。

三、甲醛的中毒原理及症状表现

甲醛的主要危害表现为对皮肤黏膜、人眼和鼻的刺激作用。甲醛在室内达到一定浓度时，人就有不适感。大于 0.08mg/m³ 的甲醛浓度可引起眼红、眼痒、咽喉不适或疼痛、声音嘶哑、喷嚏、胸闷、气喘、皮炎等。新装修的房间甲醛含量较高，是众多疾病的主要诱因。

人长期吸入大于 12mg/m³ 浓度的甲醛会引起嗜睡、无力、头痛、手指震颤、视力减退、记忆力减退或神经衰弱、精神抑郁。慢性中毒对呼吸系统的危害也是巨大的，长期接触甲醛可引发呼吸功能障碍和肝中毒性病变，表现为肝细胞损伤、肝辐射能异常等。

1. 轻度中毒

眼部及上呼吸道黏膜有明显的刺激症状。主要表现为眼结膜充血、红肿，呼吸困难，呼吸声粗重、喉咙沙哑、讲话或干涩暗哑或湿腻。中毒者还能感受到自己呼吸声音加粗。轻度甲醛中毒症状的另一个具体表现为一至二度的喉咙水肿。

2. 中度中毒

咳嗽不止、咯痰、胸闷、呼吸困难及干湿性破啰音。胸透 X 光时肺部纹理实质化，转变为散布的点状小斑点或片状阴影，即为医学上的机型支气管肺炎；喉咙水肿增重至三级。进行血气分析之时会伴随着轻、中度的低氧血症。

3. 重度中毒

肺部及喉部情况出现恶化，出现肺水肿与四度喉水肿的病症，血气分析亦随之严重，为重度低氧血症。

四、甲醛的常用检测方法

国内外居室、纺织品、食品中甲醛检测方法主要有：分光光度法、电化学检测法、气相色谱法、液相色谱法、传感器法等。

（一）食品中甲醛检测方法——甲醛乙酰丙酮分光光度法 [卫生部卫发（2001）159 号文件]

1. 适用范围

本方法适用于面粉及面制品中的甲醛次硫酸钠和水发食品中甲醛的测定。

2. 原理

甲醛与乙酰丙酮于沸水中水浴 3min，反应生成黄色化合物，然后比色定量检测甲醛含量。优点是甲醛与乙酰丙酮反应的特异性较好，干扰因素少，酚类和其他醛类共存时均不干扰，显色剂较为稳定，检出限达到 0.25mg/kg，测定线性范围较宽，适合高含量甲醛的检测，多用于居室和水发食品中甲醛的测定。但在进行水发食品中甲醛检测时，需将样品中的甲醛在磷酸介质中加热蒸馏提取出来，经水溶液吸收、定容后再检测，操作过程复杂、繁琐、耗时。

3. 试剂

（1）10%（V/V）磷酸溶液：将 10mL 磷酸溶于 90mL 纯水中。

（2）乙酰丙酮溶液：在 100mL 纯水中加入醋酸铵 25g，冰醋酸 3mL 和乙酰丙酮 0.4mL，振摇促溶，储备于棕色瓶中。

（3）甲醛标准使用液（5mg/mL）：取浓度为 100mg/mL 的甲醛标准溶液 5.0mL 于 100mL 容量瓶中，用纯水定容。

4. 仪器

分光光度计。

（二）酚试剂法

酚试剂法即 MBTH 法，即甲醛与酚试剂（3-甲基-2-苯并噻唑酮腙盐酸盐）反应生成嗪，嗪在酸性溶液中被铁离子氧化成蓝色，室温下经 15min 后显色，然后比色定量。酚试剂法操作简便，灵敏度高，检出限为 0.02mg/L，较适合测定微量甲醛测定。但脂肪族醛类也有类似的反应，对测定会有干扰，二氧化硫对测定也有一定的干扰，使结果偏低，所以，在测定吊白块时应用此方法要慎重。酚试剂的稳定性较差，显色剂 MTBH 在 4℃冰箱内仅可以保存 3d，显色后吸光度的稳定性也不如乙酰丙酮法，显色受时间与温度等的限制。本法多用于居室中对甲醛的检测。纺织品和食品中对甲醛的测定有时也用该方法。

（三）4-氨基-3-联氨-5-巯基-1，2，4-三氮杂茂（AHMT）法

AHMT 法指甲醛与 AHMT（4-氨基-3-联氨-5-巯基-1，2，4-三氮杂茂）在碱性条件下缩合，经高碘酸钾氧化成紫红色化合物，然后比色定量检测甲醛含量的方法。AHMT 法在室温下就能显色，且 SO_2、NO_2 共存时不干扰测定，灵敏度比比色法好。该方法特异性和选择性均较好，在大量乙醛、丙醛、丁醛、苯乙醛等醛类物质共存时不干扰测定，检出限为 0.04mg/L。但 AHMT 法在操作过程中显色随时间逐渐加深，标准溶液的显色反应和样品溶液的显色反应时间必须严格统一，重现性较差，不易操作，多用于居室中对甲醛的检测。其检测技术要

1. 检测原理

碱性溶液中与 AHMT 发生反应，经高碘酸钾氧化成红色化合物，半定量的快速检测液体样品中人为加入的甲醛含量。该方法优点是抗干扰能力强，缺点是颜色随时间逐渐加深，要求标准比色卡显色标注时间和样品溶液的显色反应时间必须严格统一。

2. 主要仪器

10mL 纳氏比色管，或者具塞塑料离心管。

3. 试剂

（1）试剂 A：饱和氢氧化钾或 5mol/L 氢氧化钾溶液。取 28g 氢氧化钾溶于适量蒸馏水中，稍冷后，加蒸馏水至 100mL。

（2）试剂 B：5g/L AHMT 盐酸溶液。取 0.5g AHMT 溶于 100mL 0.2mol/L 盐酸溶液中，此溶液置于暗处或保存于棕色瓶中，可保存半年。

（3）试剂 C：1.5% 高碘酸钾的氢氧化钾溶液。称取 1.5g KIO$_4$ 于 100mL 0.2mol/L 氢氧化钾溶液中，置于水浴上加热使其溶解，备用。

4. 操作步骤

吸取样品提取液上清液 0.5mL 于检测管中，加入 2 滴试剂 A 溶液，2 滴试剂 B 溶液，盖上盖子摇匀。1~2min 后打开，向检测管中加入试剂 C 溶液 1 滴，并盖上盖子摇匀，观察情况。

5. 结果判定

室温下静置 3min，肉眼观察显色结果，并与"3min 时间点色阶"比较得出待测样品中甲醛含量。待测样品中甲醛含量在 10mg/kg 以下时，建议采用 15min 时间点的反应结果，并与"15min 时间点色阶"比较得出待测样品中甲醛含量。

（四）品红—亚硫酸法

品红—亚硫酸法指利用甲醛与品红—亚硫酸在浓硫酸存在条件下呈蓝紫色的特性，用比色定量进行检测的方法。本法利用的是甲醛的特有反应，其他醛与酚不干扰测定。此法操作简便、测定范围宽，但其比色液很不稳定，重现性较差，在测定甲醛含量较低的样品时，差异较大，精确度不如乙酰丙酮法，而且品红—亚硫酸法受温度影响较大，检测过程还需浓硫酸，故一般多用于食品中甲醛的定性分析。

（五）变色酸法

变色酸法指将甲醛在浓硫酸介质中与铬变酸（1，8-二羟基萘-3，6-二磺酸）作用，在沸水浴中生成紫红色化合物，进行比色定量的方法。此法灵敏度高，检出限为 0.1mg/L，比色液稳定。但当酚类和其添加剂离子共存时有干扰，因此该法不适用于测定甲醛含量较高的样品。因含甲醛量高的溶液遇酸极易产生聚合物，所以该反应须在浓硫酸介质作用下进行，操作较繁琐，因此该法多用于方法研究，实际检测时应用较少。

（六）间苯三酚法

间苯三酚法指利用甲醛在碱性条件下与间苯三酚发生缩合反应生成橘红色化合物的特性，进行比色定量检测甲醛含量的方法。此法操作简便、干扰物影响小，检出限为 0.1mg/L。但甲醛与间苯三酚生成物的颜色不稳定，测定结果偏差较大，只适用于甲醛的定性分析，此法多用于水发食品中对甲醛的测定。

（七）亚硝基亚铁氰化钠法

1. 检测原理

在碱性条件下，甲醛与亚硝基亚铁氰化钠反应后使溶液出现蓝色特征。本方法为农业部颁发的标准方法。

2. 主要仪器

10mL 纳氏比色管，或者具塞塑料离心管。

3. 试剂

（1）4%盐酸苯肼溶液：称取固体盐酸苯肼 4g 溶于水中，稀释至 100mL（现用现配）。

（2）5%亚硝基亚铁氰化钠溶液：称取固体亚硝基亚铁氰化钠 5g 溶于水中，稀释至 100mL（现用现配）。

（3）10%氢氧化钾溶液：称取固体氢氧化钾 10g 溶于水中，稀释至 100mL。

（4）操作步骤：取样品制备液（为上文"样品处理"中的"上清液"或"浸泡液"）5mL 于 10mL 纳氏比色管中，然后加入 1mL 4%盐酸苯肼、3~5 滴新配的 5%亚硝基亚铁氰化钠溶液，再加入 3~5 滴 10%氢氧化钾溶液，5min 内观察颜色变化。

4. 结果判定

溶液若呈蓝色或灰蓝色，说明有甲醛，且甲醛含量较高；溶液若呈浅蓝色，说明有甲醛，且甲醛含量较低；溶液若呈淡黄色，甲醛未检出。

★注：该方法显色时间短，应在5min内观察颜色的变化。

参考文献

[1] 刘晓庚，鲍雯钰，吴俞蓉，等．甲醛测定方法的研究进展 [J]．理化检验（化学分册）2019，55（5）：577-583.

[2] 李叶青，皮小弟，谢秋让，等．乙酰丙酮分光光度法测定白菜中甲醛含量的方法优化及其在快检结果验证中的应用 [J]．食品安全质量检测学报，2018，9（16）：4246-4251.

[3] 周金森，刘赐敏，刘钰钗，等．水产品中甲醛的柱后衍生-高效液相色谱测定法 [J]．职业与健康，2018，34（11）：1461-1463.

（赵　丽）

第七章 非法添加剂

第一节 盐酸克伦特罗中毒的判断和检测

一、盐酸克伦特罗概述

盐酸克伦特罗（clenbuterol）也叫瘦肉精，是一种强效选择性 β_2 受体激动剂，有支气管扩张、平滑肌松弛等方面的作用，并且盐酸克伦特罗在使用方面，具有一定的选择性，可以作用于肾上腺素受体，可以有效激活腺苷酸环化酶，增加环磷腺苷数量，若是使用剂量大幅度上升，可以实现动物体内的能量再分配，可加强脂肪分解，促进蛋白质合成，进而实现营养再分解和分配。通常情况下，盐酸克伦特罗的使用，可抑制脂肪的合成和积累，提升动物的瘦肉率，以降低其成本。

盐酸克伦特罗的理化特性相对较稳定，一般情况下不容易分解，并且盐酸克伦特罗摄入动物体内后，会以原药的形式残留在动物体内。

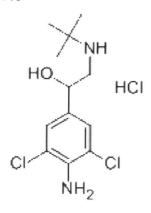

图 7-1 盐酸克伦特罗分子式

二、盐酸克伦特罗的理化性质

克伦特罗（Clenbuterol）化学名为 2-［（叔丁氨基）甲基］-4-氨基-3，5-二氯苯甲醇，一般以盐酸盐形式存在，分子式为 $C_{12}H_{18}Cl_2N_2O \cdot HCl$，分子量为 313.7。盐酸克伦特罗属于苯乙醇胺类衍生物，为白色或几乎白色的结晶性粉末，无臭，味微苦。在水或乙醇中溶解，在氯仿或丙酮中微溶，在乙醚中不溶，熔点为 172～176℃。

三、盐酸克伦特罗中毒的症状表现

人们食用大量含有盐酸克伦特罗的动物源性食品后，可在 0.5~4h 内发病，主要病症为：面色潮红、头痛头晕、恶心呕吐、四肢乏力及肌肉震颤，无法长期站立，还会出现腹痛等现象。另外，人们食用含有盐酸克伦特罗的动物源性产品，还会引起血钾降低、高乳酸血症、血肌酸激酶增高、新陈代谢紊乱等，并且在人体内产生酮体，若是酮体较高就会引发糖尿病，心电图改变主要为窦性心动过速和 S-T 段下移。同时，若是长期反复食用，很容易导致染色体发生变化，甚至引发肿瘤。若是孕妇食用了含有盐酸克伦特罗的动物源性食品，对腹中的胎儿也会造成严重影响，例如：导致胎儿畸形、癌变等，对孕妇自身的健康也会造成严重影响。

四、盐酸克伦特罗中毒的治疗措施

1. 清除体内毒物

（1）催吐：对于神志清晰、经口摄入者，早期可进行催吐。

（2）洗胃：对经口摄入 6h 内的重症病人可进行洗胃。

2. β 受体阻断药

对于有明显心动过速症状者，可使用 β 受体阻断药物减慢心率，症状好转即停用。

3. 镇静抗焦虑

对于有明显精神紧张、焦虑、失眠症状者，应适量给予镇静抗焦虑药物。

4. 其他对症支持治疗

加强营养、合理膳食，注意水、电解质及酸碱平衡，密切监护重要脏器功能，及时给予相应的治理措施。例如，对于既往有心血管疾病的病人，应密切监护心电图和血压变化，及时控制各类心律失常；对于同时使用肾上腺糖皮质激素的病人，应注意检测血钾变化，防治低血钾症；对于既往有糖尿病的病人，应密切监测血糖和酸碱平衡，及时纠正代谢性酸中毒；对于既往有甲状腺功能亢进的病人，应注意防治甲亢危象。

五、盐酸克伦特罗的检测方法

（一） GB/T 22286—2008 动物源性食品中多种 β-受体激动剂残留量的测定：液相色谱串联质谱法

1. 适用范围

本标准规定了动物源性食品中克伦特罗（clenbuterol）残留量的液相色谱-串联质谱的测定方法。

本标准适用于猪肝和猪肉中克伦特罗残留量的检验。本方法中克伦特罗的检出限为 $0.5\mu g/kg$。

2. 原理

试样中的残留物经酶解，用高氯酸调节 pH，沉淀蛋白后离心，上清液用异丙醇-乙酸乙酯提取，再用阳离子交换柱净化，液相色谱-串联质谱法测定，内标法定量。

3. 试剂和材料

★注：除另有规定外，所有试剂均为分析纯，试验用水应符合 GB/T 6682 一级水的标准。

（1）甲醇：液相色谱纯。

（2）乙酸钠（$CH_3COONa \cdot 3H_2O$）。

（3）0.2mol/L乙酸钠缓冲液：称取13.6g乙酸钠，溶解于500mL水中，用适量乙酸调节pH至5.2。

（4）高氯酸：70%~72%。

（5）0.1mol/L高氯酸：移取8.7mL高氯酸，用水稀释至1000mL。

（6）氢氧化钠。

（7）10mol/L氢氧化钠溶液：称取40g氢氧化钠，用适量水溶解冷却后，用水稀释至100mL。

（8）饱和氯化钠溶液。

（9）异丙醇-乙酸乙酯：（6+4，体积比）。

（10）甲酸水溶液：2%。

（11）氨水甲醇溶液：5%。

（12）0.1%甲酸水溶液-甲醇溶液：（95+5，体积比）。

（13）β-葡萄糖醛苷酶/芳基硫酸酯酶液：10000 units/mg。

（14）Oasis MCX阳离子交换柱：60mg/3mL，使用前依次用3mL水活化。

（15）盐酸克伦特罗（CAS：37148-27-9）标准品：纯度大于98%。

（16）标准储备溶液：准确称取适量的克伦特罗标准品，用甲醇配制成100μg/mL的标准储备液，保存于-18℃冰箱内，可使用1年。

（17）混合标准贮备液（1.0μg/mL）：吸取1.0mL克伦特罗至100mL容量瓶中，用甲醇稀释至刻度，-18℃避光保存。

（18）同位素内标物：克伦特罗-D9，纯度大于98%。

（19）同位素内标储备溶液：准确称取适量的克伦特罗-D9标准品，用甲醇配制成100μg/mL的标准储备液，保存于-18℃冰箱内，可使用1年。

（20）同位素内标工作液（10ng/mL）：将上述同位素内标储备溶液用甲醇进行适当稀释。

4. 仪器和设备

（1）高效液相色谱-串联质谱联用仪：配有电喷雾离子源（ESI）。

（2）均质器。

（3）旋涡混合器。

（4）离心机：5000r/min和15000r/min。

（5）氮吹仪。

（6）水平振荡器。

（7）真空过柱装置。

（8）pH计。

（9）超声波发器。

5. 样品制备

（1）提取

称取2g（精确到0.01g）经捣碎的样品于50mL离心管中，加入8mL乙酸钠缓冲液，充分混匀，再加50μL β-葡萄糖醛苷酶/芳基硫酸酯酶液，混匀后，37℃水浴水解12h。

添加100μL 10ng/mL的内标工作液于待测样品中。加盖置于水平振荡器振荡15min，离心10min（5000r/min），取4mL上清液加入0.1mol/L高氯酸溶液5mL，混合均匀，用高氯酸调节pH值到1±0.3。5000r/min离心10min后，将全部上清液（约10mL）转移到50mL离心管中，用

10mol/L 的氢氧化钠溶液调节 pH 到 11。加入 10mL 饱和氯化钠溶液和 10mL 异丙醇-乙酸乙酯（6+4）混合溶液，充分提取，在 5000r/min 下离心 10min。

转移全部有机相，在 40℃水浴下用氮气将其吹干。加入 5mL 乙酸钠缓冲液，超声混匀，使残渣充分溶解后备用。

（2）净化

将阳离子交换小柱连接到真空过柱装置。将上述残渣溶液上柱，依次用 2mL 水、2mL 2%甲酸水溶液和 2mL 甲醇洗涤柱子并彻底抽干，最后用 2mL 的 5%氨水甲醇溶液洗脱柱子上的待测成分。流速控制在 0.5mL/min。洗脱液在 40℃水浴下氮气吹干。

准确加入 200μL 1%甲酸/水-甲醇溶液（95+5），超声混匀。将溶液转移到 1.5mL 离心管中，15000r/min 离心 10min。

上清液供液相色谱串联质谱测定。

6. 液相串联质谱测定

（1）液相色谱-串联质谱条件

①色谱柱：Waters ATLANTICS C$_{18}$柱，150mm×2.1mm（内径），粒度 5μm。

②流动相：A 为 0.1%甲酸/水，B 为 0.1%甲酸/乙腈，采用梯度洗脱：0min，4% B；0~2.0min，4% B；2.0~8.0min，80% B；8.0~21.0min，23% B；21.0~22.0min，95% B；22.0~25.0min，95%B；25.0~25.5min，4%B。

③流速：0.3mL/min。

④柱温：30℃。

⑤进样体积：20μL。

⑥离子源：电喷雾离子源（ESI），正离子模式。

⑦扫描方式：多反应检测（MRM）。

⑧脱溶剂气、锥孔气、碰撞气均为或其他合适的高纯气体；使用前应调节各气体流量以使质谱灵敏度达到检测要求。

⑨毛细管电压、锥孔电压、碰撞能量等电压值应优化至最高灵敏度。

⑩监测离子：监测离子见表 7-1。

表 7-1　被测物的母离子和离子参数表

被测物	母离子（m/z）	子离子（m/z）	定量子离子（m/z）
克伦特罗	277	203、259	203
克伦特罗-D9	286	204	204

（2）液相色谱-串联质谱测定

按照液相色谱-串联质谱条件测定样品和混合标准工作溶液，以色谱峰面积按内标法定量。在上述色谱条件下克伦特罗和同位素内标克伦特罗-D9 的参考保留时间分别为 15.66min 和 15.60min。

（3）液相色谱-串联质谱确证

按照液相色谱-串联质谱条件测定样品和标准工作溶液，如果检出的质量色谱峰保留时间与标准样品一致，并且在扣除背景后的样品谱图中，各定性离子的相对丰度与浓度接近的同样条件下得到的标准溶液谱图相比，误差不超过表 7-2 规定的范围，则可判定样品中存在对应的被测物。

表 7-2 定性确证时相对离子丰度的最大允许误差

相对离子丰度	>50%	>20%~50%	>10%~20%	≤10%
允许的相对误差	±20%	±25%	±30%	±50%

（4）空白试验

除不加试样外，均按上述测定步骤进行。

7. 计算

（1）用下式计算样品中克伦特罗残留量。计算结果需扣除空白值。克伦特罗-D9 作为内标物质。

$$X = \frac{c \times c_i \times A \times A_{si} \times V}{c_{si} \times A_i \times A_s \times m}$$

式中：

X——样品中被测物残留量，单位为微克每千克（μg/kg）；

c——克伦特罗标准工作溶液的浓度，单位为微克每升（μg/L）；

c_{si}——标准工作溶液中内标物的浓度，单位为微克每升（μg/L）；

c_i——样液中内标物的浓度，单位为微克每升（μg/L）；

A_s——克伦特罗标准工作溶液的峰面积；

A——样液中克伦特罗的峰面积；

A_{si}——标准工作溶液中内标物的峰面积；

A_i——样液中内标物的峰面积；

V——样品定容体积，单位为毫升（mL）；

m——样品称样量，单位为克（g）。

（2）计算结果小于本标准检出限 0.5μg/kg 时，视为未检出。

8. 精密度

在重复性条件下获得的 2 次独立测定结果的绝对差值不得超过算术平均值的 30%。

（二）动物源性食品中 β-受体激动剂残留 GC/MS 法测定的标准操作程序

1. 适用范围

本程序适用于动物源性食品中克伦特罗残留的气相色谱-质谱联用法测定。

当试样取 5.0g 时，本方法克伦特罗的检出限为 1.0μg/kg，定量限为 2.0μg/kg。

2. 原理

本方法采用 β-葡萄糖苷酸酶/芳基硫酸酯酶解动物组织，然后通过固相萃取柱净化，用双三甲基硅基三氟乙酰胺（BSTFA）+1%（φ）三甲基氯硅烷（TMCS）衍生后采用 GC/MS 测定动物组织中克伦特罗残留，同位素内标法定量。

3. 试剂

除非另有说明，所有试剂均为分析纯。

（1）甲醇（色谱纯）.

（2）盐酸。

（3）正己烷。

（4）乙酸乙酯（色谱纯）。

（5）氨水。

（6）无水硫酸钠，于 450℃灼烧 4h，冷却后贮于干燥器中备用。

（7）克伦特罗标准品。

（8）克伦特罗-D9内标。

（9）β-葡萄糖苷酸酶/芳基硫酸酯酶购自Sigma。

（10）双三甲基硅基三氟乙酰胺（BSTFA）+1%（φ）三甲基氯硅烷（TMCS）。

（11）克伦特罗标准储备溶液：称取克伦特罗标准品10mg于10mL容量瓶中，用甲醇溶解并定容至刻度，存放在-18℃冰箱中备用；克伦特罗标准使用液用甲醇稀释至0.1mg/L。

（12）克伦特罗-D9（1.0mg/L）内标液：使用时用甲醇稀释储备液至1.0mg/L。

4. 仪器与耗材

（1）气相色谱质谱仪。

（2）漩涡混匀器。

（3）氮吹仪。

（4）具塞刻度试管：10mL。

（5）固相萃取仪。

（6）离心机：最低转速8000r/min。

（7）SLW固相萃取柱：规格为500mg/6mL（杭州福裕科技服务有限公司）。

5. 操作步骤

（1）样品采集、制备、保存

动物组织（包括肌肉、肝脏、肾脏、肺等）采集200～500g，取肌肉部分用组织捣碎机（或者榨汁机）绞碎，四分法取50～100g，放在具塞玻璃瓶或者食品袋中，贴上标签后，放在-18℃冰箱冻藏。

（2）样品酶解

称取5.0g经绞碎均匀的动物组织于50mL离心管中，分别加50μL 1.0mg/L受体激动剂内标混合液，静置10min，加入15mL 0.2mol/L pH 5.2乙酸钠-醋酸缓冲液，用匀质机匀质20s，加入50μL β-葡萄糖醛苷酶/芳基硫酸酯酶液，在37℃水浴中水解16h后取出冷却，8000r/min离心10min，分出上层溶液（注意如果液面有脂肪析出，可以用棉花过滤），用2.0mol/L盐酸溶液调节pH至2.0±0.1（pH测定仪），再在8000r/min离心10min，分出上清液待用。

（3）样品净化

取SLW（或者SLS）固相萃取柱，先用甲醇5mL、水5mL、50mmol/L盐酸5mL活化柱子，然后将10mL上清液加到柱子上过柱，再用5mL水淋洗除杂，真空泵抽干5min，先用5mL甲醇洗脱，然后用10mL 5%氨化乙酸乙酯洗脱收集，在50℃水浴中氮气吹干。

（4）样品衍生

蒸发剩余物加0.1mL双三甲基硅基三氟乙酰胺（BSTFA）+1%（φ）三甲基氯硅烷（TMCS），在80℃的烘箱中加热衍生1.0h，氮气吹干，加0.2mL甲苯溶解；另外分别取标准溶液，加50μL内标使用液，氮气吹干后与样品同时进行衍生化。取1.0μL甲苯溶液进行GC-MS分析。

（5）样品分析

①色谱质谱参考条件：a. HP-5 MS 5%苯基甲基聚硅氧烷弹性石英毛细管柱（30m×0.25mm×0.25μm）或等同柱；b. 进样口温度：280℃；c. 柱温：初温100℃，保持3min，然后以10℃/min升至280℃，保持5min，300℃ postrun 5min；d. 载气：氦气，纯度≥99.999%，流速1mL/min；e. 进样量：1～2μL；f. 电离方式：EI源，70eV；g. 离子源温度：230℃；h. 进样方式：不分流进样；i. 溶剂延迟：11min；j. 传输线温度：280℃。

②选择离子监测方式：监测离子见表7-3。

表7-3　参考保留时间及监测离子

化合物	内标	保留时间	定量离子 m/z	定性离子 m/z	检测限 μg/kg	定量限 μg/kg
克伦特罗	克伦特罗－D9	13.83	262	86、243、277	1.0	2.0

③样品测定：分别取 100，150，200，250，500μL 混合标准使用液，加 50μL 内标使用液，氮气吹干衍生后进行仪器分析，绘制标准曲线；然后进行样品测定，根据标准曲线计算样品中 10 种受体激动剂含量。根据受体激动剂保留时间及碎片离子进行定性、定量分析。

6. 计算

试样中克伦特罗含量按下式计算：

$$X = \frac{n}{m}$$

式中：

X——试样中对应克伦特罗含量，单位为微克每千克（μg/kg）；

n——试样中色谱峰与内标色谱峰的峰面积比值对应的受体激动剂的含量，单位为纳克（ng）；

m——样品的取样量，单位为克（g）。

★注：结果保留 3 位有效数字。

7. 精密度

本方法相对标准偏差为 7.6%～15.4%。

8. 说明

（1）5% 氨化乙酸乙酯要求现配现用，充分混匀。

（2）为了保证分析结果的准确，要求在分析每批样品时，进行样品加标 5.0μg/kg 试验，计算添加回收率，多组分残留测定添加回收率应在 60%～120% 范围之内。对于每批固相萃取柱应该用标准溶液进行回收实验，标准回收率在 80% 以上。

参考文献

[1] 黄文斌，梁敏. 动物源性食品中盐酸克伦特罗的残留及危害 [J]. 现代食品，2019（7）：19-21.

[2] 陈秋玲，聂婉，伍晓红，等. 浅谈动物源性食品中盐酸克伦特罗的残留及危害 [J]. 江西饲料，2016（2）：27-29.

[3] 金爽，陈样清. 克伦特罗急性中毒病人的急救与护理 [J]. 护理学杂志，2003，18（10）：764-765.

[4] 欧阳文献，祝益民，卢秀兰，等. 儿童急性盐酸克伦特罗中毒临床特征分析及救治 [J]. 中国当代儿科杂志，2013，15（10）：886-889.

[5] 中华人民共和国国家卫生和计划生育委员会，国家食品药品监督管理总局. 动物源性食品中多种 β-受体激动剂残留量的测定液相色谱串联质谱法：GB/T 22286-2008 [S]. 北京：中国标准出版社，2008.

[6] 2019 年国家食品污染和有害因素风险监测工作手册.

[7] https：//www.chemicalbook.com.

（马晓年）

第二节　孔雀石绿、隐性孔雀石绿中毒的判断和检测

一、孔雀石绿和隐性孔雀石绿的理化性质

孔雀石绿是人工合成的有机化合物。隐性孔雀石绿是孔雀石绿的代谢产物。

孔雀石绿是绿色有金属光泽的晶体，易溶于水，溶于乙醇、甲醇和戊醇，分子量 364.91。隐性孔雀石绿是无色晶体。

孔雀石绿的生产是由 1mol 分子的苯甲醛（Benzaldehyde）和 2mol 分子的二甲苯胺在浓盐酸混合下，加热缩合成隐色素碱（Leuco base），在酸性条件下加过氧化铅使其氧化，并在碱性液中沉淀出色素碱。它属于三苯甲烷型的绿色染料。

孔雀石绿既是染料，也是杀真菌、杀细菌、杀寄生虫的药物，长期超量使用可致癌，无公害水产养殖领域国家明令禁止添加。在哺乳动物体内，孔雀石绿会引起细胞转化和脂质过氧化，进而威胁人类健康。孔雀石绿进入水生动物体内后，会快速代谢为脂溶性的隐性孔雀石绿（LMG），隐形孔雀石绿由于其特性，能长期积蓄在机体组织内，残留毒性强。

孔雀石绿在养殖业中的使用未得到美国食品与药物管理局（FDA）的认可；根据欧盟法案 2002/675/EC 的规定，动物源性食品中孔雀石绿和无色孔雀石绿残留总量限制为 2μg/kg；日本的肯定列表也明确规定在进口水产品中不得检出孔雀石绿残留；我国在农业行业标准《NY5071-2002 无公害食品鱼药使用准则》中也将孔雀石绿列为禁用药物。由于没有低廉有效的替代品，孔雀石绿在水产养殖中的使用屡禁不止。

二、孔雀石绿的检测方法

孔雀石绿在水生动物体内迅速代谢成无色孔雀石绿，而无色孔雀石绿的毒性甚至超过孔雀石绿，所以通常将孔雀石绿和无色孔雀石绿的总量作为动物源性食品中孔雀石绿残留的限量指标。孔雀石绿的检测方法以理化检测法和免疫学检测法为主。其中理化检测法包括：薄层层析法、分光光度法、高效液相色谱法、液相色谱质谱联用法、气相色谱质谱联用法等，处突事件中常用液质联用法。

三、水产品中孔雀石绿和结晶紫残留量测定的标准操作程序

1. 适用范围

本操作程序规定了水产品中孔雀石绿及其代谢物隐色孔雀石绿（Leucomalachite green）、结晶紫及其代谢物隐色结晶紫（Leucocrystal violet）残留量的液相色谱质谱测定方法。

本操作程序适用于鲜活水产品及其制品中孔雀石绿及其代谢物隐色孔雀石绿、结晶紫及其代谢物隐色结晶紫残留量的液相色谱-质谱测定和确证。

本操作程序中孔雀石绿、隐色孔雀石绿、结晶紫、隐色结晶紫检测限均为 0.5μg/kg，定量限均为 1.5μg/kg。

2. 原理

将粉碎好的样品用乙腈振荡提取，经中性氧化铝固相柱净化后，氮气吹干，乙腈水溶液定容，C_{18}色谱柱分离后，采用电喷雾 LC/MS 检测，内标法定量。

3. 试剂

★注：除特别注明外，本实验所用试剂均为分析纯，水为符合 GB/T 6682 规定的一级水。

（1）乙腈：色谱纯。

（2）甲酸：色谱纯。

（3）乙酸铵：色谱纯。

（4）流动相中水相：5mM 乙酸铵+0.1%甲酸水溶液：准确称取乙酸铵 0.079g，用二次水定容至 200mL 容量瓶中，加入 200μL 甲酸。保质期为 3d，每次使用前超声脱气。

（5）强洗液：乙腈-水（90+10，*V/V*）。

（6）弱洗液：乙腈-水（10+90，*V/V*）。

（7）定容液：乙腈-水（50+50，*V/V*）。

（8）氮气：纯度≥99.99%。

（9）标准物质及内标标准见表 7-4。

表 7-4　准物质及内标标准

	名称	纯度/%	储存条件/℃
标准物质	孔雀石绿	90.0±2.0	20±4
	隐色孔雀石绿	99.0±1.0	20±4
	结晶紫	94.4± 1.0	20±4
	隐色结晶紫	99.0±0.5	20±4
内标	孔雀石绿 D_5	99.04	（暗处）
	隐色孔雀石绿 D_5	99.04	（暗处）

（10）标准储备液的配制

分别准确称取孔雀石绿、隐色孔雀石绿、结晶紫、隐色结晶紫标准品 10mg±0.1mg，用少量乙腈溶解，然后在 10mL 容量瓶中用乙腈定容至刻度，配置成 1000.0μg/mL 标准储备液（有效期 1 年）。-18℃保存。

（11）标准中间液的配制：分别用乙腈将标准储备液稀释至 10.0μg/mL（有效期 6 个月）。4℃保存。

（12）混合标准工作液的配制：分别从 4 种标准中间液中取出 100μL 溶液，用乙腈定容至 10mL 混匀（有效期 3 个月），4℃保存。

（13）同位素内标溶液：准确称取孔雀石绿 D_5、隐色孔雀石绿 D_5 标准品（10±0.1）mg，用少量乙腈溶解，然后在 10mL 容量瓶中用乙腈定容至刻度，配置成 1000.0μg/mL 同位素内标储备液（有效期一年）。-18℃保存。

（14）同位素内标中间液的配制：分别用乙腈将同位素内标储备液稀释至 10.0μg/mL（有效期 6 个月）。4℃保存。

（15）混合同位素内标工作液的配制：分别从 2 种同位素内标中间液中取出 100μL 溶液，用乙腈定容至 10mL 混匀（有效期 3 个月）。4℃保存。

（16）标准曲线的配制：取 100ng/mL 的混合标准工作液和混合同位素内标工作液，用乙腈-水（50+50，*V/V*）溶液配制成 0.0、0.2、0.5、1.0、2.0ng/mL 的浓度系列，其中内标含量均为 1.0ng/mL。

4. 仪器和耗材

（1）旋涡混匀器。

（2）振荡器 4.3 离心机。

（3）超声波清洗仪。

（4）氮吹仪。

（5）微孔滤膜：Whatman，13mm GHP0.2μm，双相通用。

（6）UPLC/MS-MS，具有 ESI+电离源。

（7）色谱柱：Waters ACQUITY，UPLC ©，BEH C_{18}，1.7μm，2.1mm×50mm，USA。

（8）中性氧化铝固相萃取柱。6cc/1g；

5. 操作步骤

（1）样品制备：从所取全部样品中取出有代表性样品可食部分约 500g，用捣碎机捣碎均匀，装入洁净容器内，密封并贴好标识，于-18℃冰箱内保存。

（2）样品提取：称取 5g（精确至 0.1g）均匀样品到塑料离心管中；添加 50.0μL 混合同位素内标中间液，加入 25mL 乙腈，旋涡混匀器上混匀；配平塑料离心管后 8000r/min 离心 10min，收集上清液于玻璃离心管中，待净化。

（3）样品净化：先用 5mL 乙腈活化中性氧化铝小柱，再取上清液 5mL 加载在中性氧化铝小柱上，收集滤液，用 4mL 乙腈淋洗小柱，收集滤液与上步骤滤液混合，混合滤液在 50℃ 以下用氮气吹至近干，用定容液溶解残渣，过 0.22μm 滤膜于最大样品回收瓶中，上液质联用仪检测。

（4）样品测定

①色谱条件

色谱柱：Waters ACQUITY，UPLC ©，BEH C_{18}，1.7μm，2.1mm×50mm。

②流动相及梯度表

流动相 A：乙腈，流动相 B：5mm 乙酸铵-0.1%甲酸水溶液，液相色谱梯度洗脱程序见表 7-5；柱温：30℃；进样量：10μL；样品室温度：4℃。

表 7-5　流动相梯度洗脱表

时间	流速（mL/min）	A/%	D/%	梯度变化曲线
——	0.25	30	70	——
1.20	0.25	80	20	——
2.00	0.25	95	5	——
2.50	0.25	95	5	——
3.20	0.25	60	40	——
4.00	0.25	30	70	——

③质谱条件

a. 电离方式：ESI+；b. 监测模式：MRM；c. 离子源温度：110℃；d. 毛细管电压：2.6kV；e. 脱溶剂气流速：700L/Hr；f. 锥孔气流速：30L/Hr；g. 脱溶剂气温度：400℃；h. 电子倍增器电压：650V；i. 被监测离子及其锥孔电压、碰撞能量见表7-6。

表7-6 多反应监测质谱条件名称

	被监测离子	停留时间/s	锥孔电压/kV	碰撞能量/eV
孔雀石绿	329.5>208.1	0.05	40	40
	329.5>313.4	0.05	40	35
隐色孔雀石绿	331.5>239.3	0.05	40	33
	331.5>316.4	0.05	40	20
结晶紫	372.6>235.0	0.05	50	55
	372.6>356.	0.05	50	40
隐色结晶紫	374.1>238.2	0.05	43	25
	374.1>359.4	0.05	4	22
孔雀石绿 D_5	334.4>213.1	0.05	40	40
	334.4>318.3	0.05	40	40
隐色孔雀石绿 D_5	336.4>239.2	0.05	40	30
	336.4>321.3	0.05	40	206

6. 计算

被测物残留量按下式计算：

$$X = \frac{A \times c \times V}{A_0 \times m} \times f$$

式中：

X——被测物残留量，单位为微克每千克（μg/kg）；

A——试样溶液中被测物的色谱峰面积；

A_0——标准工作液中被测物的峰面积；

c——标准工作液中被测物的浓度，单位为纳克每毫升（ng/mL）；

m——称取的试样量，单位为克（g）；

V——样液最终定容体积，单位为毫升（mL）；

f——稀释倍数。

★注：计算结果需扣除空白值，结果保留3位有效数字。

7. 方法精密度及回收率

添加浓度在0.5~2.0μg/kg时，孔雀石绿、隐色孔雀石绿和结晶紫回收率范围在90%~120%可以接受，隐色结晶紫回收率范围在30%~60%可以接受，见表7-7，方法相对标准偏差应小于20%，在0.2ng/mL到2.0ng/mL范围内，线性良好，相关系数 $\gamma^2 \geqslant 0.995$。

表 7-7 方法回收率范围

添加浓度（μg/kg）	孔雀石绿/%	隐色孔雀石绿/%	结晶紫/%	隐色结晶紫/%
0.5	95~110	98~105	90~110.	50~60
1.0	90~110	95~110	95~110	30~50
2.0	90~120	90~120	100~120	30~50

8. 说明

（1）由于孔雀石绿和结晶紫存在残留问题，故每次所用塑料离心管均为一次性使用。如果重复使用需用（50+50，*V/V*）乙腈-水溶液反复超声清洗。

（2）控制氮吹温度和时间，禁止温度过高（50±2℃）和时间过长（吹至近干）。超声溶解残留物。加入（50+50，*V/V*）乙腈-水 1mL 到吹干的试管中，超声 1min 充分溶解残留物。

参考文献

［1］2017 年国家食品污染和有害因素风险监测工作手册.

（师　真）

第三节　溴酸钾中毒的判断和检测

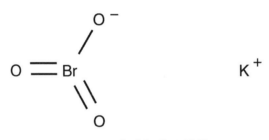

图 7-2　溴酸钾分子结构

一、溴酸钾概述

溴酸钾（potassium bromate）是我国以及世界范围内普遍使用的化学合成防腐剂，用于面粉品质改良剂，也用于鱼糕、鱼肉火腿、香肠等。溴酸钾在面粉发酵、醒发及焙烤工艺过程中起到一种氧化剂的作用，在面团调制阶段不起作用，随着面团温度升高和降低，在醒发后入炉烘烤约 5min 内开始氧化面粉中 SH-键，形成-S-S-键，从而使面筋生成率提高，面团筋力增强。溴酸钾另一功能是对谷胱甘肽、半胱氨酸等分子中的 SH-氧化，使其丧失对蛋白酶的激活特性因而不会因蛋白酶的激活而分解面筋蛋白，使面筋生成率和面筋强度不会降低。使用了溴酸钾后的面粉更白，制作的面包能快速膨胀，更具有弹性和韧性，在焙烤业被认为是最好的面粉改良剂之一。

过去人们一直认为，当各种烘焙条件得到正确控制，溴酸钾将转化成惰性的、无害的溴化物。然而，随着检测技术和设备的进步，日本和英国的烘焙实验表明，依然有溴酸钾残留在焙烤后的面包中。1983 年日本学者研究报道溴酸钾可致动物肾肿瘤后，溴酸钾的致癌性及能否作为面粉处理剂使用在国际上引起了广泛争议。1992 年，FAO/WHO 食品添加剂联合专家委员会（JECFA）第 39

次会议根据溴酸钾新的毒理学研究资料对其进行了评估，认为溴酸钾作为面粉处理剂不恰当，并且撤销了先前在面粉中 60mg/kg 的允许使用限量规定，之后世界上多数国家也因此禁止了溴酸钾在面粉中的使用。1995 年 JECFA 的第 44 会议，委员会仍坚持第 39 次会议评估的结果。2005 年 6 月 21 日，我国国家质检总局、国家标准化委员会联合发出通知，根据国家卫生部门对溴酸钾的安全性评估结果，溴酸钾不宜继续作为面粉的处理剂使用。自 2005 年 7 月 1 日起，在 GB 2760《食品添加剂使用卫生标准》中取消溴酸钾作为面粉处理剂，食品生产加工企业在生产过程中不得使用溴酸钾生产食品。

二、溴酸钾的理化性质

溴酸钾分子量为 167.0，相对密度为 3.27，分子式为 $KBrO_3$，是一种含有钾离子和溴酸根离子的强氧化剂。溴酸钾呈白色菱形结晶或结晶性粉末，无臭，易溶于水，不溶于乙醇。在常温下稳定，加热至 370℃ 时分解成溴化钾和氧气。与铵盐、金属粉末、可燃物、有机物或其他易氧化物形成爆炸性混合物，经摩擦或受热易引起燃烧或爆炸。与硫酸接触易于着火或爆炸。能与铝、砷、铜、碳、金属硫化物、有机物、磷、硒、硫起剧烈反应。

三、溴酸钾中毒的原理及症状表现

溴酸钾毒性较强，可引起中枢神经麻痹，使血红蛋白生成氧化血红蛋白。中毒途径为吸入、食入、经皮吸收。溴酸盐是一种对皮肤、眼睛和黏膜有刺激性的物质，毒性较氯酸盐强。误服则发生呕吐、腹泻、肾脏障碍，可引起高铁血红蛋白血症。动物实验证明致肾癌。日本通过长期毒性/致癌性实验表明，溴酸钾在实验条件下对大鼠有致癌作用。其后的多项研究证实了日本的实验结果，表明溴酸钾是一种毒害基因的致癌物质，可导致动物的肾脏、甲状腺及其他组织发生癌变。

四、溴酸钾中毒及泄漏的处理措施

（一）急救措施

（1）皮肤接触：脱去污染的衣着，用肥皂水和清水彻底冲洗皮肤。

（2）眼睛接触：捏起眼睑，用流动清水或生理盐水冲洗，就医。

（3）吸入：迅速脱离现场至空气新鲜处，保持呼吸道通畅。如呼吸困难，给输氧。如呼吸停止，立即进行人工呼吸，就医。

（4）误食：用水漱口，给饮牛奶或蛋清，就医。

（二）泄露处置

隔离泄露污染区，限制出入。建议应急处理人员戴防尘面罩（全面罩），穿防毒服。不要直接接触泄漏物。小量泄漏时，用洁净的铲子收集于干燥、洁净、有盖的容器中。也可以用大量水冲洗，洗水稀释后放入废水系统。大量泄漏时，用塑料布、帆布覆盖，然后收集回收或运至废物处理场所处置。

五、溴酸钾的检测方法

1. 范围

本方法适用于化学试剂溴酸钾的检验。

2. 一般规定

除另有规定外，所有标准滴定溶液、标准溶液、制剂及制品，均按 GB/T 601、GB/T 602、GB/T 603 的规定制备，实验用水应符合 GB/T 6682 中三级水规格，样品均按精确至 0.01g 称量，所用溶液以 "%" 表示的均为质量分数。

3. 测定

称取 1g 样品，精确至 0.0001g，溶于水，移入 250mL 容量瓶中，稀释至刻度。量取 25.00mL，注入碘量瓶中，加 3g 碘化钾及 5mL 盐酸溶液（20%），摇匀，于暗处放置 5min。加 150mL 水（温度不超过 10℃），用硫代硫酸钠标准滴定溶液 [c（$Na_2S_2O_3$）= 0.1mol/L] 滴定，近终点时，加 2mL 淀粉指示液（10g/L），继续滴定至溶液蓝色消失。同时做空白试验。

4. 含量测定溴酸钾的质量分数 w，按下式进行计算

$$w = \frac{(V_1 - V_2) \times c \times M}{m \times \frac{25}{250} \times 1000} \times 100\%$$

式中：

V_1——硫代硫酸钠标准滴定溶液体积，单位为毫升（mL）；

V_2——空白试剂消耗硫代硫酸钠标准滴定溶液体积，单位为毫升（mL）；

C——硫代硫酸钠标准滴定溶液浓度，单位为摩尔每升（mol/L）；

M——溴酸钾的摩尔质量，单位为克每摩尔（g/mol）[M（$1/6KBrO_3$）= 27.83]；

m——样品质量，单位为克（g）。

参考文献

[1] 沈明浩，王月娇，李嘉，等 . 溴酸钾的毒理学研究 [J]. 食品科学，2008，29（8）：591 -593.

[2] 李宁 . 溴酸钾的安全性毒理学研究进展 [J]. 国外医学卫生学分册，2006，33（1）：44 -46.

[3] 奇云 . 走下焙烤业神坛的 "老臣" ——非法食品添加物 "溴酸钾" 解读 [J]. 城市与减灾，2013（5）：42-44.

[4] 中华人民共和国国家质量检验检疫总局，中国国家标准化管理委员会 . 化学试剂溴酸钾：GB/T 650-2015 [S] . 北京：中国标准出版社，2015.

[5] https：//china. guidechem. com.

（马晓年）

第四节　喹乙醇中毒的判断和检测

一、喹乙醇概述

喹乙醇（olaquindox）是 1965 年由德国 Bayer 公司以邻硝基苯胺为原料合成的一种抗菌促生长剂，对革兰氏阴性菌中的禽巴氏杆菌、大肠杆菌、鸡白痢沙门氏菌、变形杆菌的最小抑制浓度分别为 4μg/mL、3.16μg/mL、16μg/mL，对大肠杆菌、沙门氏菌等革兰氏阴性菌所致的消化道疾病具有良好的疗效。最初用于防治仔猪腹泻，1976 年欧共体批准用于畜禽饲料添加剂，国内于 1981 年研制成功，广泛应用于养殖业。喹乙醇还能促进蛋白质的同化作用，提高饲料转化率，促进动物生长发育。

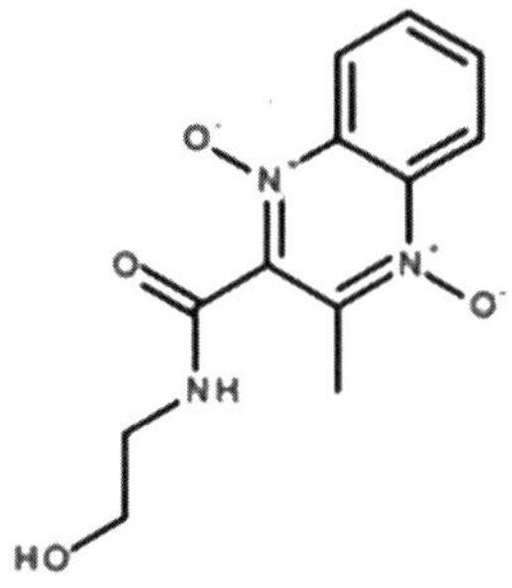

图 7-3　喹乙醇分子结构式

二、喹乙醇的理化性质

喹乙醇属于喹噁啉类药物，又被称为喹酰胺醇或倍育诺，其化学名称为 2-（N-2-羟乙基-氨基甲酰）-3-甲基喹噁啉-14-二氧化物，分子式为 $C_{12}H_{13}N_3O_4$。喹乙醇又名奥喹多司，为浅黄色结晶性粉末，味苦无臭，溶于热水，微溶于冷水，在甲醇、乙醇和氯仿中几乎不溶，熔点为 207~213℃。

三、喹乙醇中毒的原理及症状表现

（一）喹乙醇中毒的原理

喹乙醇的毒性作用主要是损伤肾上腺。中毒动物因肾上腺受损，引起皮质激素（醛固酮类激素）分泌紊乱，导致体内电解质平衡失调，表现出低血钠和高血钾症；同时也由于中毒动物的肝、肾、心等内脏器官出血、变性、坏死而导致动物死亡。

（二）喹乙醇中毒的症状

1. 猪

（1）临床症状：喹乙醇中毒时最先临床症状是猪便秘，粪呈球丸状，内物粗糙，并有潜血，粪块结实干硬。表现为猪烦躁不安，食欲减退、增重减慢、机体脱水。接着猪群有相互攻击、咬尾咬耳行为。而后，肌肉颤抖、后肢瘫痪、心电图异常。

（2）剖检变化：口腔内有大量黏液，血液黏稠呈暗紫色，肝脏质脆硬，破裂出血，肾上腺萎缩；实质器官充血，腹腔留存血块，胃肠道壁变薄，呈弥漫性出血，黏膜溃疡、脱落，溃疡面被覆痂皮，痂皮脱落后露出充血、水肿、鲜红的新生组织。

（3）病理组织学变化：干细胞的颗粒变性，脂肪变性，甚至发生坏死，后期的间质增生；肾小球肿大，肾小管上皮细胞变性，坏死，脱落；肠黏膜上皮变性，坏死，脱落，骨骼肌、心肌变性；肾上腺皮质细胞变性、坏死。

2. 禽类

（1）临床症状：病鸡表现头颈卷缩，精神沉郁，采食减少，甚至停食，鸡冠发黑，流涎拉稀，严重抽搐后倒地死亡。病鸭表现精神不振，流泪，脱毛增多。不少病鸭上喙出现溃疡、扭曲变形，甚至缩短。病鸭多生长不良，消瘦，最终衰竭死亡。

（2）剖检变化：大部分死鸡全身出血。脑膜有点状出血，腺胃黏膜潮红肿胀，乳头出血，肌胃角质发黄，有溃疡灶。肌胃腺胃交界处有灰黑色坏死区。十二指肠黏膜弥漫性出血。心冠脂肪点状出血，心肌质软，肺暗红色，口腔有许多黏液。病鸭肝脏肿大、出血，心外膜出血，整个肠道都点状出血，腺胃黏膜脱落，有部分溃疡，肌胃角质层下有少量出血点，肌胃和腺胃交界处有多量出血点。

（3）病理组织学变化：将病鸡和病鸭的肝脏取出制成病理切片，发现病鸡肝组织中肝细胞肿胀、变圆，细胞界限模糊，胞浆内含多量的红细胞颗粒，有些胞核呈溶解状态，胞质含多量的红细胞和嗜酸性粒细胞，部分肝小叶周边脂肪化；病鸭肝组织的间质有大量结缔组织增生，形成假小叶，肝组织部分溶解坏死，间质中还见有淋巴细胞浸润。

3．鱼类

（1）临床症状

多数情况下，鱼体没有明显的异常，但一旦拉网、捕捞、运输时鱼体则表现为非常敏感，极度不安，跳动剧烈，在几十秒到几分钟内鱼体腹部、头部、嘴角、鳃盖、鳃丝和鳍条基部都显著充血发红和出血，严重者大量的鲜血从鳃盖下涌出。病鱼特别不耐长途运输，在运输过程中大批死亡，即便未死亡者，也表现出生命垂危，全身变为桃红色，鱼体发硬，最终死亡。

（2）剖检变化

腹内积有大量血水，肛门轻度红肿，胆囊肿大，脾瘀血肿大，呈紫黑色，肝胰脏肿大，质地变脆，颜色异常，肠道轻度充血，严重时肠一节一节断开，断开处向下翻卷。撕开鱼皮，可见肌肉鲜红，呈明显的"心肌肉型"的出血症状。

（3）病理组织学变化

皮肤真皮毛细血管扩展充血、出血，鳞囊内有多量红细胞聚集，皮下水肿增厚。眼球脉络膜毛细血管扩张充血、出血。鳃小片水肿，上皮细胞明显增生，增生的细胞几乎填满鳃小片之间的间隙，肝细胞严重脂肪变性或水泡变性，并见局皂性坏死。胰腺水肿，腺细胞离散，血管扩展瘀血。

4．其他动物

仔鹿中毒时表现为精神高度沉郁，反应迟钝，低头站立或卧地不起，皮毛粗乱、无光，食欲减退或废绝，体温正常，心悸亢进，脉搏加速，呼吸困难，全身痉挛，尸僵不全。大鼠中毒表现为精神不振，皮毛蓬乱，食欲不振，消瘦，流眼泪。

四、喹乙醇中毒的治疗措施

喹乙醇所致的中毒目前尚无特效疗法，只能对症治疗。一般来说，如果怀疑发病动物是由喹乙醇中毒引起，应立即停止使用喹乙醇或其制剂，因为中毒严重时对症治疗的效果不理想；中毒不严重时可大量供水，并补充葡萄糖和维生素 C 等促进喹乙醇的代谢和排出。

五、喹乙醇的检测方法

（一）GB/T 20797—2006 肉与肉制品中喹乙醇残留量的测定

1．范围

本标准适用于肉与肉制品中喹乙醇残留量的测定。

2. 原理

用乙腈和水提取样品中的喹乙醇，提取液经液液净化后，浓缩，定容作为待测溶液，取一定量注入高效液相色谱仪，经分离，用紫外检测器检测，与标准比较定量。

3. 试剂与仪器、设备

（1）试剂

①水：三级水。②乙腈：分析纯。③乙腈：色谱纯。④正己烷：分析纯，重蒸馏，用乙腈饱和；⑤喹乙醇标准品：纯度99%以上；⑥喹乙醇标准溶液：精确称取喹乙醇标准品10mg用甲醇溶解并定容至100mL，配制成浓度为0.100mg/mL的标准储备溶液，使用时逐级稀释成适当浓度的标准工作溶液。

（2）仪器和设备

①高效液相色谱仪：附紫外检测器。②组织捣碎机。③离心机：3000~5000r/min。④旋转蒸发仪。

4. 分析步骤

（1）试样制备

①肉：将所取全部样品整罐倒出，充分搅碎混匀，取有代表性的样品，总量不少于500g，装入清洁容器内，密封，冷藏。

②罐头：将所取全部样品整罐倒出，充分搅碎混匀，取有代表性的样品，总量不少于500g，装入清洁容器内，密封，冷藏。

（2）提取和净化

准确称取混合均匀的样品20.00g（精确到0.01g）置于组织捣碎机中加入80mL乙腈和20mL水，捣碎后将样品离心，将上清液倒入500mL分液漏斗中，向残留物中加入50mL乙腈，同样均质、离心后，将上清液合并到分液漏斗中，加入100mL正己烷，振摇5min，静置分层。将乙腈层转移到250mL旋转蒸发瓶中，再用20mL乙腈清洗正己烷层，将乙腈层合并于旋转蒸发瓶中。60℃水浴将乙腈蒸至约1mL，用流动相定容至5mL，经0.45μm微孔滤膜后供色谱测定。

（3）测定

①色谱参考条件：a. 色谱柱：ODS C_{18} 3.9mm×150mm；b. 流动相：乙腈+水（10+90）；c. 流速：1.0mL/min；d. 温度：35℃；e. 检测器：紫外检测器；f. 检测波长：380nm。

②测定

根据液相色谱仪灵敏度，取标准系列各浓度20μL分别注入液相色谱仪，测定该浓度标准溶液的峰面积（峰高）。以标准溶液浓度（μg/mL）为横坐标，峰面积（峰高）为纵坐标绘制标准曲线。

取样品溶液20μL注入液相色谱仪，测得喹乙醇的峰面积（峰高）。从标准曲线中查出相应的溶度（μg/mL）。

（4）结果计算

采用外标法用峰面积（峰高）定量，按下式计算喹乙醇残留量：

$$X = \frac{C \times V_0 \times V \times 1000}{m \times V_1 \times 1000}$$

式中：

X——样品中喹乙醇残留量，单位为毫克每千克（mg/kg）；

C——样品峰在标准曲线中查得的相应浓度，单位为微克每毫升（μg/mL）；

V——样品最终定容体积，单位为毫升（mL）；

V_0——标准溶液进样体积，单位为微升（μL）；

V_1——样品溶液进样体积，单位为微升（μL）；

m——样品质量，单位为克（g）；

1000——单位换算系数。

5. 允许差

本方法允许差≤10%。

6. 最低检出限和回收率

（1）最低检出限：本方法的最低检出限为 0.04mg/kg。

（2）回收率：本方法的回收率 70%~86%。

（二）GB/T 8381.7—2009 饲料中喹乙醇的测定：高效液相色谱法

1. 范围

本标准规定了以高效液相色谱法测定饲料中喹乙醇的方法。

本标准适用于配合饲料、浓缩饲料和添加剂预混合饲料中喹乙醇的测定，最低定量限为 1mg/kg，检出限为 0.1mg/kg。

2. 原理

试样中的喹乙醇以甲醇溶液提取，固相萃取小柱净化，反相液相色谱柱分离测定，紫外检测器检测，外标法定量分析。

3. 试剂和溶液

★注：除非另有规定，在分析中仅使用确认为分析纯的试剂和符合 GB/T 6682 规定的三级用水。

（1）甲醇（色谱纯）。

（2）提取液：甲醇+水 = 5+95。

（3）高效液相色谱流动相：甲醇和超纯水（采用二元梯度）。

（4）淋洗液 1：0.02mol/L 盐酸。移取 1.67mL 盐酸定容至 1000mL。

（5）淋洗液 2：0.1mol/L 盐酸。移取 8.33mL 盐酸定容至 1000mL。

（6）淋洗液 3：甲醇+水 = 5+95。

（7）洗脱液 4：甲醇+水 = 40+60。

（8）喹乙醇标准储备液：准确称取喹乙醇标准品 0.05020g（含量≥99.6%），于 50mL 棕色容量瓶中，超声溶解，冷却至室温，定容至刻度，摇匀，使其溶液浓度为 1mg/mL，储存于 -18℃冰箱中，可使用 1 个月。

（9）喹乙醇标准工作液：准确量取标准储备液于容量瓶中，用洗脱液稀释，依次配成浓度为 0.1，1.0，5.0，10.0，20.0，50.0，100.0μg/mL 的标准溶液，现配现用。

4. 仪器

（1）离心机：3500r/min。

（2）摇床：转速可达 110r/min。

（3）螺口离心管：50mL。

（4）超声波清洗器。

（5）微孔有机相滤膜：孔径 0.22μm。

（6）固相萃取小柱（SPE）：Oasis HLB 1mL（30mg）或性能相当者。

（7）固相萃取仪。

（8）恒温振荡器。

5. 试样制备

选取有代表性饲料样品至少 500g，四分法缩减至 100g，磨碎，全部通过 0.42mm 孔径筛，混匀，装入密闭容器中，避光低温保存，备用。

6. 分析步骤

（1）试液的制备

①提取：称取 5g 试样（准确至 0.1mg）于具塞锥形瓶中，加入 50mL 提取液，具塞置入摇床中，室温下恒温振荡器振荡速度 110r/min，避光振荡 45min。提取液在 3500r/min 下离心 10min，上清液经滤纸过滤，滤液作为 SPE 小柱净化使用。

②净化：SPE 小柱的活化：临用前分别向 SPE 小柱中加入 2mL 甲醇和 2mL 超纯水，对小柱进行活化。将滤液 2mL 加入活化好的 SPE 小柱，分别用 2mL 淋洗液 1、淋洗液 2 和淋洗液 3 淋洗小柱，并将小柱吹干。最后用 2mL 洗脱液洗脱。

③上机：洗脱液过 0.22μm 有机相滤膜，滤液上机测定。

（2）色谱条件

①色谱柱：具有 C_{18} 填料的柱子（粒度为 5μm），柱长 250mm，内径 4.6mm。

②流动相及洗脱程序：见表 7-8。

表 7-8　梯度洗脱程序

时间/min	超纯水/%	甲醇/%
0	85	15
5	85	15
10	30	70
14	30	70
18	85	15
25	85	15

③流速：1.00mL/min。

④进样体积：10~20μL。

⑤检测器：紫外检测器，检测波长 260nm。

7. 定量测定

按高效液相色谱仪说明书调整仪器操作参数。向液相色谱柱中注入待测定喹乙醇标准工作液及试样溶液，得到色谱峰面积响应值，用外标法定量。

8. 结果计算

试样中喹乙醇的质量分数 w_i（mg/kg）按下式计算：

$$w_i = \frac{P_i \times V \times c_i \times V_{st}}{P_{st} \times m \times V_i}$$

式中：

P_i——试样溶液峰面积；

V——样品的总稀释体积，单位为毫升（mL）；

c_i——标准溶液浓度，单位为微克每毫升（μg/mL）；

V_{st}——标准溶液进样体积，单位为微升（μL）；

P_{st}——标准溶液峰面积平均值；

m——试样质量，单位为克（g）；

V_i——试样溶液进样体积，单位为微升（μL）。

★注：平行测定结果用算术平均值表示，保留 3 位有效数字。

9. 重复性

同一分析者对同一试样同时 2 次平行测定结果的相对偏差不大于 10%。

参考文献

[1] 李道稳，邬良贤，李斌，等. 喹乙醇残留检测研究进展 [J]. 中国饲料，2016（22）：25-28，36.

[2] 袁显峰，陈一资. 动物喹乙醇中毒浅析 [J]. 肉片卫生，2005（4）：31-34.

[3] 中华人民共和国国家质量检验检疫总局，中国国家标准化管理委员会. 肉与肉制品中喹乙醇残留量的测定：GB/T 20797—2006 [S]. 北京：中国标准出版社，2006.

[4] 中华人民共和国国家质量检验检疫总局，中国国家标准化管理委员会. 饲料中喹乙醇的测定：高效液相色谱法：GB/T 8381.7—2009 [S]. 北京：中国标准出版社，2006.

（马晓年）

第八章　真菌毒素类中毒的判断和检测

一、真菌的概述

真菌是一种真核生物，包括霉菌和酵母，广泛存在于自然界；其中酵母已被人们广泛利用，而霉菌也被人们所认知。常见的霉菌有产毒霉菌和不产毒霉菌；不产毒霉菌主要用于生产淀粉酶、蛋白酶和磷酸二酯酶，而产毒霉菌因产生次级有毒代谢产物对饲料造成污染影响动物安全乃至人类健康。

真菌毒素是产毒霉菌产生的，影响饲料原料、配合饲料营养价值的抗营养因子，即有毒霉菌次级代谢产物（Moss，1991）；真菌毒素广泛污染农作物、食品及饲料等植物源产品，不仅能导致农产品霉败变质，营养物质损失，品质降低，还通过对机体 DNA、RNA、蛋白质和各种酶类的合成抑制以及对细胞结构的破坏而引起真菌毒素中毒。

二、真菌毒素的理化性质

霉菌的种类繁多，按照生物学分类，霉菌分为产毒霉菌、不产毒霉菌；产毒霉菌主要有曲霉菌、青霉菌和镰刀菌属。曲霉菌包括黄曲霉、赭曲霉、寄生曲霉等；青霉菌包括岛青霉、橘青霉、红色青霉等；镰刀菌属包括禾谷镰刀菌、串球镰刀菌、茄病镰刀菌、蔗草镰刀菌等。

综合国内外有关文献，已报道的对人和动物造成危害作用的霉菌毒素大约有 200 种。在我国农产品及饲料中常见的、危害较大的真菌毒素有黄曲霉毒素、脱氧雪腐镰刀菌烯醇、玉米赤霉烯酮、伏马菌素、赭曲霉毒素 A 等，其对人体的健康存在极大的威胁！可使动物出现急性、亚急性、慢性中毒症状，这些毒素对农产品及饲料的污染在 2002 年被世界卫生组织列为食源性疾病的重要根源。

三、真菌毒素中毒的原理及症状表现

根据联合国粮农组织估算，全球每年约有 25% 的农产品受到真菌毒素的污染，2% 的农产品因污染严重而失去营养和经济价值。另有报道被真菌污染的各类谷物、油料种子和饲料超过其总量的 10%；除经济损失外，霉变污染的粮食和饲料中，以及受污染危害的动物产品中，含有致突变、促癌和致癌物，诱发动物以及人类肿瘤发生。

1. 黄曲霉毒素（AF）

黄曲霉毒素是由黄曲霉菌和寄生曲霉菌等产生的一大类结构相似的次级代谢产物，主要衍生物有 B_1、B_2、C_1、C_2、M_1、M_2 等 6 种。孙广勇等研究报道对花生、玉米、棉籽、动物产品及加工品极易污染，监测对玉米和花生检出率分别是 70.27% 和 24.24%，其次是小麦、高粱，大豆粕因加工方式污染相对较轻。

毒性及危害：黄曲霉毒素是一类毒性极强的物质，尤其是黄曲霉毒素 B_1（AFB_1），其毒性是氰化钾的 10 倍，砒霜的 68 倍，具有强致癌性和强免疫抑制性，降低动物的抵抗力；AF 对幼畜禽，特别是新生幼畜禽及雄性动物敏感。研究报道饲料中添加 $59\mu g/kg$ AFB1 即可明显抑制鲤鱼生长，造成内脏器官明显肉眼变化，肝细胞坏死，包括肝脏肿瘤。

2. 脱氧雪腐镰刀菌烯醇（DON）

DON 又名呕吐毒素，是镰刀菌霉的次级代谢产物，一般在小麦、大麦、燕麦、玉米中容易污染，检测浓度较高，黑麦、高粱、大米污染小，检测浓度较低，在全国各地产粮区都有检测出。

DON 毒性较低，但在农产品中发生率最高；其主要毒性作用影响动物免疫系统及胃肠道，比如引起猪抗拒综合征，当饲料中 DON 含量超过 $1000\mu g/kg$ 时，易导致猪采食量和饲料利用率下降，增重减少，临床表现为厌食、腹泻、呕吐等症状。陈丽星（2006）等研究表明：受污染的粮食制品也能引起人的头痛、头晕、呕吐、腹泻及中枢神经紊乱等；研究报道脱氧雪腐镰刀菌烯醇与黄曲霉毒素联合对鲤鱼生产性能、内脏器官特别是肝脏病变影响更明显。

3. 玉米赤霉烯酮（ZEN）

ZEN 又称 F-2 毒素，是由镰刀菌属产生的一种植物源性雌激素类真菌毒素，主要存在于玉米和玉米制品中，小麦、大麦、高粱和大米中有一定程度污染；有报道称在抽查玉米饲料、全价饲料、蛋白质饲料样品中检出率达 90% 以上。

ZEN 具有较强的生殖毒性和致畸危害，可使动物发生雌激素亢进，导致动物不孕或流产，对家畜特别是猪和羊影响较大；有研究发现，饲料中含有超过 $1000\mu g/kg$ 时，就足以引起猪的雌激素中毒症，使初情前期的小母猪出现阴门红肿，生殖器脱出，不规则发情或假发情，严重时流产。

4. 伏马菌素（F）

伏马菌素是近年发现的一种新型毒素，由真菌镰刀菌属串珠镰刀菌产生的一种毒素，多数报道伏马菌素存在于玉米及玉米制品中，其他如大米、面条、调味品、高粱、啤酒等食品中也检测有一定污染浓度；据报道，玉米主产区污染检出率达到 27% 以上，个别甚至超过 90%。伏马菌素是一类细胞毒素，也是致癌物，是一种肝脏、肾脏毒性物质，有研究证实对猪产生肺水肿，危害灵长类动物的肝脏肾脏，诱发人食管癌。

5. 赭曲霉毒素（OTA）

赭曲霉毒素是赭曲霉菌属和几种青霉属真菌产生的一种毒素，以赭曲霉毒素 A 毒性最大，一般污染大豆、绿豆、绿咖啡豆、啤酒、葡萄汁、调味品等，有报道小麦、黑麦污染达 20%，在人类肾脏组织、血液及乳汁检测中有存在。

OTA 是一种较强肾毒，对动物肝脏、肾脏危害最大，具有特异性；此外对免疫系统有毒性，并有致畸、致突变、致癌作用，国家癌症研究机构将其定为 2B 类致癌物。张祥斌（2008）研究报道：饲料中含有 $2000\mu g/kg$ 时，易对肉鸡的采食量及生长性能有显著的抑制作用。

四、真菌毒素的防治及脱毒

霉菌的繁殖及毒素的产生主要依赖环境如温度、湿度、氧气、水分以及 pH 控制等，针对储藏及加工过程，其防治方法主要有以下几种：

1. 减少污染源

对储存仓库及加工设备进行清洁、清扫、杀菌等处理，减少真菌对饲料的污染。

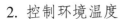

2．控制环境温度

真菌适宜生长温度为 24～32℃，饲料及原料储藏保持低温状态，加工后饲料先进行冷却处理后再包装及储藏。

3．控制含水率及相对湿度

霉菌相对适宜湿度 80%～90%，含水率为 17%～18%，故湿度标准控制在低于 80%，一般要求玉米、高粱、稻谷含水量≤14%，大豆、饼粕、麦类及副产品含水量≤13%。

4．调节 pH 环境

霉菌适宜偏酸性环境，因此饲料加工中采取添加弱碱性成分，采用二氧化碳及氮气进行饲料保存，以及添加防霉剂。

5．储存环境设置

分区、垫高，以保证阴凉、通风、干燥，并防止虫鼠害污染。

6．脱毒处理

（1）物理脱毒

剔除法，就是利用人工、机械、电子设备将霉变原料籽粒筛选剔除，此法有效简单，但效率较低；暴晒法，利用阳光降低水分，杀菌，减少霉菌及毒素的破坏作用，有效且成本低；水洗法，利用 2% 石灰水反复冲洗，并可除去霉变颗粒，较为有效；紫外辐射法，利用紫外线照射，简单有效，去毒率达 97%～99%。以上几种方法较为常用。

（2）化学脱毒法

有氨碱处理、浸提法、蒸煮法、氧化法、吸附法等。氧化法较为常见，主要是利用过氧化氢，能破坏所有的黄曲霉毒素；吸附法虽然能起作用，吸附毒素，但吸附剂仍然存在于饲料之中，不是理想的去毒方法；营养脱毒法，在饲料中添加抗氧化剂，也只能缓解毒素对细胞的毒性作用。

五、真菌毒素的检测方法

真菌毒素污染在我国较为普遍，王君等研究表明，AF 检测率在玉米为 70.27%，花生为 24.24%；我国大部产麦区，抽检样品中 40% 其 DON 含量超过国家限量标准 1000μg/kg，有报道称 ZEN 在玉米及饲料中检测率均超过 90% 以上，伏马菌素（F）大多存在于玉米及制品中，国外报道 OTA 对小麦、黑麦等污染达 20% 以上。

（一）同位素稀释液相色谱-串联质谱法

1．适用范围

适用于小麦、大米、玉米及其制品以及膨化食品、婴幼儿辅食中黄曲霉毒素 B_1、B_2、G_1、G_2、脱氧雪腐镰刀菌烯醇、雪腐镰刀菌烯醇、3-乙酰基脱氧雪腐镰刀菌烯醇、15-乙酰基脱氧雪腐镰刀菌烯醇、玉米赤霉烯酮、赭曲霉毒素 A、伏马毒素 B_1、B_2、B_3、T-2、HT-2 毒素、杂色曲霉毒素等 16 种真菌毒素的测定。

2．原理

试样中的 16 种真菌毒素用乙腈-水-甲酸（70+29+1，体积比）溶液提取，提取液经稀释、离心、过滤后，取上清液加入一定浓度 ^{13}C 标记的真菌毒素同位素内标溶液，液相色谱-串联质谱仪多反应监测模式（正离子模式或负离子模式）测定，采用稳定同位素稀释内标法定量。

3. 试剂和材料

★注：除另有规定外，所用试剂均为分析纯，水为GB/T 6682规定的一级水。

（1）试剂

①乙腈（CH_3CN）：色谱纯。②甲醇（CH_3OH）：色谱纯。③甲酸（HCOOH）：色谱纯。④乙酸（CH_3COOH）：色谱纯。

（2）试剂配制

①乙腈-水-甲酸溶液（70+29+1，体积比）：量取700 mL乙腈加入到290mL水中，加入10mL甲酸，混匀。

②乙腈-水溶液（50+50，体积比）：量取500mL乙腈加入到500mL水中，混匀。

③0.2%甲酸水溶液：吸取2mL甲酸，用水稀释至1L，混匀。

（3）标准品

①黄曲霉毒素B_1（$AFTB_1$，$C_{17}H_{12}O_6$，CAS：1162-65-8）：纯度≥98%。

②黄曲霉毒素B_2（$AFTB_2$，$C_{17}H_{14}O_6$，CAS：7220-81-7）：纯度≥98%。

③黄曲霉毒素G_1（$AFTG_1$，$C_{17}H_{12}O_7$，CAS：1165-39-5）：纯度≥98%。

④黄曲霉毒素G_2（$AFTG_2$，$C_{17}H_{14}O_7$，CAS：7241-98-7）：纯度≥98%。

⑤脱氧雪腐镰刀菌烯醇（DON，$C_{15}H_{20}O_6$，CAS：51481-10-8）：纯度≥99%。

⑥雪腐镰刀菌烯醇（NIV，$C_{15}H_{20}O_7$，CAS：23282-20-4）：纯度≥99%。

⑦3-乙酰基脱氧雪腐镰刀菌烯醇（3-AcDON，$C_{17}H_{22}O_7$，CAS：50722-38-8）：纯度≥99%。

⑧15-乙酰基脱氧雪腐镰刀菌烯醇（15-AcDON，$C_{17}H_{22}O_7$，CAS：88337-96-6）：纯度≥99%。

⑨玉米赤霉烯酮（ZEN，$C_{18}H_{22}O_5$，CAS：17924-92-4）：纯度≥99%。

⑩赭曲霉毒素A（OTA，$C_{20}H_{18}C_1NO_6$，CAS：303-47-9）：纯度≥99%。

⑪伏马毒素B_1（FB1，$C_{34}H_{59}NO_{15}$，CAS：116355-83-0）：纯度≥99%。

⑫伏马毒素B_2（FB2，$C_{34}H_{59}NO_{14}$，CAS：116355-84-1）：纯度≥99%。

⑬伏马毒素B_3（FB3，$C_{34}H_{59}NO_{14}$，CAS：136379-59-4）：纯度≥99%。

⑭T-2毒素（T-2，$C_{24}H_{34}O_9$，CAS：21259-20-1）：纯度≥99%。

⑮HT-2毒素（HT-2，$C_{22}H_{32}O_8$，CAS：26934-87-2）：纯度≥99%。

⑯杂色曲霉毒素（ST，$C_{18}H_{12}O_6$，CAS：10048-13-2）：纯度≥99%。

⑰同位素内标$^{13}C_{17}$-$AFTB_1$（$^{13}C_{17}H_{12}O_6$）：0.5μg/mL，纯度≥98%。

⑱同位素内标$^{13}C_{17}$-$AFTB_2$（$^{13}C_{17}{}_{14}HO_6$）：0.5μg/mL，纯度≥98%。

⑲同位素内标$^{13}C_{17}$-$AFTG_1$（$^{13}C_{17}{}_{12}HO_7$）：0.5μg/mL，纯度≥98%。

⑳同位素内标$^{13}C_{17}$-$AFTG_2$（$^{13}C_{17}{}_{14}HO_7$）：0.5μg/mL，纯度≥98%。

㉑同位素内标$^{13}C_{15}$-NIV（$^{13}C_{15}H_{20}O_7$）：25μg/mL，纯度≥98%。

㉒同位素内标$^{13}C_{15}$-DON（$^{13}C_{15}H_2{}_0O_6$）：25μg/mL，纯度≥98%。

㉓同位素内标$^{13}C_{15}$-3-AcDON（$^{13}C_{17}{}_{22}O_7$）：25μg/mL，纯度≥99%。

㉔同位素内标$^{13}C_{15}$-15-AcDON（$^{13}C_{17}H_{22}O_7$）：10μg/mL，纯度≥99%。

㉕同位素内标$^{13}C_{18}$-ZEN（$^{13}C_{18}H_{22}O_5$）：25μg/mL，纯度≥99%。

㉖同位素内标$^{13}C_{20}$-OTA（$^{13}C_{20}H_{18}C_1NO_6$）：25μg/mL，纯度≥99%。

㉗同位素内标$^{13}C_{34}$-FB_1（$^{13}C_{34}H_{59}NO_{15}$）：25μg/mL，纯度≥99%。

㉘同位素内标$^{13}C_{34}$-FB_2（$^{13}C_{34}H_{59}NO_{14}$）：$10\mu g/mL$，纯度≥99%。

㉙同位素内标$^{13}C_{34}$-FB_3（$^{13}C_{34}H_{59}NO_{14}$）：$10\mu g/mL$，纯度≥99%。

㉚同位素内标$^{13}C_{24}$-T-2（$^{13}C_{24}H_{34}O_9$）：$25\mu g/mL$，纯度≥99%。

㉛同位素内标$^{13}C_{22}$-HT-2（$^{13}C_{22}H_{32}O_8$）：$25\mu g/mL$，纯度≥99%。

㉜同位素内标$^{13}C_{18}$-ST（$^{13}C_{18}H_{12}O_6$）：$25\mu g/mL$，纯度≥99%。

（4）标准溶液的配制

①单一标准储备液：分别用乙腈或乙腈：水（50：50，体积比）溶解或稀释16种真菌毒素的粉末（或液体）标准品，配制16种真菌毒素单标标准储备液，在-20℃保存。

②混合标准储备液：分别移取一定体积的16种真菌毒素单一标准储备液于10mL容量瓶中，用乙腈定容至刻度，得混合标准中间液，-20℃保存。

③混合真菌毒素同位素内标工作液：分别移取一定体积的16种各真菌毒素同位素标准溶液于5mL容量瓶中，用乙腈稀释定容至刻度，充分混匀后于-20℃避光保存。

④标准曲线的配制：准确移取混合标准储备液适量，采用20%乙腈-水溶液逐级稀释，配制成不同浓度点的混合标准曲线系列溶液。分别准确移取$20\mu L$同位素内标混合溶液于各内插管中，加入$180\mu L$对应的混合标准曲线浓度点溶液，于涡旋混合器上混合均匀，配制成混合标准曲线溶液系列。

4. 仪器和设备

（1）超高压液相色谱-串联质谱仪：配有电喷雾离子源。

（2）高速离心机：转速≥10000r/min。

（3）天平：感量0.1mg和0.001g。

（4）涡旋混合器。

（5）超声波/涡旋振荡器或摇床。

（6）移液器：量程$1\sim10\mu L$、$10\sim100\mu L$和$100\sim1000\mu L$。

（7）分液器：量程$10\sim100mL$。

（8）样品筛：$0.5\sim1mm$孔径。

（9）氮吹仪。

（10）高速粉碎机：转速10000r/min。

（11）带盖离心管：50mL和1.5mL。

（12）微孔滤膜（有机系）：孔径0.22mm。

5. 操作步骤

（1）试样制备

谷物及其制品：采样量需大于1kg，用高速粉碎机将其粉碎，过筛，使其粒径小于$0.5\sim1mm$孔径试验筛，混合均匀后缩分至100g，储存于样品瓶中，密封保存，供检测用。

（2）样品提取及净化

准确称取5g（精确到0.01g）试样于50mL离心管中，加入20mL乙腈水-甲酸（70+29+1，体积比）溶液，并用涡旋混合器混匀1min，置于旋转摇床上振荡提取30min，取1.0mL提取液至1.5mL离心管中，以10000r/min离心5min。准确转移0.5mL上清液于另一1.5mL离心管中，加入1.0mL水，旋涡混匀后，在4℃下以10000r/min的转速离心5min，吸取上清液过$0.22\mu m$滤膜。吸取 180μL 处理好的样品滤液于 300μL 内插管中，加入 20μL 同位素混合内标溶液，涡旋混匀，待进样。

（3）液相色谱-串联质谱参考条件

①液相色谱条件：a. 液相色谱柱：WatersBEH C$_{18}$柱（柱长 150mm，柱内径 2.1mm；填料粒径 1.7μm），或等效柱；b. 柱温：40℃；c. 进样量：10μL；d. 流速：0.3mL/min；e. 流动相：A 相：水（ESI-）/0.2%甲酸水溶液（ESI+）；B 相：乙腈；f. 梯度洗脱程序见表 8-1。

表 8-1　正离子模式液相色谱梯度

洗脱程序时间/min	流速（mL/min）	A/%	B/%
0.0	0.30	80	20
1.0	0.30	80	20
4.0	0.30	60	40
10.0	0.30	30	70
10.2	0.30	0	100
11.8	0.30	0	100
12.0	0.30	80	20
15.0	0.30	80	20

②质谱参考条件：a. 离子源：电喷雾离子源，b. 质谱扫描方式：多重反应监测模式（MRM）；c. 锥孔电压：3.0kV；d. 加热气温度：500℃；e. 离子源温度：150℃；f. 脱溶剂气：800L/H；g. 16 种真菌毒素及其同位素内标的质谱条件参考表 7 和表 8。

（4）定性测定

试样中目标化合物色谱峰的保留时间与相应标准色谱峰的保留时间相比较，变化范围应在±2.5%之内。

每种化合物的质谱定性离子应出现，至少应包括 1 个母离子和 2 个子离子，而且同一检测批次，对同一化合物，样品中目标化合物的 2 个子离子的相对丰度比与浓度相当的标准溶液相比，其允许偏差不超过表 6 规定的范围。

6. 结果计算

（1）标准曲线的制备

由低到高浓度依次进样检测，以各化合物色谱峰与相对应内标色谱峰的峰面积比值-浓度作图，得到内标法-标准曲线回归方程；以各化合物色谱峰峰面积-浓度作图，得到基质匹配外标法-标准曲线回归方程。

（2）试样溶液的测定

计算待测液中目标物质的质量浓度，内标法（或外标法）按下式计算样品中待测物的含量。

计算 16 种真菌毒素的残留量

$$X = \frac{C \times V \times f}{m}$$

式中：

X——试样中待测毒素的含量，单位为微克每千克，（μg/kg）；

C——试样中待测毒素按照内标法（或外标法）在标准曲线中对应的浓度，单位为纳克每毫升，（ng/mL）；

V——试样提取液的体积，单位为毫升，（mL）；

m——试样称样量，单位为克，（g）；

f——提取液稀释因子，*f*=3。

★注：计算结果需扣除空白值，测定结果用平行测定的算术平均值表示，保留3位有效数字。

参考文献

[1] 孙娟，李为喜，张妍，等. 用超高效液相色谱串联质谱法同时测定谷物中12种真菌毒素 [J]. 作物学报，2014，40（4）：691-701.

[2] 郑翠梅，张艳，王松雪，等. 液相色谱–质谱联用同时检测粮食中多种真菌毒素的应用进展 [J]. 粮食科技与经济，2012（37）：1.

[3] 李文廷，张瑞雨，张秀清，等. 大米中16种真菌毒素同时检测分析 [J]. 食品安全质量检测学报，2019（10）：12.

（李文廷）

第九章 油脂类中毒的判断和检测

一、油脂理化性质

食用油脂是人们每日膳食中不可缺少的重要组成部分，是供给人体热能的三大营养素之一，并且是提供人体所需的必需脂肪酸、脂溶性维生素及磷脂的重要来源。油脂可分为动物性、植物性两种。动物性脂肪包括猪油、牛油、羊油及奶油。植物性脂肪包括花生油、菜籽油、芝麻油、豆油及棉籽油等。常温下，植物油脂多数为液态，称为油（oil），动物油脂一般为固态，称为脂（fat），天然油脂往往是由多种物质组成的混合体，但其中主要成分是甘油三酯。在甘油三酯中，脂肪酸的分子量约为650~970，而甘油41，脂肪酸分子量占甘油三酯全分子量的94%~96%。油脂是高级脂肪酸甘油酯，结构简式如图9-1，R_1、R_2、R_3代表高级脂肪酸的烃基部分。R_1、R_2、R_3可以相同，称为单甘油酯；也可不同，称为混甘油酯。

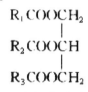

$$R_1COOCH_2$$
$$R_2COOCH$$
$$R_3COOCH_2$$

图9-1 高级脂肪酸结构式

天然油脂中，脂肪酸是组成甘油三酯的主要成分，它们对甘油三酯的物理和化学性质的影响起主导作用。脂肪酸的种类达近百种，不同脂肪酸之间的区别主要在于碳氢链的长度，饱和与否，以及双链的数目与位置。根据脂肪酸饱和程度分类大致可分为饱和脂肪酸和不饱和脂肪酸，饱和脂肪酸主要有月桂酸（十二烷酸）、豆蔻酸（十四烷酸）、棕榈酸（十六烷酸）、硬脂酸（十八烷酸）、花生酸（二十烷酸），常见的饱和酸以十六碳酸棕榈酸分布最广，几乎所有的油脂都含有十八碳酸硬脂酸，在动物脂肪中含量最多；不饱和脂肪酸分为油酸（9-十八碳烯酸）、亚油酸（9，12-十八碳烯酸）、亚麻酸（9，12，15-十八碳烯酸），不饱和酸以油酸、亚油酸分布最广。3种脂肪酸对人体健康的影响各不相同，亚油酸在人体内可被转化成亚麻酸和花生四烯酸。也可作为能量使用或贮存。亚麻酸是DHA和EPA的前体，人体自身酶可将亚麻酸转化为DHA和EPA。亚油酸（ω-6）和亚麻酸（ω-3）以一定的摄入比率对人体健康最为有益，以成人而言，最好在4∶1与10∶1之间，WHO要求二者比率为1∶6。油脂中还含有少量的其他成分，包括不皂化物，不溶物，还有少量的水分。当水分过高或者储存不当，在高温阳光直射的情况下，油脂中的双键极易发生断裂，产生游离脂肪酸使油脂发生酸败。目前市场上销售的高级烹调油，就是用以上油脂为原料，经五脱、六脱精炼而成的。所谓脱就是脱酸、脱胶、脱臭、脱色、脱蜡、脱过氧化物，即脱去毛油中一切有害的、不利于保存的物质。甚至在当今还有人在私人小作坊里买现榨出来的毛油，认为是生态油，放心油，殊不知毛油中含有大量的水分，游离脂肪酸，磷脂，甚至黄曲霉毒素，苯并芘等有毒有害物质。

二、油脂中毒原理及症状表现

1. 食用了酸败的油脂

在很多的文献已报道过酸败油脂引起食物中毒。酸败油脂中毒是指由于食用的油脂酸败后，产生大量过氧化物，以及油脂分解的一些酮、醛、酸等化合物，这些化合物具有明显的刺激呛味并对胃肠道有刺激作用，而引起的中毒。

酸败油脂急性中毒的毒性作用有3个方面：

（1）对胃肠道的直接刺激作用。即进食后 2~3h 开始出现症状，主要为恶心、呕吐、腹痛、腹泻、腹胀、有些人有头晕、头疼、关节痛、全身酸痛，严重者可发冷、发烧，体温可达 38℃，部分病人可高达 39~40℃，并有嗜睡、精神萎靡等全身症状。当酸败油脂中醛类含量高时，全身症状明显，而过氧化物高时，则腹泻明显，一般 1~2d 内恢复。

（2）变质油脂产生的过氧化物等有毒物质使血红蛋白 2 价铁转变为 3 价铁，其毒性作用使血红蛋白失去携氧功能，造成机体缺氧，而出现黏膜、皮肤紫绀。

（3）酸败物质的氧化物对机体酶系中的琥珀酸氧化酶、细胞色素氧化酶等重要酶系有直接破坏作用，干扰细胞内三羧酸循环、氧化磷酸化，使细胞内能量代谢发生障碍，产生细胞内窒息，使患者出现急性呼吸、循环功能衰竭现象。

2. 误食了有毒有害的油脂或掺有以下油脂成分的油脂

（1）误食了桐油、蓖麻油、巴豆油、大麻油、矿物油等，或者是食用了在油中掺入了桐油、蓖麻油、巴豆油、大麻油、矿物油成分的食用油脂。各种油中毒的症状在下节具体描述。

三、相应的检测方法

（一）食用油中桐油的快速检测

桐油在工业上广泛用于油漆和涂料，是一种重要的工业用油，桐油中含有桐子酸（9，11，13-十八碳三烯酸）的甘油酯，是一种有毒、有害物质。因此，人食用桐油后，能引起中毒症状，严重者可影响肾功能，甚至呼吸困难，抽筋，心脏麻痹而身亡。

1. 适用范围

本方法适用于食用油中污染、掺入及中毒残留中桐油的快速检测。

2. 方法原理

桐油与三氯化锑加热反应后，会在油与水交界的界面上形成紫红色至咖啡色的环状物，由此鉴别食用油中是否有或样品本身就是桐油。

3. 检测试材

试剂、试管、恒温水浴。

4. 操作方法

取油样 1mL 于小试管中，沿管壁小心加入三氯化锑试液 1mL，使试管中溶液分为两层，将试管置于 35~45℃水中（温度不宜过高），加热约 10min。

5. 结果判定

如有桐油存在，在溶液分层的界面上，会出现紫红色至深咖啡色的环，加热时间延长，颜色会加深，更易观察。

6. 注意事项

本法对菜籽油、花生油、茶籽油中混杂桐油很灵敏（可达0.5%），但豆油、棉籽油、橄榄油存在有干扰。

（二）蓖麻油的快速检测

蓖麻油是一种工业和医药的重要用油，不能食用，误食后会引起腹泻，易溶解于乙醇，很难溶解于石油醚。这一特性的存在较易将蓖麻油与其他油脂区别。

1. 适用范围

本方法适用于食用油中污染、掺入及中毒残留油中蓖麻油的快速检测。

2. 方法原理

蓖麻油能与无水乙醇以任何比例互相混合，而其他植物油（巴豆油除外）不易溶于无水乙醇，故可根据这一差别检验食油中是否混入蓖麻油。检出限为5%（油样中含有5%以上的蓖麻油时可以检出）。

3. 操作方法

取油样5mL，置于有0.1mL刻度的10mL离心管中（注意记住油样处于离心管中的刻度位置），加入5mL鉴别试剂，密塞剧烈振摇2min，去塞，将离心管置于离心机中，以1000r/min的速度，离心5min。取出离心管，静置30min后，读取离心管下部油层的体积数，如低于5mL，则表示油中掺有蓖麻油。

4. 注意事项

（1）巴豆油检测结果与蓖麻油相同，需要进一步加以区别。

（2）发现阳性样品时，应采用其他方法进一步确证。

（三）大麻油

大麻系一种有毒的大麻科植物，其果实含油在30%左右。大麻油呈棕褐色略带淡绿色。由于大麻子中含有带麻醉性的有毒成分，如四氢大麻酚、大麻二酚、大麻酚等，故食用未经处理或处理不当的大麻油，会引起中毒。

可用以下三种方法检验大麻油。

1. 方法一（浓盐酸—蔗糖法）

大麻油与盐酸-蔗糖试剂反应后产生红色聚合物。操作：取油样1mL置试管中，加入浓盐酸3~5mL，加入4~5g蔗糖，振摇1min后观察，若酸层染上粉红色，静置后逐渐变成红色，示有大麻油存在。同时做一份已知不含大麻油的相同种类油的空白对照实验以便观察。发现阳性样品后，应采用国标法GB 5009.37加以确证。

2. 方法二（对二甲胺基苯甲醛法）

操作：取油样1mL置于试管中，加入1%对二甲胺基苯甲醛乙醚溶液1mL，浓盐酸1mL，振摇混匀，静置20min后观察，酸层呈现深绿色，示有大麻油存在。发现阳性样品后，应采用国标法GB 5009.37加以确证。

3. 方法三（磷酸法）

操作：取油样1mL于试管中，加入50滴磷酸，摇匀，静置5min，10min内观察。同时做一份已知不含大麻油的相同种类的空白对照实验以便观察。大麻油与磷酸作用后出现绿色聚合物。检出

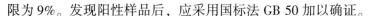

限为9%。发现阳性样品后，应采用国标法 GB 50 加以确证。

国标法 GB 5009.37 检测大麻油的方法相对复杂，不易现场操作。现场快速检测方法容易出现假阳性，当用现场快速检测方法检出阳性样品时，应采用国标法加以确证。

【适用范围】适用于检测食用油中污染、掺入及中毒残留油中大麻油的快速检测。

（四）矿物油的快速检测

矿物油是不同馏分的液态烃类混合物，主要包括液体石蜡和工业基础用油，属于非食用油脂，常温下无色、无味、无臭、透明，含有重金属、苯并芘等有害物质。食用后可导致急性中毒、腹泻、昏迷等症状，严重的甚至还会影响发育。我国现行的国家标准《粮油检验油脂定性试验》（GB/T 553—2008）中规定了矿物油的定性检测．国内的鉴别方法大多局限于皂化法、荧光法，其检出限最低只能达到0.1%。

1. 荧光反应法

取油样与已知矿物油各一滴，分别滴在滤纸上，然后，放在荧光灯下照射，如果有天青色荧光出现，说明油样中含有矿物油。

2. 化学检验法（皂化法）

取油样1mL置于125mL锥形瓶中，加入6130g/L氢氧化钾溶液1mL，乙醇25mL，接空气冷凝管回流皂化5min，皂化时应振摇使加热均匀皂化后加入25mL废水，摇匀，如有浑浊或有油状物析出，表示有不能皂化的矿物油存在。发现阳性样品后，应采用国标法 GB/T 37514—2019 动植物油脂矿物油的检测，应采用国标法加以确证。

（五）巴豆油的快速检测

巴豆油是一种中药，但如果掺入食用油中被误食用会造成腹泻，严重时造成虚脱甚至危及生命。

（1）本速测盒适用于中毒残留油及食用油中污染掺入巴豆油的快速检测本速测盒采用目测比色法的原理，将巴豆油与显色剂进行显色反应，通过观察颜色变化来判定油样中是否含有巴豆油成分。

（2）本产品的检出限为2.5%。①取3mL鉴别试剂于10mL比色管，加1mL油样、5mL无水乙醇，摇匀；②将其置于约45℃温水中加热30min，取出；③用已知不含巴豆油的油样按实验步骤作空白对照实验（对照实验便于直观比对，选做）。

（3）对比空白对照油样，观察在两液层分界处是否出现棕色环。有棕色环表示含巴豆油，且随着巴豆油含量的增多，色环的颜色由红棕色变为棕黑色。

（4）棉籽油、菜籽油、豆油有时也会产生淡红色环，与巴豆油产生的红棕色环有区别，应加以注意。发现阳性样品时，应按法定程序分瓶封装样品并采用其他方法进一步确证。

（六）怎样来检测油脂的好坏

除了以上误食外，吃了变质的油脂也会发生中毒现象，怎样来检测油脂的好坏？

（1）我们首先检测油脂的酸价，酸价是油脂的精炼程度和品质好坏的重要标志之一。酸价高说明油脂精炼程度低，或由于某种因素如温度较高、含水量过多，含有某些金属离子或长期存放与空气接触氧化，导致油脂劣变。酸价高的油脂不宜储存，也不宜食用。按 GB 5009.229—2016[3] 的检测方法，看是否超标。国家强制性标准规定，一级油酸价不得超过1.0mg KOH/g，二级油酸价不得超过4.0mg KOH/g，色拉油酸价不得超过0.3mg KOH/g。

（2）再检测其过氧化值，过氧化值是油脂与空气中的氧发生氧化作用所产生的氢过氧化物，是油脂自动氧化的初级产物，它具有高度活性，能够迅速地继续变化，分解为醛、酮类和氧化物等致使油脂酸败变质。按 GB 5009.227—2016[2]的检测方法，看是否超标。

（3）再检测其羰基价，羰基价是油脂氧化过程中生成的氢过氧化物聚集到一定程度时，便会有一定程度的分解、聚合。其分解产物会产生许多羰基化合物如醛、酮等。该项指标是一项重要的卫生指标，用来评价油脂的品质。国家强制性标准规定，羰基价不得超过 20meq/kg，色拉油不得超过 1020meq/kg，按 GB 5009.230—2016[4]的检测方法。

参考文献

［1］中国食品卫生杂志 1996 年 02 期.

［2］中华人民共和国国家标准（食品安全国家标准食品中过氧化值的测定理化检验方法理化部分）GB 5009.227—2016.

［3］中华人民共和国国家标准（食品安全国家标准食品中酸价的测定理化检验方法理化部分）GB 5009.229—2016.

［4］中华人民共和国国家标准（食品安全国家标准食品中羰基价的测定理化检验方法理化部分）GB 5009.230—2016.

［5］GB/T 553—2008《粮油检验油脂定时试验》

（欧利华）

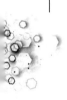

第十章　常见食物中毒案例分析及季节性食物中毒风险提示

一起竹山乡白泥磨村委会大平滩村家庭食用野生菌中毒事件

2009年8月15日上午7时06分，宜良县疾控中心接宜良县医院报告，竹山乡白泥磨村委会大平滩村发生食用野生菌中毒。

一、事发经过

2009年8月14日下午，竹山乡白泥磨村委会大平滩村村民孔德飞、孔德艳（大）和孔德艳（小）到附近山上拾菌，共拾鸡枞、青头菌、灰碳菌等约1.5kg，孔德飞、孔德艳（大）所拾菌（约1kg）拿回孔令海家食用，孔德艳（小）所拾菌（约0.5kg）拿回孔祥贵家食用。

孔令海家当晚共6人就餐，其中段科亮、肖波为当晚到孔令海家串门，与孔令海一家4口共同进餐，食谱为：蒸鸡枞、炒青头菌、灰碳菌、煮豆腐皮、煮洋丝瓜、骨头生、米饭。除鸡枞、青头菌、灰碳菌为当天采拾，其余食物、佐料均为以前自家制作、种植或购买，以往也经常食用。

孔祥贵家当晚共3人就餐，食谱为：骨头生、煮莲花白、萝卜丝及炒野生菌。除野生菌为当天采拾，其余食物、佐料均为以前自家制作、种植或购买，以往也经常食用。

17时左右9人分别在孔令海、孔祥贵家晚餐，餐后半小时左右，就餐者相继出现恶心、头昏、呕吐等症状，截至调查结束，共8人出现上述症状，肖波当晚未食用野生菌，未出现症状，5名患者在当地治疗无好转（治疗不详），于2009年8月15日转宜良县人民医院就诊。

二、患者情况

（一）孔令海家情况

孔令海，男，48岁，宜良县竹山乡白泥磨村委会大平滩村人，8月14日18时左右出现头昏、头痛、恶心、呕吐，在县人民医院救治，诊断为急性"灰碳菌"中度中毒。

蔡发仙，女，45岁，孔令海之妻，8月14日18时左右出现头昏、头痛、恶心、呕吐、腹痛，在县人民医院救治。血常规：WBC 15.4×10^9/L，谷草转氨酶198U/L，谷丙转氨酶81U/L，诊断为急性"灰碳菌"中度中毒。

孔德飞，男，16岁，孔令海之子，8月14日17：30分左右出现头昏、恶心、呕吐，在县人民医院救治，诊断为急性"灰碳菌"中度中毒。

孔德艳，女，22岁，孔令海之女，8月14日18时左右出现头昏、头痛、恶心、呕吐。在县人民医院救治，诊断为急性"灰炭菌"中度中毒。

段科亮（亲戚），男，16岁、宜良县竹山乡白泥磨村委会大平滩村人，8月14日17：30分左右出现头昏、恶心、呕吐，当地治疗后，今晨无明显不适。

（二）孔祥贵家情况

孔祥贵，男，75岁，宜良县竹山乡白泥磨村委会大平滩村人，8月15日7时左右出现恶心、呕吐、到县医院就诊途中昏迷，目前在县人民医院正在抢救中。血常规：WBC 25.7×10⁹/L，肝肾功：谷草转氨酶134U、肌酐45.3mmol/L，直接胆红素8.18mmol/L，小便常规：红细胞3+，葡萄糖1+，蛋白2+。诊断为：1. 昏迷原因待查；2. 急性"灰炭菌"重度中毒，3. 糖尿病。

宜良县疾病预防控制中心在进行追踪调查过程中，患者于2009年8月16时13时左右在昆明红会医院死亡。

孔令琼，女，24岁，宜良县竹山乡白泥磨村委会大平滩村人，8月14日17：30分左右出现头昏、恶心、呕吐，当地治疗后，今晨无明显不适。

唐玉珍，女，62岁，宜良县竹山乡白泥磨村委会大平滩村人，8月14日17：30分左右出现头昏、恶心、呕吐，当地治疗后，今晨无明显不适。

三、事件结论

根据患者临床表现，流行病学调查（共同食用野生菌，未食用者不发病）及实验室检测，综合判断为一起食用野生菌引起的食物中毒。

禄劝彝族苗族自治县茂山镇永翠村委会岩脚村
食用含乌头碱食物中毒事件

2013年2月1日13：30分，接县卫生局通知，茂山镇永翠村委会岩脚村有七八人疑似食物中毒，在疾控人员到达现场前，已有村民呼叫120及时将病人接至县人民医院治疗。

一、流行病学调查情况

茂山镇永翠村委会岩脚村共有27户人家，131人。2013年1月31日晚，该村村民何玉荣家请客吃杀猪饭，当晚就餐人员约60人，菜谱为：肝生、白菜炒猪血、猪头肉、藕煮排骨、蒜煮洋芋、茴香煮蚕豆、油煎蚕豆、青椒炒肉、煮山药、凉拌鱼腥草、糖套肉、猪肺炒芹菜、菌芹菜瘦肉汤、米饭、小酒，餐后未出现任何反应。

2月1日中午部分人员继续就餐，饭菜为2013年1月31日晚所剩，唯一加了个水煮淡萝卜，当天中午就餐人员有31人，饭后约10min部分人员出现头晕、呕吐、口舌四肢麻木、腹痛等症状，并有1人约在11：40左右死亡。发病22例，死亡2例，发病人员共同食用食物为：肝生、米饭。

二、死亡人员情况

死者1：刘云富，男，现年81岁，何玉荣之爷爷，平素身体不好，死亡时间，2013年2月1日11：40分，死亡地点，家中。

死者2：武绍安，男，现年67岁，何玉荣之岳父，平素身体不好，死亡时间，2013年2月1日

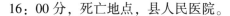

16：00 分，死亡地点，县人民医院。

三、样品检测结果

省疾控中心实验室检测结果：在所剩食物肝生中检出乌头碱 0.56mg/kg。

四、发病人员情况

共有 31 人就餐，发病 22 人，死亡 2 人（其中现场死亡 1 人，到县医院抢救无效死亡 1 人）。发病人员均为何玉荣之家人、亲戚和邻居，均是本村人员，发病人员中最小年龄 3 岁，最大年龄 81 岁。

年　龄	3~15 岁	30~60 岁	60 以上
发病数（人）	7	10	5

五、事件结论

结合流行病学资料、临床表现、实验室资料，诊断为：食用含乌头碱食物中毒。经公安机关侦察，该中毒事件属人为投毒，投毒嫌疑人汪某某已被刑事拘留。

一起嵩明县一中鲍氏志贺菌引起的
食物中毒事件

2014 年 5 月 21 日 15：00 县疾控中心接到县卫生局电话通知：嵩阳镇利群诊所报告自 5 月 21 日接诊县一中多名腹泻病人，疑似食物中毒；15：30 又接到食品药品监督管理局电话通知：县医院 5 月 21 日接诊了多名县一中腹泻病人，县疾控中心立即组织流行病学及实验室人员分别前往医疗单位及学校现场开展调查。

一、基本情况

（一）学校基本情况

县一中位于嵩阳镇海北村，属全寄宿制学校，共有学生 2871 人，就餐学生 2871 人（其中回族就餐人数 300 余人），全校有三个年级共 53 个班，分别为：高一年级 16 个班，有 869 人，高二 17 个班，有 930 人；高三 19 个班，1072 人，有教职员工 204 人，食堂 3 个，食堂持有《餐饮服务许可证》，汉族食堂、回族食堂、教职工食堂各 1 个，共有从业人员 31 人，31 人均有健康培训合格证。学校生活用水由嵩明县第一自来水厂供给，教师饮用云南山泉桶装水，学生饮用太乙山泉水（云南太乙工贸有限责任公司出品）。

（二）嵩明县各医疗单位接诊情况

经调查：利群诊所自 5 月 20 日 8：12 接诊县一中首诊患者杨颖婷，女，18 岁，高三（13）班学生，因腹痛、腹泻、恶心就诊，以后各家医疗单位陆续接诊到县一中具有腹泻或伴有发热、呕吐学生就诊。截至 5 月 27 日 7：30 医疗单位共接诊县一中患病学生 128 人，均为首诊病人，住院 4 人。各医疗单位无危重症病人及死亡病人。

二、现场调查情况

自 5 月 21—27 日 18：00 各医疗单位共接诊县一中患病学生 202 人次（发热 12 人），其中复诊 74 人次；住院 4 人。无危重病人、无死亡病人。

（一）5 月 19 日-21 日留样食谱

表 10-1　嵩明县一中回族食堂 5 月 19—21 日留样菜谱

日期	早餐	中餐	晚餐
5 月 19 日		洋芋、炒肉、鸡蛋、白菜、藕	洋芋、炒肉、鸡肉、豆腐、慈菇
5 月 20 日		炒肉、鸡蛋、洋芋、茄子、白菜	炒肉、洋芋、白菜、鸡蛋、茄子
5 月 21 日		炒肉、鸡蛋、洋芋、白菜、茭瓜	炒肉、鸡蛋、洋芋、白菜、茭瓜

表 10-2　嵩明县一中汉族食堂 5 月 19—21 日留样菜谱

日期	早餐	中餐	晚餐
5 月 19 日	米线、面条	青椒炒肉、炒豇豆、茭瓜炒肉、炒洋芋片、炒小瓜、酸菜炒肉	青椒豆豉炒肉、炒洋芋、炒苦菜、炒藕、炒萝卜、回锅肉
5 月 20 日	米线、面条	青椒炒肉、炒洋芋片、酸菜炒肉、茭瓜萝卜炒肉、炒小瓜、炒豇豆	炒回锅肉、炒豆腐、炒洋芋片、洋芋丝、青笋炒肉。宵夜为炒饭、炒米线
5 月 21 日	米线、面条	炒人工菌、麦子炒肉、青椒炒肉、炒洋芋片、小瓜煮洋芋、茭瓜炒肉、炒小苦菜	炒小瓜、炒豆腐干、炒洋芋丝、炒苞谷

（二）流行病学调查

1. 个案调查

疾控中心对陈震岚等 128 例患者进行了流行病学个案调查。

2. 就餐情况

（1）现场个案调查的 128 例患者中，128 例学生自 5 月 18 日下午返校后均在学校食堂就餐，否认外出就餐史，否认自拌凉米线及叫外卖情况。

（2）所有餐次均在回族食堂就餐的学生无发病，教职工无发病。

3. 首例病例情况

首例病例张俊娴，女，18 岁，高二（9）班学生，5 月 19 日 10：00 自觉恶心欲呕，12 时左右出现腹泻，大便稀，3 次/d，20 日到县医院就诊，诊断为急性胃肠炎，给予对症、输液治疗，症状无明显好转，腹泻加重，于 5 月 21 日住院治疗。患者饮食情况：5 月 19 日早点：杂酱米线；中餐：米饭、炒干豆（其余不清），晚餐：青笋炒火腿肠、青菜、米饭，中餐、晚餐进食量少，此后未在学校用餐。291 例患者均有不同程度的水样性腹泻，部分伴有发热（最高体温为 39.4℃）、呕吐、腹痛等相同症状。所见患者血常规化验，血象绝大部分不高，中性粒细胞百分比升高；大便常规绝少部分患者有 2~4 个脓细胞。

4. 末例病例情况

蒋云瑞，男，17 岁，高一（304）班，5 月 23 日 5：30 出现腹泻，4 次，水样便，伴有腹痛、发热（体温 39.8℃），头痛。

5. 临床表现

128 例患者均有不同程度的水样性腹泻，部分伴有发热（最高体温为 39.4℃）、呕吐、腹痛等相同症状。所见患者血常规化验，血象绝大部分不高，中性粒细胞百分比升高；大便常规绝少部分患者有 2~4 个脓细胞。

6. 病例定义

5 月 19—23 日 24：00 止在县一中学生食堂就餐的患病学生，具有以下条件之一者均为确诊病例。

（1）症状有腹泻（≥3 次/d）伴发热（体温≥37.3℃）、呕吐；

（2）症状有腹泻（≥3 次/d）伴发热（体温≥37.3℃）；

（3）症状有腹泻（≥3 次/d）伴呕吐。

7. 排除病例定义

不具有以上三个条件之一者，均为排除病例。

按照病例定义对 128 例患者进行定义，其中 93 例为确诊病例，35 例为排除病例。

（三）确诊病例流行病学特征

1. 时间分布

自 2014 年 5 月 19 日 12 时左右嵩明县一中出现首例腹泻病例，此后陆续有新发病例出现，5 月 19—23 日共发病 93 例，其中：5 月 19 日发病 5 例，占 5.34%；5 月 20 日发病 30 例，占 32.26%；5 月 21 日发病 38 例，占 40.86%；5 月 22 日 14 例，占 15.05%；5 月 23 人发病 6 例，占 6.45%。

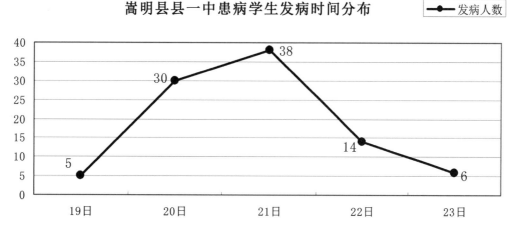

图 10-1　嵩明县县一中患病学生发病时间分布

2. 性别分布

男生发病 25 例，女生发病 68 例，男女比例为：1：2.72，女生多于男生。

3. 年级分布

各年级均有病例出现，无明显的年级、班级集聚现象。其中高一年级 24 人，占 25.81%，罹患率为 2.19%；高二年级 19 人，占 20.43%，罹患率为 2.04%；高三年级 50 人，占 53.76%，罹患率为 4.67%。

（四）现场卫生学调查

（1）二楼售卖区防蝇防尘设施不符合卫生要求；

（2）加工区及售卖区保洁柜未专用，放有私人物品；

（3）食品及原料索证索票不全及台帐登记不规范，食品未按要求留样（5月20日晚炒米线、中餐炒洋芋丁未留样，回族食堂5月20日早餐、中餐未留样）；

（4）厨房洗消池缺损，未及时修补，缺损处污秽不堪，散发出异味；

（5）售卖区卫生状况差，一个视野可见10余只苍蝇。

（五）实验室检测

（1）食堂留样食品检测：对食堂的部分留样食品进行检测，共采集5月19—21日留样食品7件（韭黄腐皮、酱爆茄子、洋芋鸡块、米线、青笋炒肉、酸菜炒肉、面条）未检出沙门氏菌、志贺氏菌、金黄色葡萄球菌；

（2）餐具、用具检测：餐具5件（饭盘、汤勺、水瓢、小菜盆、大菜盆）均未检出大肠菌群；砧板1、砧板2未检出沙门氏菌、志贺氏菌、金黄色葡萄球菌；

（3）采集患者肛拭子19份，2份检出鲍氏志贺菌1型，其余未检出沙门氏菌、志贺氏菌。

（4）采集从业人员肛拭子42份，未检出沙门氏菌、志贺氏菌。

（5）采集食堂二次供水末梢水一份，检测结果符合饮用水标准。

三、原因分析与结论

根据流行病学调查结果、患者临床表现、治疗经过、现场卫生学调查、实验室检测结果，判定此次事件为鲍氏志贺菌引起的食源性疾病。依据如下：

（1）患者有共同的进餐地点、有共同的进餐史（食物同源暴露史）；

（2）患者有相似的临床表现（腹泻或伴有发热、腹痛、呕吐）；

（3）患者发病时间相近（主要集中在20日、21日发病）；

（4）实验室检测：2例患者肛拭子检出鲍氏志贺菌1型。

（5）无明显证据显示人与人之间相互传播。

（6）现场卫生学调查：食堂卫生状况差，厨房洗消池缺损，缺损处污秽不堪，散发出异味；售卖区卫生状况差，一个视野可见10余只苍蝇。多种苍蝇属兼食性病媒昆虫，有兼食粪便和食物的习惯，食物易被苍蝇及周围环境污染，致病因子很可能为苍蝇机械携带污染食物所致。

此次事件由于发病时间跨度大，现暴露餐次仍不明。

四、病人转归

各医院无县一中学生就诊，事件得到控制，住院4人已治愈出院。

五、处置措施

此次事件发生后，县委、县政府高度重视，立即召开紧急会议要求医院全力救治病人，疾控中心要尽快查明原因，教育部门要做好学生及家长的安抚工作，避免发生次生事件。

（1）各医疗单位组织医护力量积极救治病人，密切注视新增病例并跟踪既往患者健康状况，如有异常，及时向疾控中心报告。

（2）食药监局下发文书，要求学校食堂立即停止营业，进行整顿，学校食堂自 5 月 23 日下午停止供餐。

（3）县疾控中心按突发公共卫生事件管理要求进行网络直报。

（4）各级各部门高度关注此次事件，密切注视事件动态及进展，以防次生事件的发生。

一起官渡区小板桥街道高源明珠美食城
误食自带"青梅酒"中毒事件

2016 年 12 月 27 日 9 时接官渡区人民医院电话报告"官渡区人民医院内二科 12 月 26 日晚收治 1 例因饮酒后死亡病例，自家属处了解到有共同饮酒人员出现相同症状，怀疑为食物中毒事件"。

一、事件概况

12 月 26 日 19 时 30 分左右，陈某与妻子沈某及另外十名亲友（共十二人，具体见下表）在官渡区小板桥街道高源明珠美食城富源胜景牛大锅进食晚餐，进食快结束时，过来一朋友（张某）敬酒，酒为张某自带"青梅酒"，陈某（约饮 30～50mL）及其他三人饮后自感口唇麻木。出现麻木后，其妻沈某尝试饮用一口，也出现口唇麻木症状。其后此瓶酒未再被任何人饮用。陈某及其亲友用餐完毕后各自回家。

12 月 26 日 21：14 分，陈某因头昏，四肢麻木半小时到区人民医院急诊科就诊，就诊前曾晕厥 1 次。急诊科以"急性酒精中毒"收治。21：25 转入该院内二科抢救。陈某入院后自诉：上腹部不适，意识尚可，呕吐胃内容物数次，量多，无咖啡样物。急诊心电图示：1. 室上性心动过速；2. 多源性心律失常。心电图检查完成后，陈某即出现昏迷，医院立即对其进行抢救，23 时 42 分宣告抢救无效死亡。在陈某抢救期间其妻沈某也出现头晕、呕吐等症状，遂由儿子送至云南省第二人民医院治疗，经治疗后生命体征平稳，于 12 月 28 日上午出院。沈桂芝妹夫因将酒品完全呕吐，故未在医疗机构治疗。

12 月 26 日 21：05 分李春忠、胡前勇因口唇麻木，全身麻木，恶心呕吐到昆明市第一人民医院急诊科就诊，急诊科以"药酒反应（乌头碱中毒可能?）"收治。27 日 01：31 分，李春忠因抢救无效死亡；胡前勇经抢救后生命体征平稳，于 28 日晚间出院。张连金于 27 日 01：05 分因口唇麻木到昆明市第一人民医院急诊科就诊，急诊科以"唇舌发麻待查，药酒中毒?"收治，治疗后于 12 月 27 日 05 时自感无明显异常出院。

截至本次事件结案时，所有暴露人员，除陈某、李某因抢救无效死亡外，其余四人均生命体征平稳，未见其他异常情况。同时事发当晚沈某及其家属报警，小板桥街道晓东派出所介入调查。

表 10-3　饮酒人员一览表

姓名	性别	年龄	估计饮酒量（mL）	住址	治疗医院	转归	备注
陈玉坤	男	46	30～50	官渡区小板桥街道阿角村 63 号	官渡区人民医院	死亡（12 月 26 日 23：42）	
李春忠	男	42	30～50	西山区南三环仟村佳宇小区 6-1-201	昆明市第一人民医院	死亡（12 月 27 日 01：31）	胡前勇战友

续表10-3

姓名	性别	年龄	估计饮酒量（mL）	住址	治疗医院	转归	备注
沈桂芝	女	47	10	官渡区小板桥街道阿角村63号	云南省第二人民医院	好转、生命体征平稳，于28日上午出院	陈玉坤妻子
胡前勇	男	33	30~40	大理州祥云县刘场镇	昆明市第一人民医院	好转、生命体征平稳，于28日晚出院	
张连金	男	48	120	官渡区广源小区18栋1302号	昆明市第一人民医院	喝酒后感觉胃部不适，呕吐1次，目前无异常，已出院	
沈桂芝妹夫	男	47	10	不详	未住院	自行呕吐后好转，未治疗，目前无异常	无

表10-4　共同进食未饮酒人员情况一览表

共同进食人员姓名	性别	备注
李春忠妻子	女	未饮酒，无症状
李春忠儿子	男	未饮酒，无症状
李春忠女儿	女	未饮酒，无症状
胡光银	不详	未饮酒，无症状
陈玉坤朋友	男	未饮酒，无症状
严某	不详	未饮酒，无症状

餐馆调查情况　市疾控中心流调应急人员于14时54分到官渡区小板桥街道高源明珠美食城A-3-4号富源胜境牛大锅餐馆调查，26日餐馆全天就餐23桌，李春忠等人于19时30分到此餐馆7号桌就餐，点食：牛肉、慈菇、白菜、豌豆尖、老豆腐、粉条、馒头、椰汁，未点食餐馆酒品，21时左右李春忠等人离开餐馆。餐馆老板及服务员反映当天其他就餐人员无异常反应。

二、病例助检查结果及诊断

1. 案例1

陈玉坤：血常规：白细胞：$12.39×10^9/L$，血红蛋白：168.20g/L，总胆汁酸97.8，其余血液生化结果未见明显异常。

心电图约做五次，除第一次显示室上性心动过速及多源性心律失常外。其他四次均已无窦性心律，显示为直线心电。

官渡区人民医院死亡诊断：①呼吸、心跳骤停；②心律失常；③药酒中毒可能；④急性冠脉综合征。

2. 案例2

李春忠：2016年12月26日21：20入院，脉搏74次/min，呼吸16次/min，血压160/106mmHg，意识15min。血常规：血红蛋白182g/L↑，红细胞$5.96×10^{12}/L$↑，其余指标未见明显异常。急查肝肾功能：球蛋白测定40g/L↑，谷氨酰基转移酶73IU/L↑，葡萄糖测定9.86mmol/L↑，尿酸测定484μmol/L↑，无机磷测定0.63mmol/L↓，内生肌酐清除率68mL/min↓，其余指标未见明显异常。

市一院死亡诊断：①药酒中毒？（乌头碱类药物中毒可能）；②恶性心律失常；③呼吸心跳停止。

3. 案例3

胡前勇：2016年12月26日21：05入院，脉搏118次/min，呼吸14次/min，血压90/50mmHg，意识15分。12月26日血常规：血红蛋白182g/L↑，红细胞5.66×10^{12}/L↑，血小板321×10^9/L↑，其余指标未见明显异常。急性肾功能：钾测定3.27mmol/L，无机磷测定0.94mmol/L，碳酸氢盐测定18.50mmol/L，内生肌酐清除率69mL/min。12月27日血常规：白细胞13.43×10^9/L↑，中性粒细胞11.56×10^9/L↑，其余指标未见明显异常。

市一院出院诊断：恶性心律失常，药酒中毒。

三、流行病学调查

1. 病例定义

12月26日晚在官渡区小板桥街道高源明珠美食城A-3-4号富源胜境牛大锅餐馆饮用过张某自带"泡酒"的人员。

2. 背景信息

乌头碱是存在于川乌、草乌、附子等植物中的主要有毒成分。它主要使迷走神经兴奋，对周围神经损害。中毒症状以神经系统和循环系统为主，其次是消化系统症状。临床主要表现为口舌及四肢麻木，全身紧束感等，通过兴奋迷走神经而降低窦房结的自律性，引起易位起搏点的自律性增高而引起各心律失常，损害心肌。口服纯乌头碱0.2mg即可中毒，3~5mg可致死。民间有用草乌、川乌等植物来泡制药酒的习惯。

3. 调查结果

本次事件共暴露6人，发病6人，死亡2人，罹患率100%，病死率33.3%。

所有病例呈现明显的潜伏期短，发病急骤且出现死亡病例的特征。发病病例均出现口唇发麻伴有呕吐及心率失常的消化、循环系统明显症状和体征，具有典型的乌头碱类毒物中毒的特征；同时仅在有共同饮酒史的6人中出现明显症状，其余未饮酒的6人无相同或相似症状，病例均无发热或传染病病人接触史。流调过程中高度怀疑致病食物为张某自带的"青梅酒"，据病例口述无法现场辨认所饮用酒的具体种类和成分。

四、采样及实验室检查结果

市疾病预防控制中心于12月27日18时50分到广源小区联系张连金采集泡酒样品，由于张连金拒绝入户采样，样品由张连金本人提供，共采集泡酒100mL，白酒250mL。据张连金自述：泡酒为26日晚饮用后剩余酒，此泡酒为"青梅酒"，青梅数量不详，泡制时间1年多，未掺入其他杂酒，泡酒残渣已丢弃，白酒为柯渡老家作坊自酿酒，于10d前购买用于制作泡酒的原酒。

12月30日9：30，市疾控中心对采样的酒类反馈检验结果：所有样品均未检测出"甲醇"成分；泡酒中检测出"乌头碱"成分。

五、事件结论

根据病例流行病学调查情况及实验室检测结果，事件经会商后，按《突发公共卫生事件应急条例》《食物中毒诊断标准及技术处理总则》的规定，确定为：误饮含有"乌头碱"成分泡酒引起的植物性食物中毒，中毒物质为：泡酒所含的"乌头碱"；事件分级为：较大突发公共卫生事件（Ⅲ级）。

截至12月30日，本次事件未再出现新发病例，住院病例均已出院。

昆明滇池旅游度假区周家社区居民婚宴
食物中毒事件

一、基本情况

2018年12月28日，滇池旅游度假区周家社区居委会居民李某借用郑家河村客堂，自带厨师自行购买菜品，在郑家河村客堂设宴款待宾客。

午餐11：30—12：30开餐，进餐人数约600人，午餐食谱为：千张肉、香酥、柠檬鱼、翅中、鸡脚、香辣猪蹄、冷片、卤肠子、白参、虾米炒白菜、凉黄瓜、油炸包子、炸红薯、小瓜、高礼肉、干巴；

晚餐17：30—19：00开餐，进餐人数约700人，晚餐食谱为：清汤羊肉、香辣螃蟹、扇贝、鹅翅、白葱（牛肝菌）、炸排骨、凉鸡、炒肚子、八宝饭、凉米线、炒百合、山药、儿菜、水果（西瓜））、蛋饺、马面鱼、竹节虾、火腿大饼。

二、发病情况

患者均为度假区周家社区居委会居民，进食晚餐1.5h后，出现首发病例，念小菊，女，46岁，出现恶心、腹痛症状，之后相继有19人出现类似的临床症状和体征，其中15人前往圣约翰医院就诊，5人前往博亚医院就诊，至2019年1月5日止，共有20人发病，症状相似，具体情况如下：

表10-5 发病20名患者情况一览表

序号	姓名	性别	年龄（岁）	进食时间	发病时间	症状体征	接诊医院用药	转归
1	杨琼英	女	62	2018年12月28日18：00	2018年12月28日21：05	腹痛、头昏、呕吐	圣约翰医院 对症支持治疗	2018年12月29日11：42死亡
2	高顺理	男	47	2018年12月28日18：00	2018年12月28日22：00	呕吐、腹泻	圣约翰医院 对症支持治疗	好转已离院
3	陆文丽	女	32	2018年12月28日18：00	2018年12月28日22：25	呕吐、腹痛	圣约翰医院 对症支持治疗	好转已离院
4	张琼兰	女	44	2018年12月28日18：00	2018年12月28日22：50	呕吐、腹痛	圣约翰医院 对症支持治疗	好转已离院
5	陈妤婧	女	30	2018年12月28日18：00	2018年12月28日23：35	呕吐、腹痛	圣约翰医院 对症支持治疗	好转已离院
6	杨继昆	男	42	2018年12月28日18：00	2018年12月29日0：00	腹泻、头昏、呕吐	圣约翰医院 对症支持治疗	好转已离院

续表10-5

序号	姓名	性别	年龄（岁）	进食时间	发病时间	症状体征	接诊医院用药	转归
7	庞则锋	男	52	2018年12月28日18：00	2018年12月29日0：15	呕吐、腹痛	圣约翰医院 对症支持治疗	好转已离院
8	张顺留	男	53	2018年12月28日18：00	2018年12月29日00：30	呕吐	圣约翰医院 对症支持治疗	好转已离院
9	黄路明	男	52	2018年12月28日18：00	2018年12月29日0：38	呕吐、腹痛	圣约翰医院 对症支持治疗	好转已离院
10	李小青	女	25	2018年12月28日18：00	2018年12月29日1：00	呕吐	圣约翰医院 对症支持治疗	好转已离院
11	李兴明	男	52	2018年12月28日18：00	2018年12月29日2：30	呕吐、腹痛	圣约翰医院 对症支持治疗	好转已离院
12	杨琼兰	女	52	2018年12月28日18：00	2018年12月29日4：00	呕吐、腹泻	圣约翰医院 对症支持治疗	好转已离院
13	李美芝	女	68	2018年12月28日18：00	2018年12月29日7：07	呕吐、腹泻	圣约翰医院 对症支持治疗	好转已离院
14	陶建萍	女	46	2018年12月28日18：00	2018年12月29日10：07	头昏、恶心、呕吐	圣约翰医院 对症支持治疗	好转已离院
15	李庆英	女	43	2018年12月28日18：00	2018年12月29日12：47	头昏、恶心、呕吐	圣约翰医院 对症支持治疗	好转已离院
16	张云珍	女	49	2018年12月28日18：00	2018年12月28日20：10	恶心、呕吐、腹痛、腹泻	博亚医院 对症支持治疗	好转已离院
17	李庆九	男	49	2018年12月28日18：00	2018年12月28日20：30	恶心、呕吐、腹痛、腹泻	博亚医院 12月29日转入云南省第一人民医院 对症支持治疗	2018年12月29日23：04在云南省第一人民医院死亡
18	念竹琼	女	36	2018年12月28日18：00	2018年12月29日2：00	恶心、呕吐、腹痛、腹泻	博亚医院 对症支持治疗	好转已离院
19	杨建岗	男	36	2018年12月28日18：00	2018年12月28日22：45	恶心、呕吐、腹痛、腹泻	博亚医院 对症支持治疗	好转已离院
20	念小菊	女	46	2018年12月28日18：00	2018年12月28日19：30	恶心、腹痛	博亚医院 对症支持治疗	好转已离院

三、病人转归

截至 2019 年 1 月 5 日止，20 名患者中，死亡 2 人，其中 1 人杨琼英，女，62 岁，2018 年 12 月 29 日 11：42 在云南圣约翰医院死亡，医院死亡原因诊断为脓毒血症，感染性休克；1 人李庆九，男，49 岁，2018 年 12 月 29 日 23：04 在云南省第一人民医院死亡，医院死亡原因诊断为：①脓毒性休克；②脓毒症；③急性呼吸衰竭；④弥散性血管内凝血；⑤急性肾功能衰竭；⑥肠源性感染?⑦食物中毒?⑧多脏器功能衰竭等。其余 18 人全部治愈回家，后续无新发病例出现。

四、事件结论

（1）本起事件经现场流行病学调查，所有发病患者有共同就餐暴露史、患者有相似临床表现（腹痛、腹泻、呕吐、恶心等症状）。

（2）此次事件采集的样品为餐后剩余食品。该涉事的客堂未能提供留样食品供采集。

（3）微生物检验：5 份食品样品（凉鸡、煮山药、炒肚头、羊肉、炒百合），3 份餐具（小碗、大碗、砧板），5 份生物样品（张云珍肛拭、李庆九肛拭、杨建岗肛拭、黄路明呕吐物、杨琼英胃内容物）进行了沙门氏菌、志贺氏菌、金黄色葡萄球菌、蜡样芽胞杆菌、变形杆菌、副溶血性弧菌检测。其中：从凉鸡中检出副溶血性弧菌，说明食物受到了污染。其余检测结果均为阴性。

（4）理化检验：5 份食品样品（凉鸡、煮山药、炒肚头、羊肉、炒百合）、1 份呕吐物（黄路明呕吐物）及 1 份白酒进行氰化物、农药残留（有机磷、氨基甲酸脂类）、鼠药（毒鼠强、敌鼠钠盐、安妥、氟乙酰胺）、重金属毒物（砷、汞、铅、锑、铋、银、钡）、亚硝酸盐（半定量）项目检测，同时还对该份白酒样品进行甲醇项目检测，检测结果全部为阴性。

根据病人临床症状、体征、实验室检测和流行病学调查情况，专家组一致认为：该起事件为一起食物中毒事件。

广南县黑支果乡马稍村委会梁子上小组陶开学户吊浆粑中毒事件

2018 年 6 月 2 日云南省文山州广南县黑支果乡马稍村委会梁子上小组发生一起家庭聚集性食物中毒事件，中毒人数 3 人，死亡 2 人。中毒食物为苞谷面粉自制的吊浆粑面汤圆，中毒者出现头晕、眼花、恶心、呕吐、腹痛等症状。

一、基本情况

广南县黑支果乡马稍村委会梁子上小组距马稍村委会 3km，距乡政府所在地约 30km，距广南县城 124km，全村 14 户 35 人，均为苗族。村中交通不便，经济条件落后，有食用吊浆粑习俗，就医意识差。

2018 年 6 月 2 日 9 时吴朝英在家用今年苞谷面粉自制的吊浆粑面制作汤圆，煮熟后与陶开学、陶友亮共同食用。陶开学在家中死亡。送吴朝英和陶友亮到广南县人民医院救治。吴朝英救治无效死亡和陶友亮救治后好转。

二、流行病学调查

（1）主要临床表现

恶心、呕吐、头晕、腹痛、腹泻、乏力、意识模糊、昏迷。呕吐物为胃内容物。重症病例主要表现为：头晕、意识模糊、昏迷，伴有全身多器官损伤；进食较少的病例主要表现为：恶心、呕吐、腹痛、腹泻、乏力。

（2）中毒经过

2018年6月2日9时吴朝英在家用今年苞谷面粉自制的吊浆粑面制作汤圆，煮熟后与陶开学、陶友亮共同食用。食吊浆粑汤圆后约10h，陶友亮出现恶心、腹泻和呕吐1次，之后无不适。3日0时左右，陶开学出现头晕、眼花、恶心、呕吐、腹痛，未就医，当日19时20分在家中死亡。3日20时吴朝英出现胸闷、腹痛、呕吐。4日中午乡医到家中治疗无好转，当日晚再联系黑支果乡卫生院急救车护送吴朝英和陶友亮到广南县人民医院救治。吴朝英救治无效死亡和陶友亮救治后好转。

（3）吊浆面制作过程

现场了解到所食用的吊浆面为中毒之前未食完已晾晒1周的面粉，但该吊浆粑面具体制作时间不详。

三、样品采集

县疾控中心现场采集可疑吊浆面4斤，分别派专人于2018年6月6日送省疾控中心实验室开展检测。

四、实验室检测

（一）材料与方法

1. 材料

（1）样品

未食用生吊浆面2份。

（2）培养基

GVC增菌液均购自广东环凯股份有限公司，PDA平板均购自英国Oxoid，卵黄琼脂购自北京陆桥技术公司。自制改良PDA中添加龙胆紫（1∶100000，V/V）和氯霉素水溶液（终浓度为20μg/mL）。

（3）主要仪器

VITEK2 COMPACT全自动微生物生化鉴定仪（法国梅里埃）、飞行时间质谱微生物鉴定仪（布鲁克）、1290超高效液相色谱仪（美国Agilent）、BD240生化培养箱（日本Binder公司）。

（4）分离鉴定方法

按照GB/T 4789.29—2003《食品卫生微生物学检验椰毒假单胞菌酵米面亚种检验》中规定的方法进行增菌、平板分纯，用VITEK 2COMPACT全自动微生物生化鉴定仪和飞行时间质谱微生物鉴定仪进行鉴定。

（5）米酵菌酸测定

米酵菌酸检测参考方法为GB 5009.189—2016《食品安全国家标准食品中米酵菌酸的测定》执行，采用液相色谱法对样品开展米酵菌酸毒素检测。

（6）仪器条件

仪器条件为色谱柱：Agilent C_{18} 柱 4.6mm×250mm，5μm 不锈钢柱；流动相：甲醇+水＝75+25，水用冰乙酸调 pH 至 2.5；检测器：DAD 检测器，波长 267nm；流速：1.0mL/min；柱温：30℃。

（7）分析步骤

称取一定量的粉末（精确至 0.0001g）样品，置于锥形瓶中，加入 100mL 甲醇-氨水溶液，混匀，室温下避光浸泡 1h，置于超声波震荡提前 30min，过滤。置 80℃水浴中浓缩至 3mL。

试样的净化：将浓缩后的试样全部转移到已经活化的固相萃取柱（阴离子交换柱 60mg/3mL 或等效品）中，依次用 5mL 水和 5mL 甲醇淋洗，弃去流出液，抽干萃取柱，用 6mL 甲酸-甲醇液洗脱，收集洗脱液，于 40℃水浴中氮吹至干，然后加入 1mL 甲醇，混匀，经微孔滤膜过滤后进行 HPLC 分析。

上机测定，据保留时间定性，外标峰面积法定量。

（二）结果与分析

1. 分离鉴定结果

（1）快速分离法

两份样品（吊浆面）稀释后直接涂布在改良 PDA 平板，37℃培养 24h 后，各种杂菌生长，包括酵母也生长，挑取紫色或者中心颜色深，周边颜色浅，湿润，边缘整齐的可疑菌落直接用飞行时间质谱微生物鉴定仪鉴定，2 份样品均检测出唐菖蒲伯克霍尔德菌（Burkholderia gladioli）。菖蒲伯克霍尔德菌标准品及样品比对图谱见图 10-2。

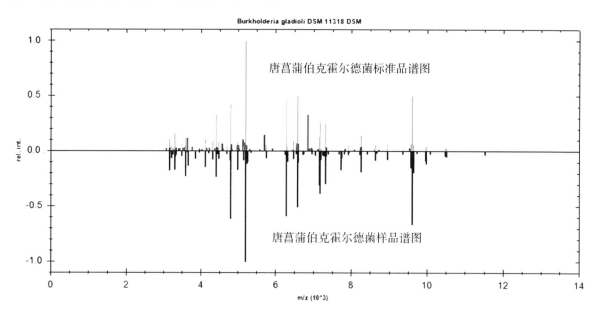

图 10-2　唐菖蒲飞行时间质谱微生物鉴定仪图谱

（2）传统分离法

按照 GB/T 4789.29—2003《食品卫生微生物学检验椰毒假单胞菌酵米面亚种检验》，将样品加入 GVC 增菌液增菌 48h 后，划线接种 PDA 平板和改良 PDA 平板培养 24h，PDA 平板上形成的菌落大小约 1~1.5mm，呈灰白色、湿润、表面光滑、边缘整齐。改良 PDA 平板上形成的菌落紫色或者中心颜色深，周边颜色浅，湿润，边缘整齐。挑取可疑单个菌落，点种卵黄琼脂平板。在卵黄琼脂平板上，可见形成表面光滑及湿润的菌落。置 36℃ 温箱内培养 48h 后，菌落周围形成乳白色混浊环，对日光斜视可见环表面呈明显虹彩现象。

（3）生化试验

将可疑菌接种 PDA 斜面置 36℃±1℃ 温箱内培养 24h，挑取少量菌苔，做相关生化，动力+，氧化酶-，靛基质-，V-P，O/F 试验（O 型）+，葡萄糖-，果糖-，半乳糖-，阿拉伯糖-，甘露醇+，硝酸盐还原+，尿素-，侧金盏花醇-，柠檬酸盐利用+，精氨酸+，5℃ 和 41℃ 不生长。VITEK2 COMPACT 和飞行时间质谱微生物鉴定仪鉴定结果均为唐菖蒲伯克霍尔德菌。

2．米酵菌酸测定

采用液相色谱法对样品开展椰酵假单胞菌产生的米酵菌酸毒素检测，从送检的两份样品中均检出了米酵菌酸。两份样品的含量分别为为 18mg/kg 和 24.2mg/kg。米酵菌酸色谱图见图 10-3。

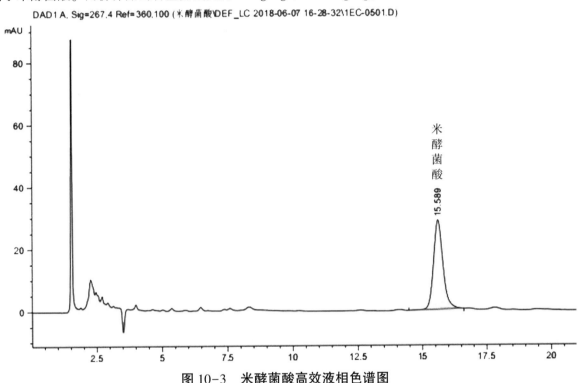

图 10-3　米酵菌酸高效液相色谱图

五、诊断

根据临床表现、流行病学调查资料和云南省疾病预防控制中心实验室检测结果，该事件诊断为椰毒假单胞菌食物中毒。

（毛志鹏）

注：资料和实际案例中涉及的人员信息，为保持案例客观性、真实性，未作化名处理，仅作资料使用，不另做他用，特此说明。